百草益寿
身心同养保安康

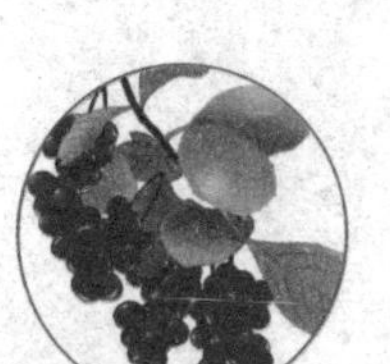
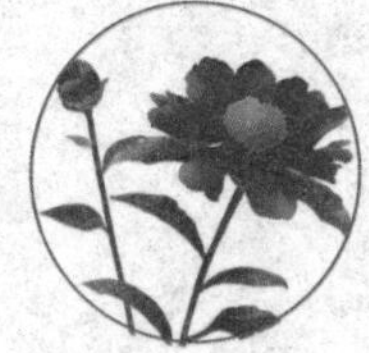
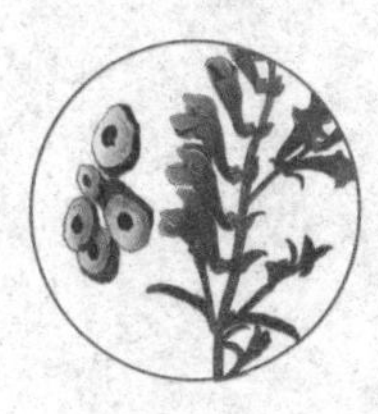

名医华佗特效良方大全

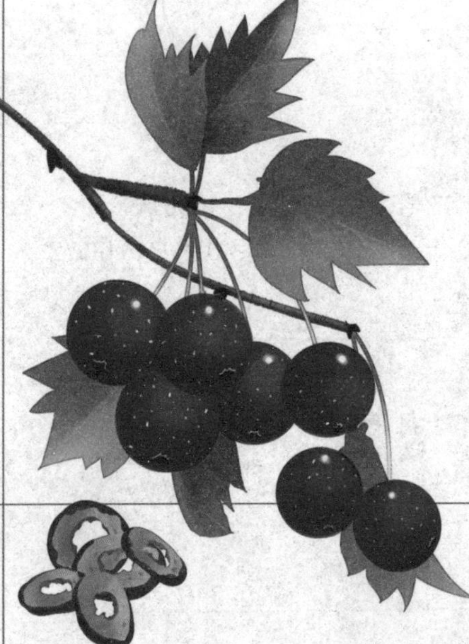
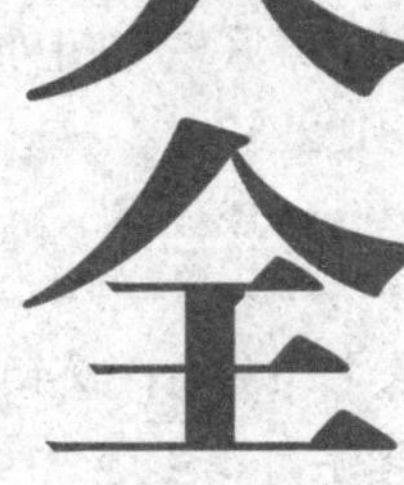

杨子苓◎主编

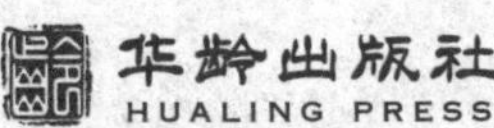

责任编辑：林欣雨
责任印制：李未圻

图书在版编目（CIP）数据

名医华佗特效良方大全 / 杨子苓主编 . -- 北京:
华龄出版社, 2021.4
ISBN 978-7-5169-1893-7

Ⅰ. ①名… Ⅱ. ①杨… Ⅲ. ①验方－汇编 Ⅳ.
① R289.5

中国版本图书馆 CIP 数据核字(2021)第 007377 号

书　　名：名医华佗特效良方大全
作　　者：杨子苓 主编

出版发行：华龄出版社
地　　址：北京市东城区安定门外大街甲 57 号　邮　　编：100011
电　　话：010-58122255　传　　真：010-84049572
网　　址：http://www.hualingpress.com

印　　刷：天津泰宇印务有限公司
版　　次：2022 年 1 月第 1 版　2022 年 1 月第 1 次印刷
开　　本：710mm×1000mm　1/16　印　　张：20
字　　数：338 千字
定　　价：58.00 元

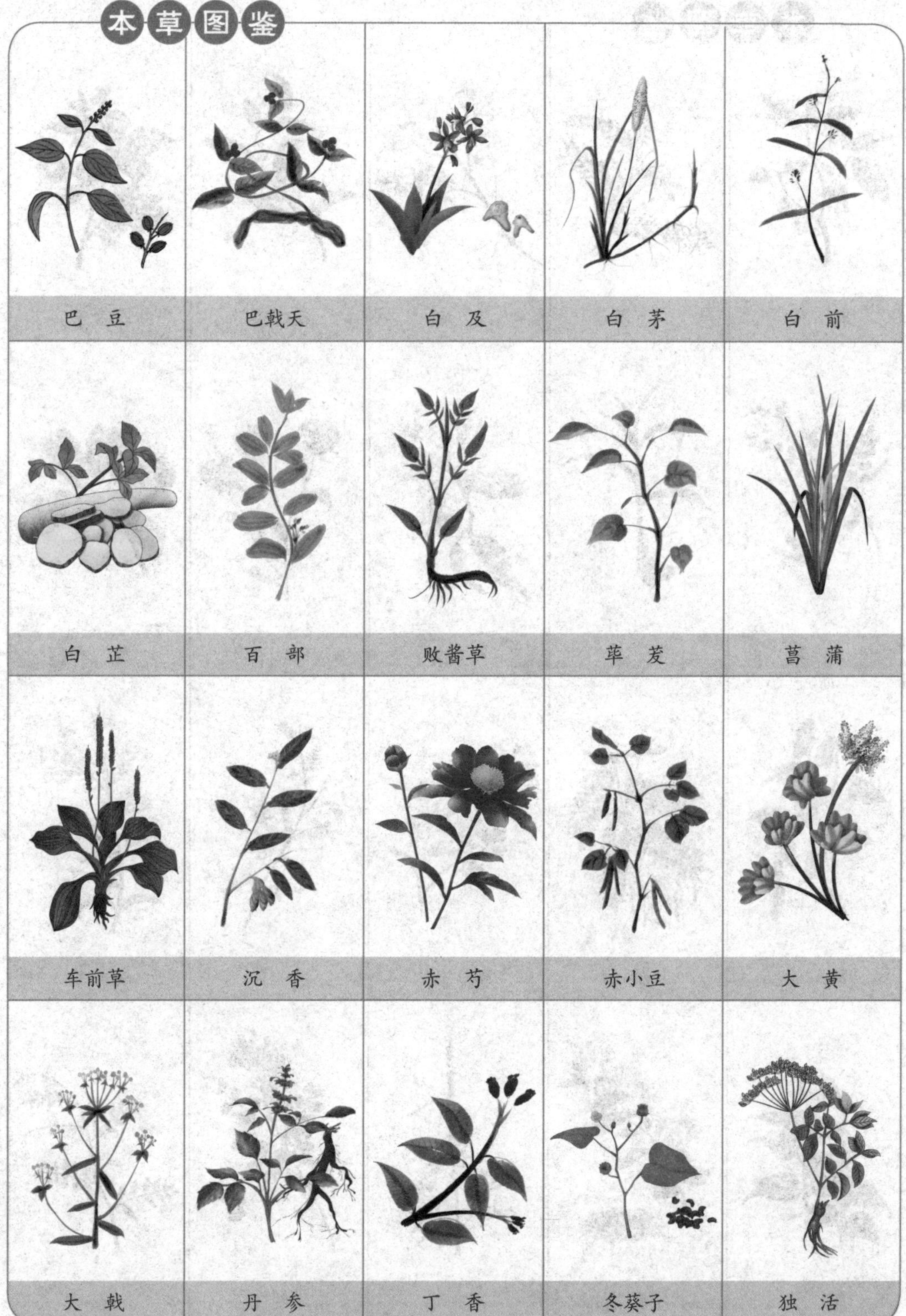
本草图鉴
巴　豆
巴戟天
白　及
白　茅
白　前
白　芷
百　部
败酱草
荜　茇
菖　蒲
车前草
沉　香
赤　芍
赤小豆
大　黄
大　戟
丹　参
丁　香
冬葵子
独　活

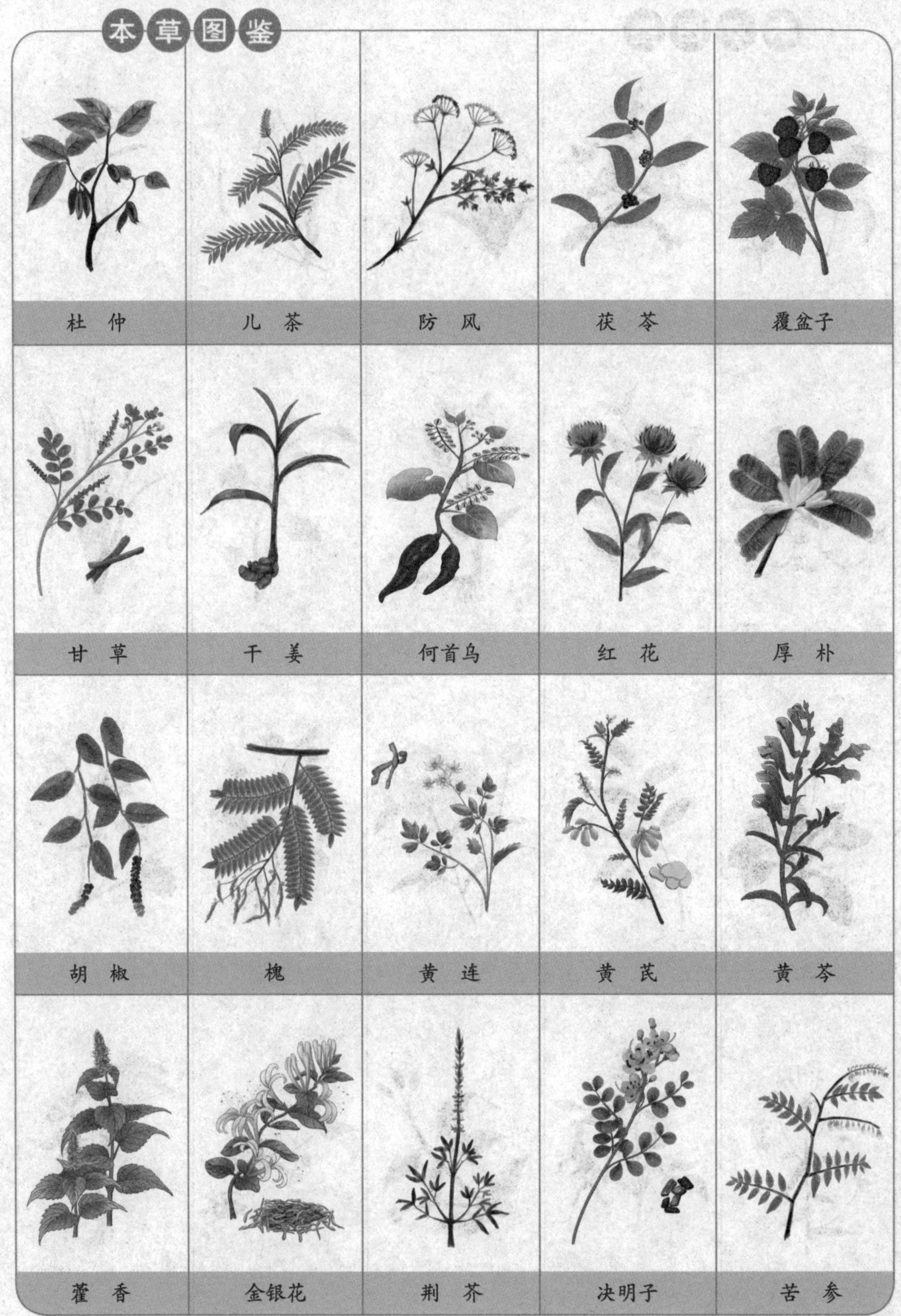

本草图鉴
杜仲
儿茶
防风
茯苓
覆盆子
甘草
干姜
何首乌
红花
厚朴
胡椒
槐
黄连
黄芪
黄芩
藿香
金银花
荆芥
决明子
苦参

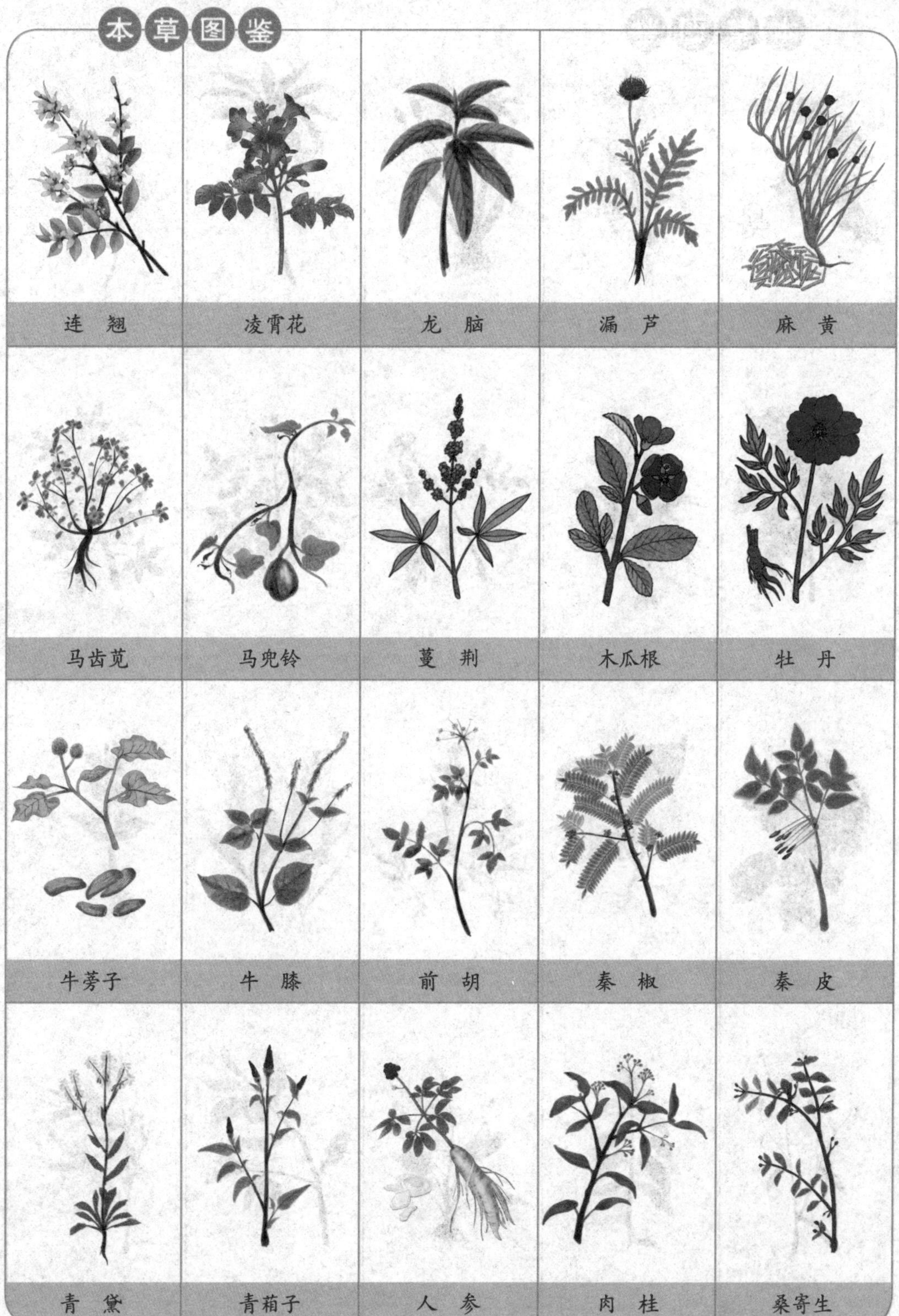
本草图鉴
连翘
凌霄花
龙脑
漏芦
麻黄
马齿苋
马兜铃
蔓荆
木瓜根
牡丹
牛蒡子
牛膝
前胡
秦椒
秦皮
青黛
青葙子
人参
肉桂
桑寄生

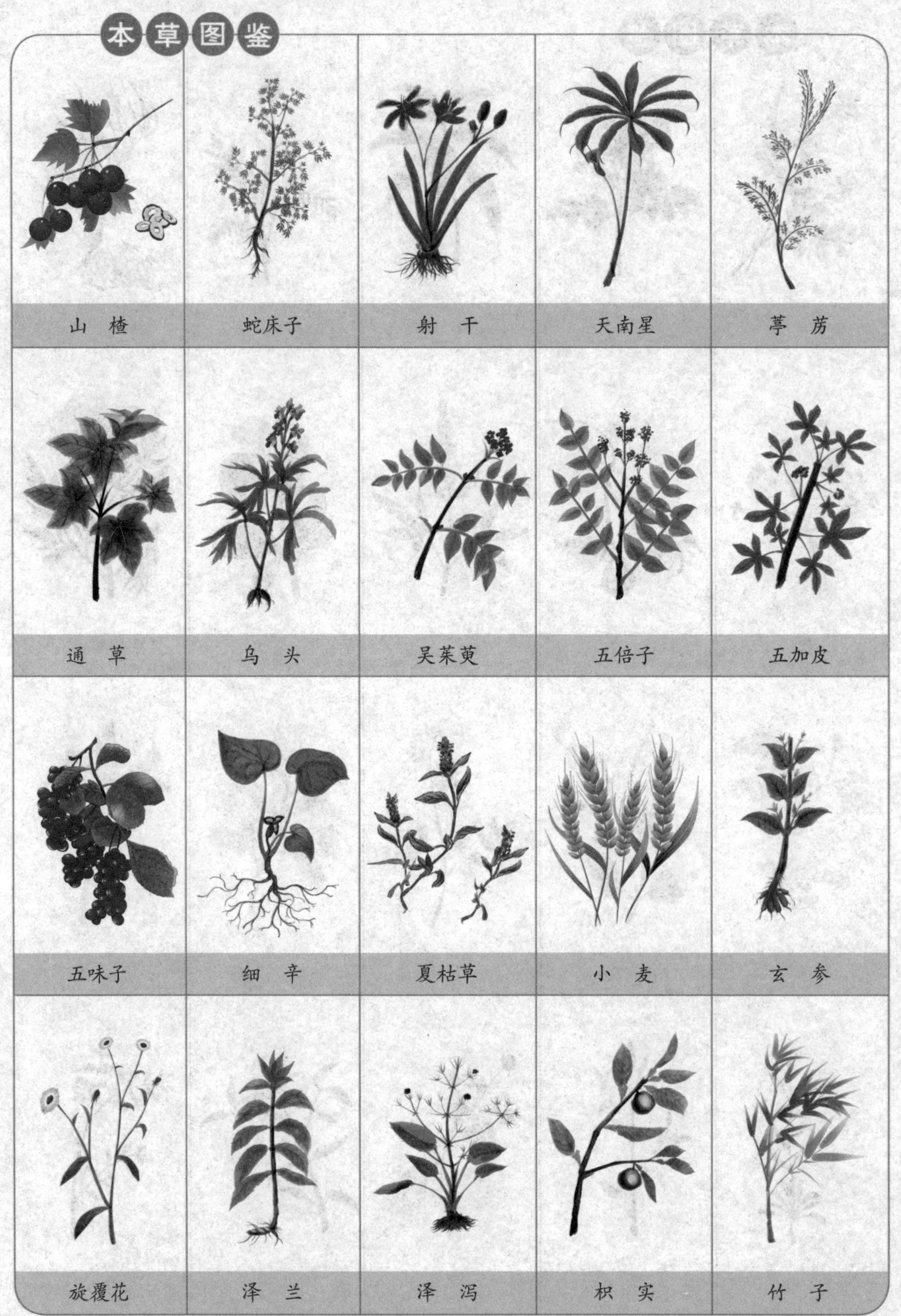
本草图鉴
山　楂
蛇床子
射　干
天南星
葶　苈
通　草
乌　头
吴茱萸
五倍子
五加皮
五味子
细　辛
夏枯草
小　麦
玄　参
旋覆花
泽　兰
泽　泻
枳　实
竹　子

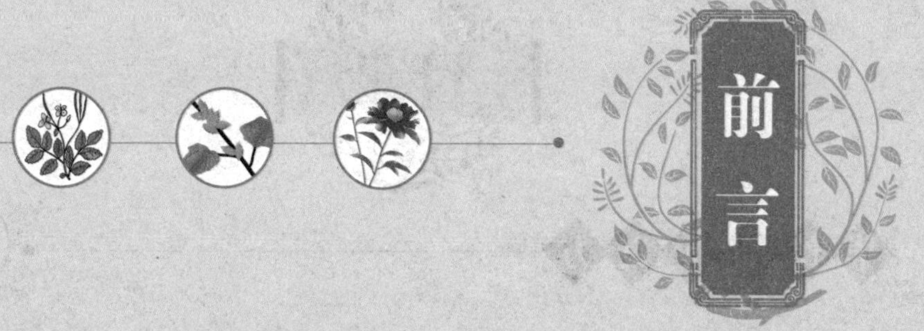

前言

华佗，中国医学史上的杰出医学家，中国外科医学的创始人，一生悬壶济世，“神医”之名，纵贯古今。

华佗生于东汉，少时游学，苦钻医术，后行医各地，治病救人，深受人们爱戴。数十年行医实践，使华佗医术大成，不仅精通内科、妇科、儿科、皮肤科和眼、鼻、耳、喉等各科，还擅长各种需开腹的外科手术，且发明了最早的麻醉药物——麻沸散。此外，华佗充分总结了前人的医学精粹，结合自己的行医实践，研发了各种特药良方，撰写了影响后世的《华佗神方》一书。

本书以《华佗神方》为主体选编整理而成，全书撷取精粹，去除冗杂，收录了临症、秘方、内外科、妇科和产科、儿科、皮肤等各科良方。从病征、配方到用法，全面地解读了各类药方，以方便读者阅读和查询。同时，鉴于古籍中各种病征名称古今有别，本书特别设置了病征讲堂，针对病征及相关内容进行讲解。需要注意的是，书中药方中的药名由于年代久远，各地品种繁杂，有同药异名或异名同药和药名不一的现象，使用时请核对。而且，为了尊重原著，对于原书中的硫黄、石灰、童便等如今不宜内服的药物，均未做变动。另外，使用本书方药时一定要因人而异，临床仍须辨证施治，灵活应用。

本书共收录华佗良方上千副，书中记载的用药方法简洁、便利、效验，易于操作，是一本简便实用的中医临症方书，可供专科医生及广大医学爱好者参考阅读。

中医学传承千年，历久弥新，我们要秉承“古为今用”的方针，取其精华，去其糟粕，不断专研和验证，将中医学发扬光大。

鉴于编者学识浅薄，时间仓促，不足或错谬之处，希望广大读者提出批评意见，以便再版时加以改正。

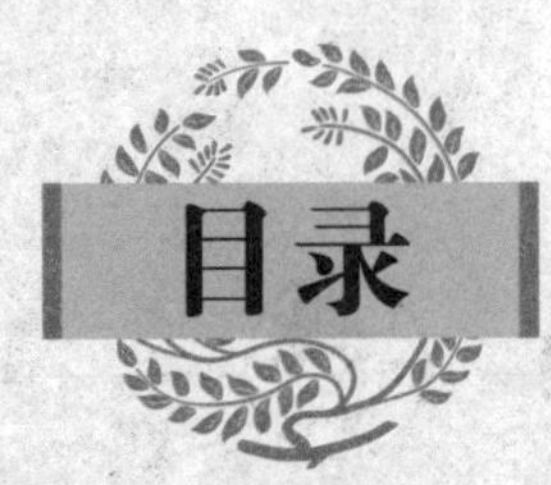

目录

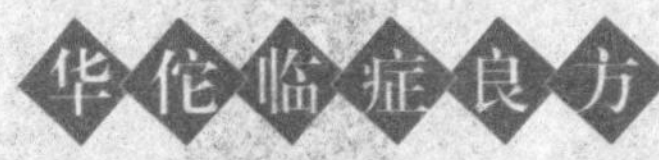

华佗临症良方

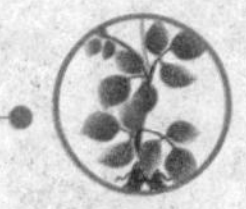

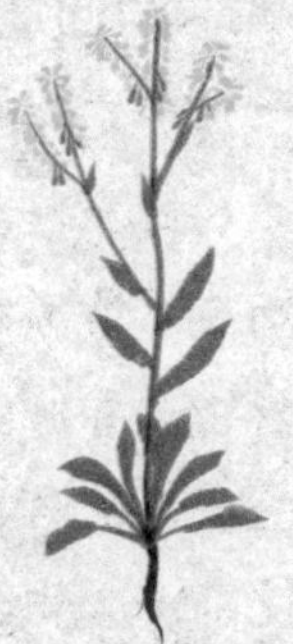

华佗良方秘方

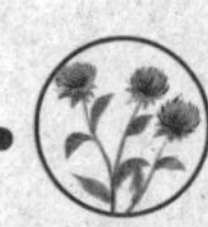

名医华佗特效良方大全

华佗内科良方

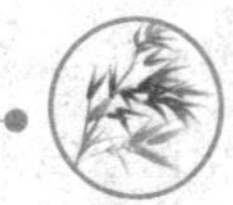

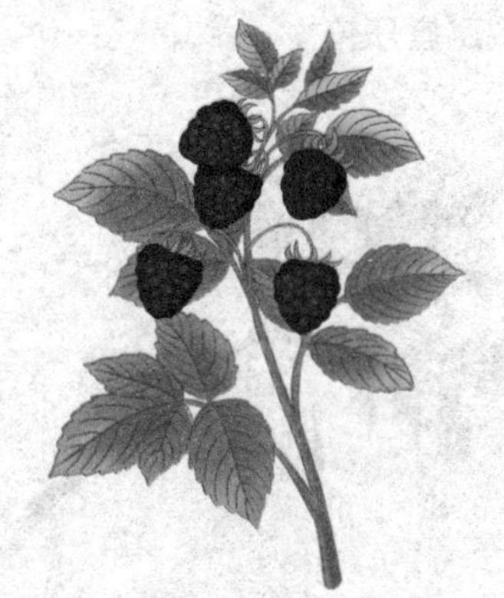

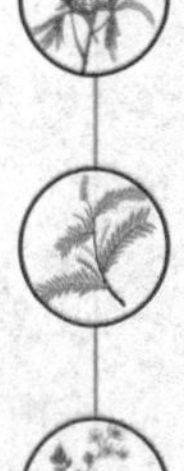

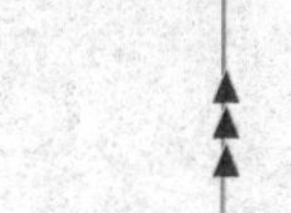

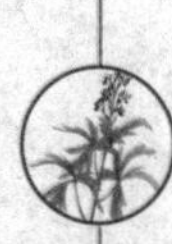
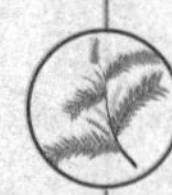
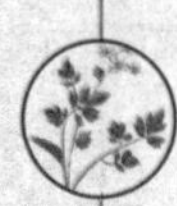

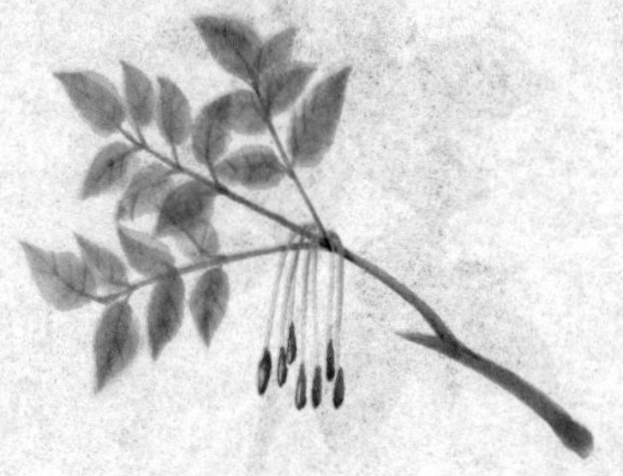

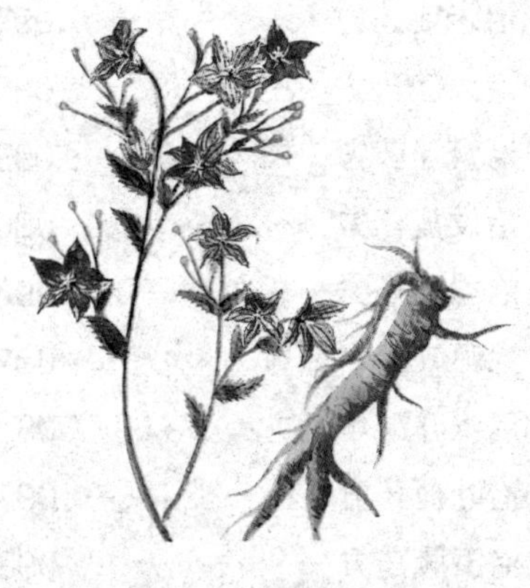

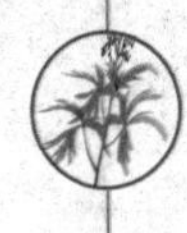

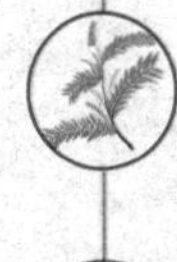

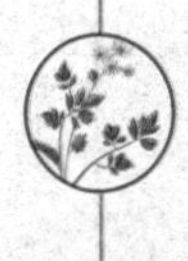

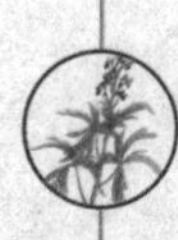
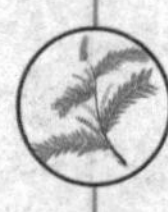
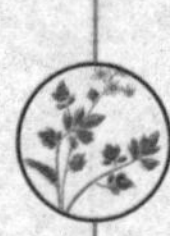

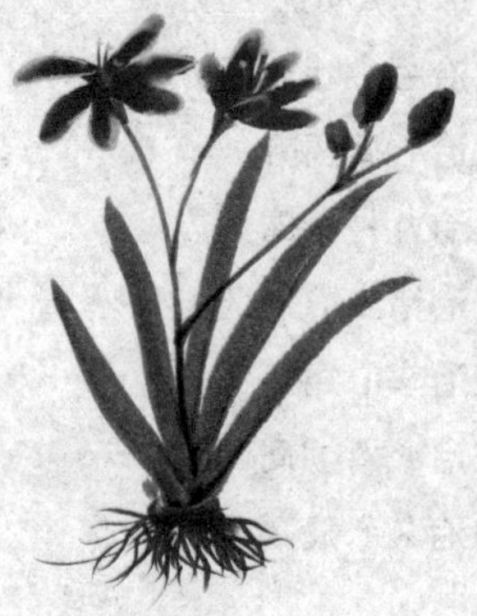

华佗外科良方

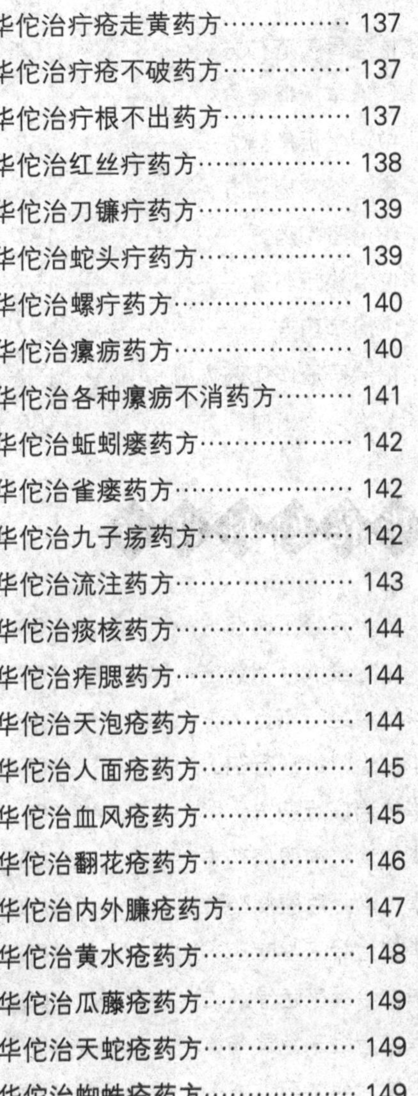

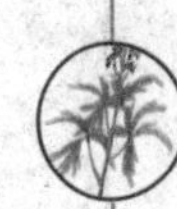

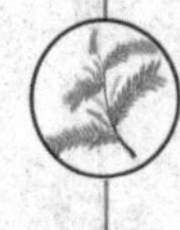

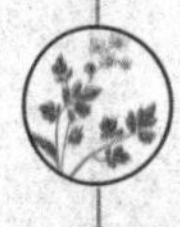

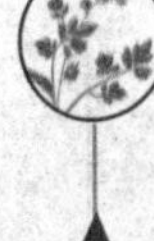

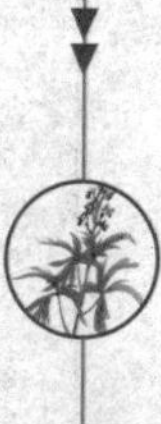
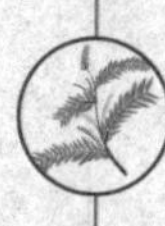
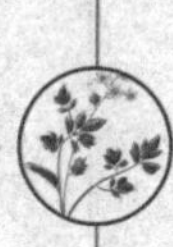
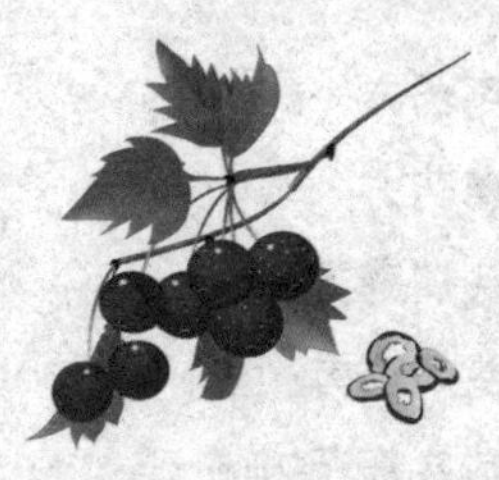

华佗妇科良方

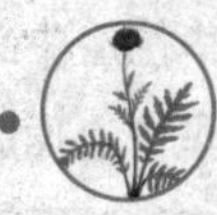

华佗产科良方

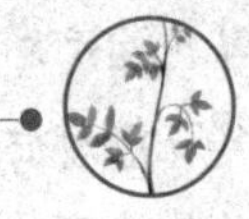

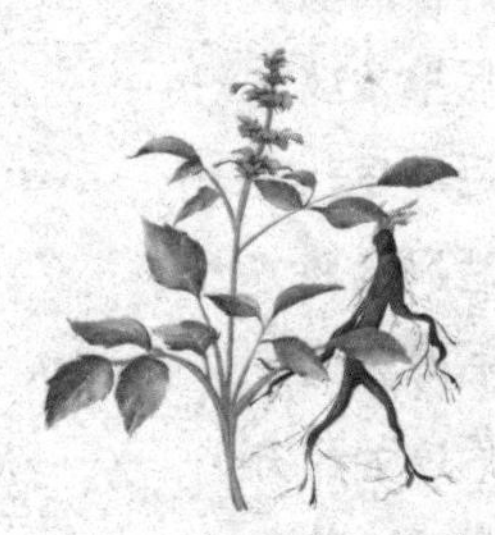

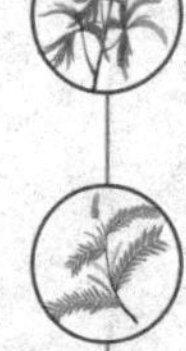

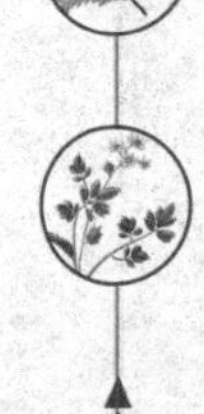

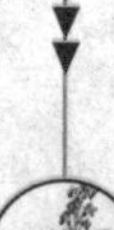
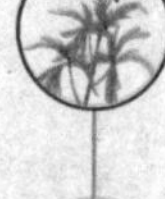
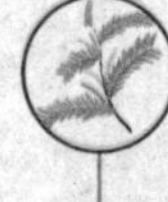

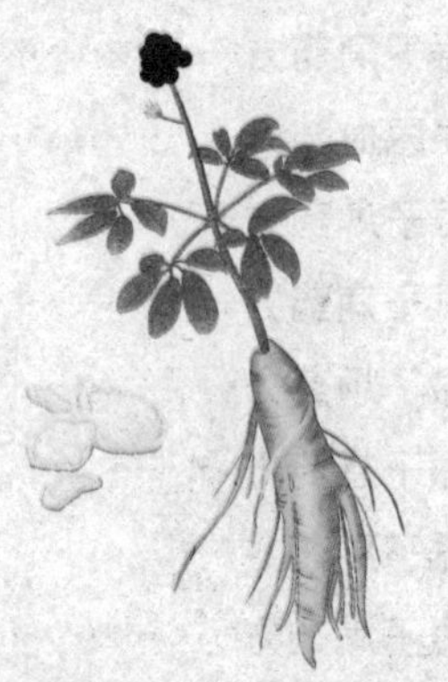

华佗儿科良方

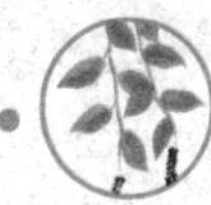

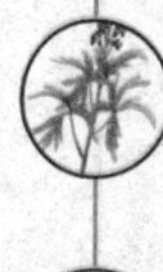

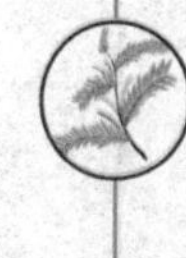

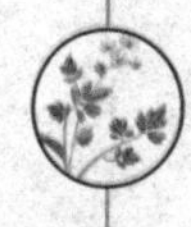

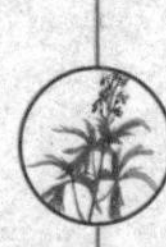
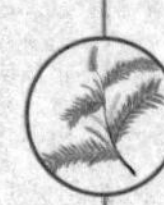
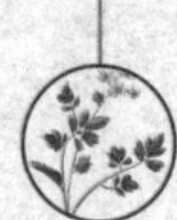

华佗眼科良方

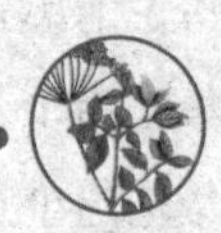

华佗齿科良方

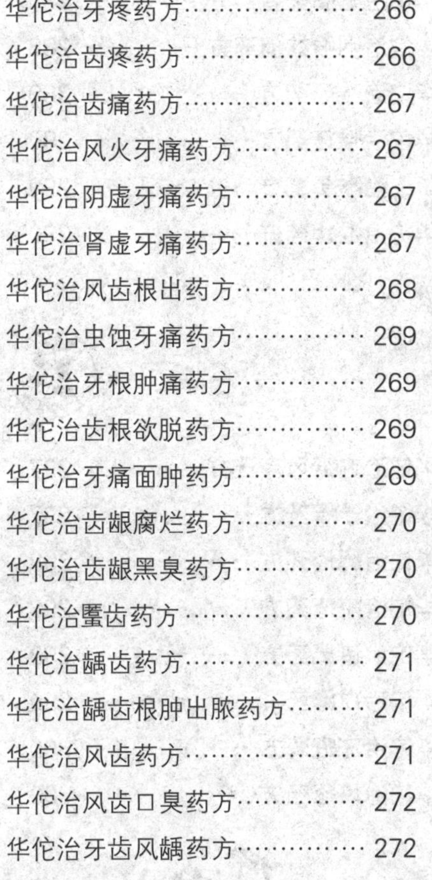
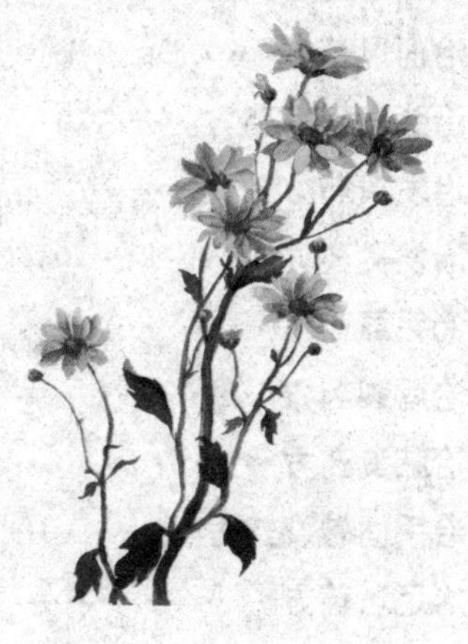
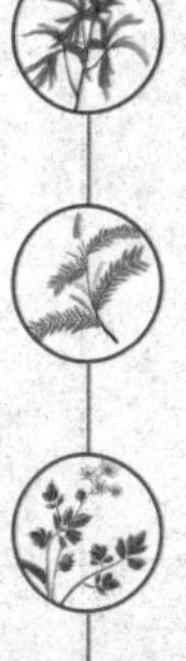

华佗耳鼻喉科良方

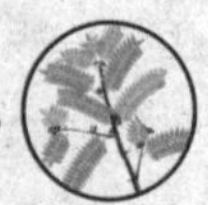

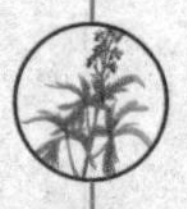

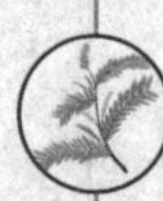

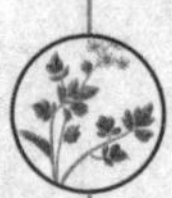

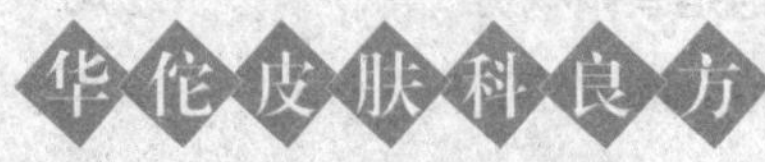

华佗皮肤科良方

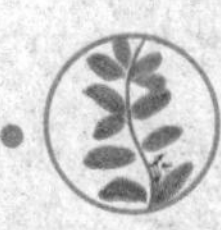

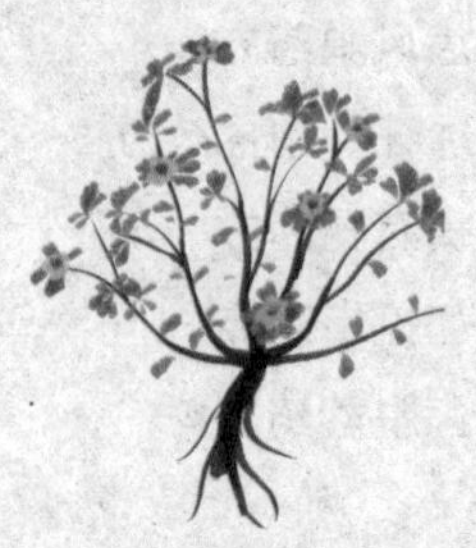

华佗临症良方

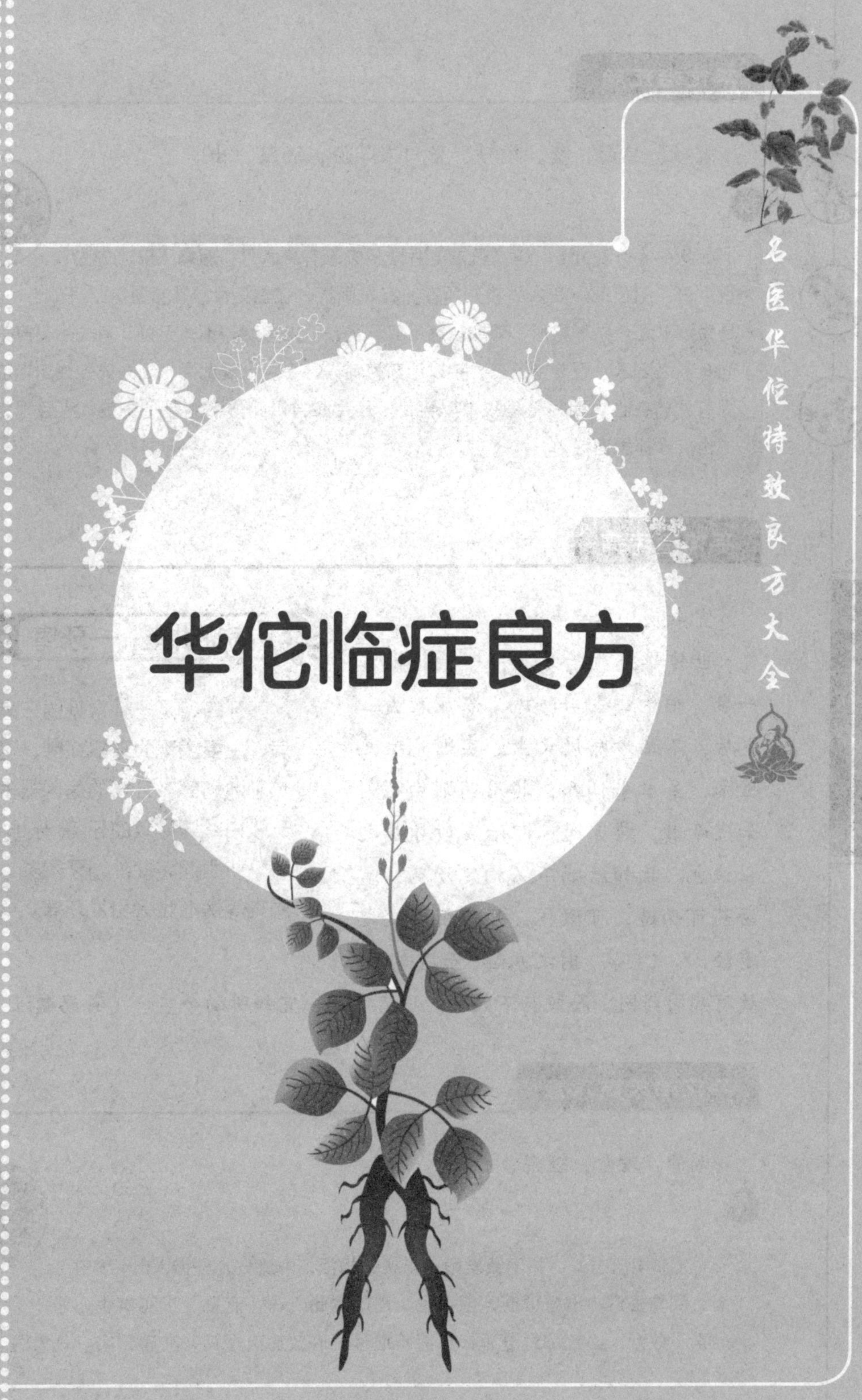

华佗治死胎

朱砂、鸡白、蜜、硇砂、当归末等份，酒服，出。

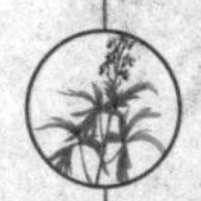

按

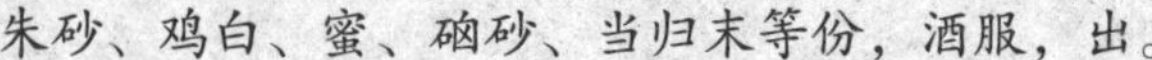

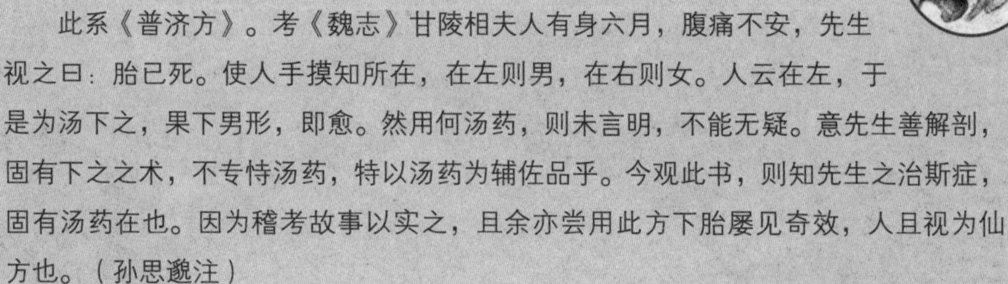

此系《普济方》。考《魏志》甘陵相夫人有身六月，腹痛不安，先生视之曰：胎已死。使人手摸知所在，在左则男，在右则女。人云在左，于是为汤下之，果下男形，即愈。然用何汤药，则未言明，不能无疑。意先生善解剖，固有下之之术，不专恃汤药，特以汤药为辅佐品乎。今观此书，则知先生之治斯症，固有汤药在也。因为稽考故事以实之，且余亦尝用此方下胎屡见奇效，人且视为仙方也。（孙思邈注）

华佗治牙痛

宜辛散，忌凉遏。

世传华先生治牙痛：一撮花椒水一盅，细辛白芷与防风，浓煎漱齿三更后，不怕牙痛风火虫。实则先生之医术，虽本乎仙人，其用药则由己。如宜辛散，忌凉遏，即治百般牙痛之秘诀也。故知治病不必拘定汤药，盖汤药可伪造，可假托，且当视其病之重轻，人之虚实，时之寒燠，而增减之，故有病同药同，而效与不效异。医者于此，宜知所酌夺矣。（孙思邈注）

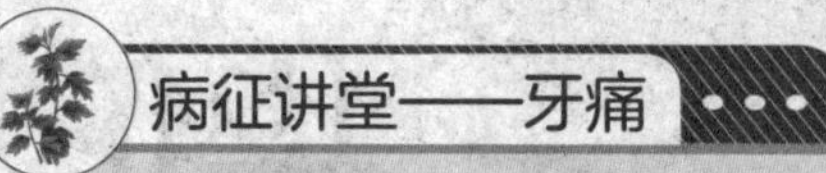

病征讲堂——牙痛

牙痛，是一种常见的牙齿疾病，主要表现为牙龈红肿、遇冷热刺激痛等。牙痛的病因很多，一般由蛀牙导致的牙髓（牙神经）感染所引起，此外，牙龈炎、牙周炎等病症也会引发牙痛。

华佗治矢镞入骨

刮骨，理骨，理筋，补筋。

按

《襄阳府志》：关羽镇襄阳，与曹仁相拒，中流矢，矢镞入骨，先生为之刮骨去毒，出血理筋，创果愈。盖即本此二语，而见之于实事也。若治毒不敢刮，必致毒气蔓延；见筋不敢理，必致筋肉短缩，其害无穷。凡为医者，

宜熟悉此语，勿见筋骨而胆怯，只求刮理得法，自不难立见奇效，而病家亦不得以须受刮理，而遽增惶骇也。（孙思邈注）

华佗治脚病

阴络腹行，阳络背行，缘督为治，支无不伸。

一人病脚躄不能行，先生切脉后，即使解衣，点背数十处，相间一寸或五寸，从邪不能当，言灸此各七壮，灸创愈，即能行也。后灸愈，灸处夹背一寸上下行，端直均调，如引绳也。

按

先生以四言为主要，知药所不及，乃易之以灸。人谓灸不难，得穴难。余谓得穴非难，因有图可按，体格部位可稽也。惟病之应灸与否，又灸从何起，迄何止，有胆有识，斯诚难耳。先生之享大名于后世也，即此胆与识为之基也。（孙思邈注）

华佗治酒毒

讳疾忌医，死。

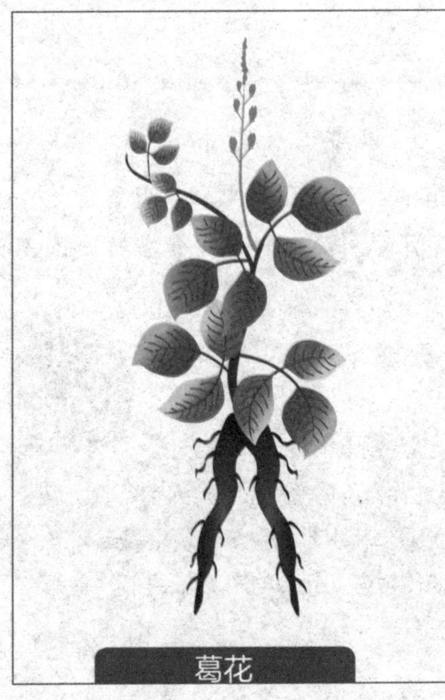

葛花

葛花

葛花呈唇形，蓝色，有解酒、醒脾胃、清肺等功效。

葛茎

葛茎的茎皮纤维可供织布，古人常用来制作葛衣、葛巾。还可用来造纸。

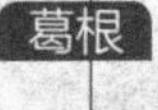

葛根粗厚，可制染料。亦可入药，主治温病发热、痈肿疮毒、咯血等症。

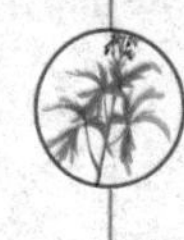

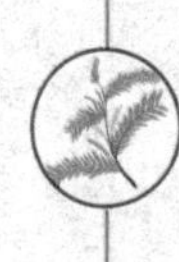

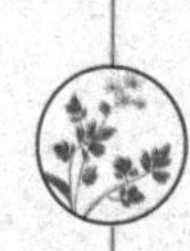

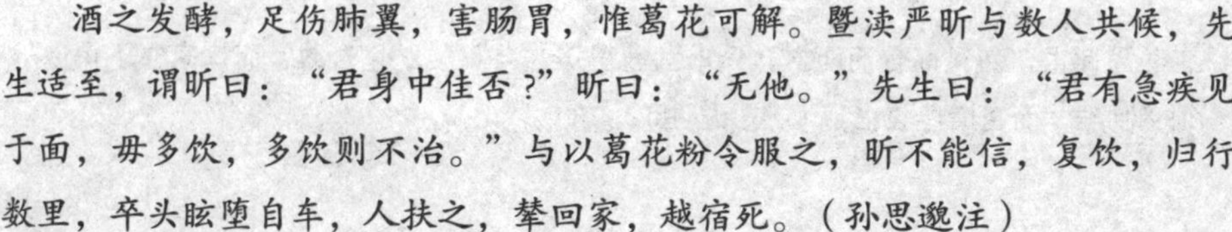

酒之发酵，足伤肺翼，害肠胃，惟葛花可解。暨渎严昕与数人共候，先生适至，谓昕曰：“君身中佳否？”昕曰：“无他。”先生曰：“君有急疾见于面，毋多饮，多饮则不治。”与以葛花粉令服之，昕不能信，复饮，归行数里，卒头眩堕自车，人扶之，辇回家，越宿死。（孙思邈注）

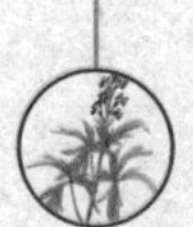

华佗治虚损

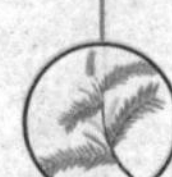

乘虚御内，亡。

故督邮顿子献得病，已瘥，诣先生。先生为切其脉曰：“尚虚未得复，勿为劳事。御内即死，临死当吐舌数寸。”其妻闻其病除，自百余里来省之，止宿交接，中间三日，病发，一如先生言。

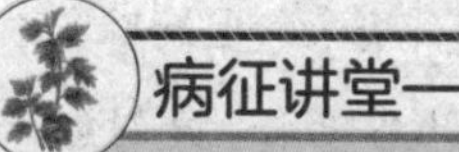

虚损的主要表现：体虚力弱，精血亏损，食欲不振，心悸不宁，倦怠，健忘。成因为先天禀赋不足，后天培养失调。

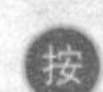

肾水愈不足，相火愈妄动，故患虚损者，愈喜近女色。此女欲拒而不能，非腰痛如割，则黏汗如流，此症先生且无方，仙且无术，人其鉴之。（孙思邈注）

华佗治胃管

地数五，土求其平，毋使木梗。

督邮徐毅得病，先生往省之。毅谓先生曰：“昨使医吏刘租，针胃管讫，便苦咳嗽，欲卧不安。”先生曰：“刺不得胃管，误中肝也，食当日减，五日不救。”果如先生言。

人谓咳嗽从肺，不知肝风煽动，使肺不舒，亦足致嗽，所谓木刑金也。人谓减食由胃，不知肝气下行，使胃作胀，不能进食，所谓木克土也。人谓不眠由肾，不知肝为血海，肝病血虚，势难安眠，所谓木耗水也。胃属土，地属五，五为地数之终，终而不能复始，故五日不救也。仙传数语，足以当千万部医书，有如是者。（孙思邈注）

华佗治湿浊上升

病有不能顺治，可逆治。

有人苦头眩，头不得举，目不得视，积时年许。先生视之，使悉解衣倒悬，令头去地一二寸，濡布拭身体，令周匝，候视诸脉尽出五色。乃令弟子数人，以铍刀决脉，五色血尽，视赤血出乃下。以膏摩，被覆，汗出周匝，饮以葶苈犬血散立愈。此即逆治之法也。（孙思邈注）

形态
植株矮小，枝茎俱青。
别名
丁历、革蒿、大室等。
性味
性寒，味辛，无毒。
功效
破坚除邪、止喘促、除胸中痰饮。
葶苈

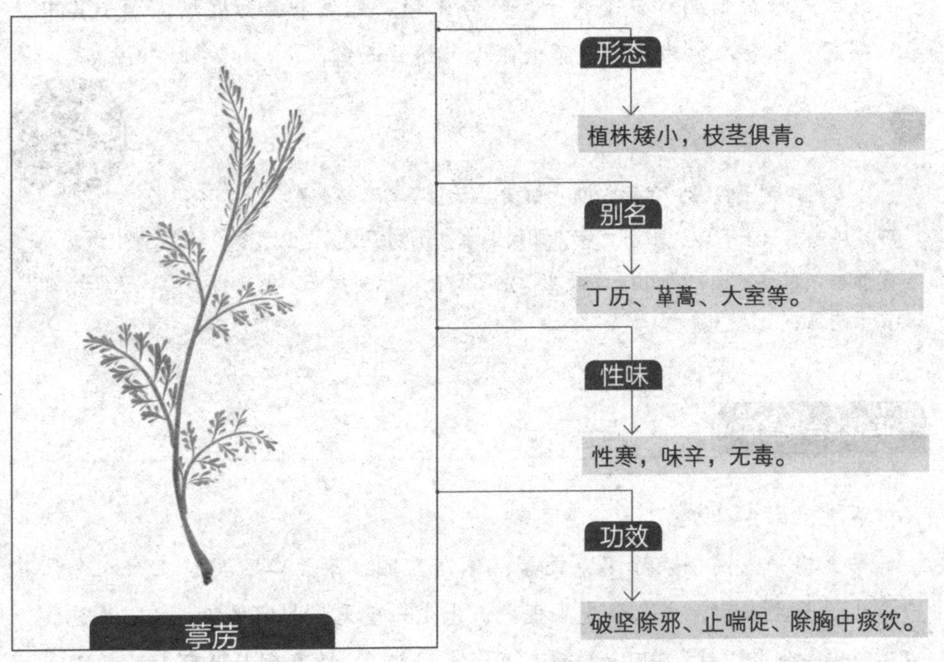

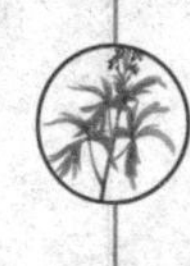

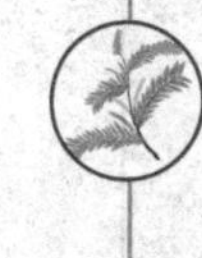

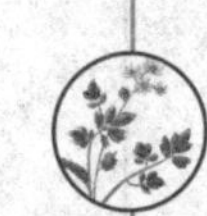

华佗治婴儿下痢

先啼后痢，乳多冷气。

凡儿啼，哺以乳则止。乳寒则胃不舒，既入贲门，不能上吐，则为下痢。东阳陈叙山小男二龄，得疾下痢，常先啼，日以羸困，以问先生。先生曰："其母怀躯，阳气内养，乳中虚冷，儿得母寒故也。治法宜治其母，儿自不时愈。"乃与以四物女菀丸（即四物汤），十日即除。

四物汤为妇人要药，有活血通经之功，佗以此法治病，即所云“子有病治其母也”。凡治儿病，药由母服。方取妇科，法自此始。（孙思邈注）

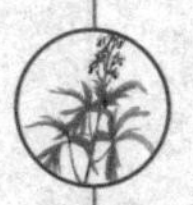

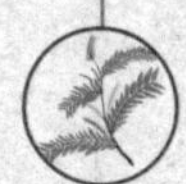

华佗治蚤螫

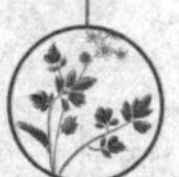

水性涨，毒自散。

彭城夫人夜如厕，蚤螫其手，呻吟无赖。先生令温汤近热，渍手其中，卒可得寐。但令人数为易汤，不使微冷，达旦而愈。

按

人受蜂刺或蛇毒，多用白矾、雄黄、麻油及各种草药敷之，竟不见效，或反肿痛。从未有以热水渍之者，即用热水亦不知更易，是以无效。今观先生之法，简而易，且奏效速，可知医在通变，治宜对症。治病良药，俯拾即是。人苦于不知其用法耳。（孙思邈注）

华佗治急症

不堪望，奚以方。

军吏梅平，因得疾除名，还家。家居广陵，未至二百里，止亲人舍，其曰先生适至主人宿，主人令先生视之。先生一望见，即谓平曰：“君早见我，可不至此，今疾已结，不可为，趣去可得与家相见，抵家后尚得有五日淹留也。”平从之，果如所言。

凡人有病，必先发于外，故医以望为第一要义。扁鹊之著名，即在于能望也。先生望平色，知其必死，虽有所本，亦由能决。今之医士，不解斯义，徒恃切脉，以作指针。故病者将死，犹为定方。吾见亦多矣，噫！（孙思邈注）

知识讲堂——望
望是中医四诊（望闻问切）中的第一要义，是指对病人的神、色、形、态等进行有目的的观察，以测知内脏病变。

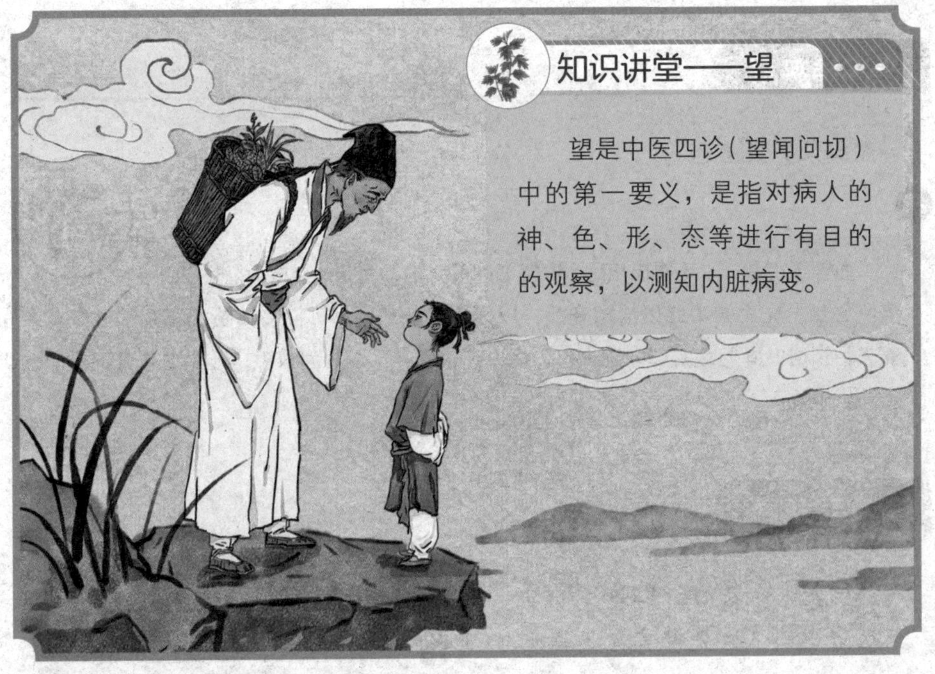

华佗治头风

胆若寒，效难见。

昔汉郭玉尝言：“贵者处尊高以临臣，臣怀怖慑以承之。其为疗也，有四难焉。自用意而不任臣，一难也。将身不谨，二难也。骨节不强，不能使药，三难也。好逸恶劳，四难也。针有分寸，时有破漏，重以恐惧之心，加以裁慎之志，臣意犹且不尽，何有于病哉。此其所以不愈也。”不知先生所得之医经中，已有此言。故先生治曹操头风未除，操曰：“佗能愈，此小人养吾病，欲以自重，然吾不杀此子，终当不为吾断此根原耳。”操之为是言，殆即郭氏所谓“贵者处尊高以临臣”之意也。先生之不能根治，即医经所载二语尽之矣。（孙思邈注）

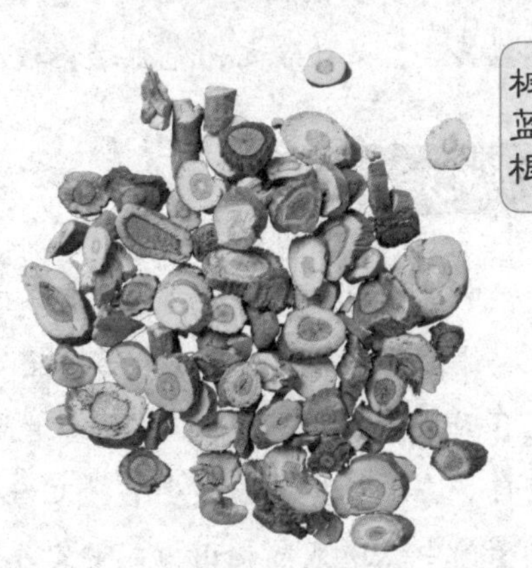

板蓝根

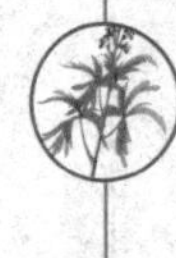

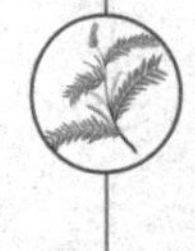

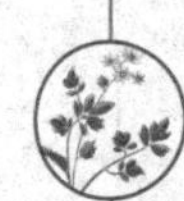

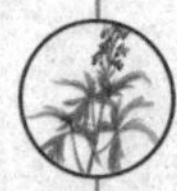

华佗治血郁

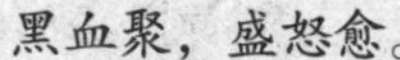

黑血聚，盛怒愈。

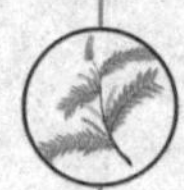

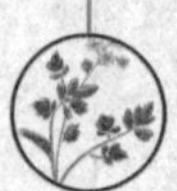

按

血郁于上焦，非可剖而出之，惟盛怒则肝之鼓动力足，郁自散。上行则吐，势所必然。先生尝本此以治郡守病，以为使之盛怒则瘥，乃多其货而不加功。无何弃去，又遗书辱詈之。郡守果大怒，令人追杀之，不及。因瞋恚，吐黑血数升而愈。（孙思邈注）

华佗治病笃

说明寿夭而复治，则不怨冤死。

医者遇病，宜先审其人之将死与否，若贸然定方与药，药纵无害，及死则必归咎于医者，虽百喙其难辞也。故欲攻医，宜先精相，相者何，望之义也。先生遇病者，先能知其人之寿夭，此非得自仙传，乃缘临症多使然耳。尝有疾者诣先生求治，先生曰：“君病根既深，宜剖脏腑，治之当愈。然君寿不过十年，病不能相杀也。”疾者不堪其苦，必欲除之，先生乃施破术，应时愈。十年后竟亡。（孙思邈注）

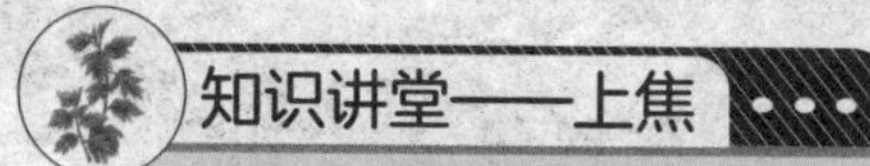

上焦为人体部位名，三焦之一，属三焦上部，从咽喉至胸膈部分。三焦是中医藏象学说中一个特有的名词，六腑之一。

华佗治咽塞

中有所壅，吐为便。医法有不宜明言而奏效甚速者。

仲景治伤寒，以升吐为第一义。先生得医经，亦曾及此。先生尝行道中，见有咽塞者，因语之曰：“向者道隅，有鬻饼人，萍齑甚酸，可取二升饮之，病自当去。”其人如先生言，立吐一蛇，乃悬于车而候先生。时先生小儿，戏于门中。逆见自相谓曰：“客车旁悬有物，必系逢我翁也。”及客进顾，视壁北悬蛇以十数，乃知其奇。

按

先生治此症，精且玄矣。知其腹中有蛇，未尝明言，恐其惧耳。惧则蛇亦畏缩，不肯随吐而出。医家有以后患详告病者，致其人不敢服药，令病加剧者，观于先生之治腹蛇，可以知所取法矣。（孙思邈注）

华佗治内疽

生腥化虫，虽出有伏。

按

以鱼腥杂碎和糖与粉，埋土中，经宿成虫如蚯蚓，畜鸡者恒以此饲鸡，较他虫速而且繁。盖天道本生生不已，以生物求生物，诚不生而自生也。广陵太守陈登，忽患胸中烦懑，面赤不食，先生脉之曰："使君胃中有虫，欲成内疽，腥物所为也。"即作汤二升服之，至再，有顷即大呕，中有小虫头赤而能动，其半尚为鱼脍，所苦即愈。先生曰："此病后三期当发，因其中尚有遗种，种难尽绝也。遇良医可救。"及期疾动，佗适他往，登遂死。（孙思邈注）

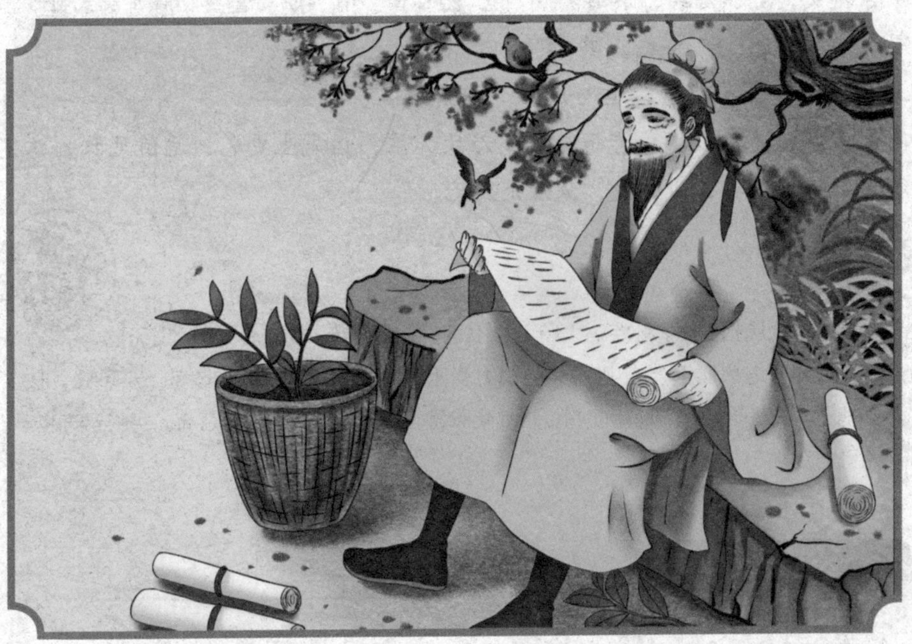

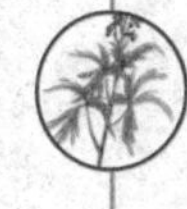

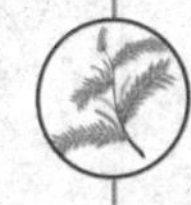

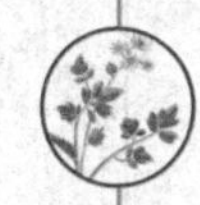

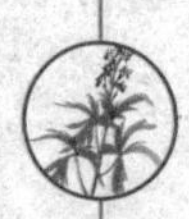
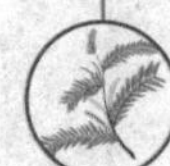
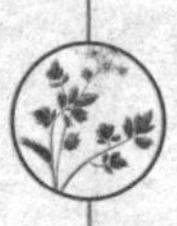

华佗治欲产不通

产以血为主使，血乏者难，宜助。

李将军妻病，延先生使视之。先生曰：“伤身而胎未去。”将军言顷实伤身，胎已去矣。先生曰：“案脉未去也。”将军不谓然，越日稍痊。三月后复动，更召先生，先生曰：“脉象如前，系双胎。先下者耗血多，故后儿不得出，胎既死，血脉不复归，必干附于母脊。”乃为施针，并令进汤，果下死胎，且人形已具，色已黑矣。（孙思邈注）

华佗治咳嗽

表里相应，二九复生。脓能化毒，不吐肠痈。

军吏李成苦咳，昼夜不宁，先生诊为肠痈，与以散二剂，令服，即吐脓血二升余，病寻愈。先生谓之曰：“后十八年，疾当复发，若不得药，不治。”复分散与之，令宝藏。其后五六岁，有里人所患，适与成同，诣成乞药甚殷，成愍而与之，乃故如谯，诣先生更乞，适值见收，意不忍言。后十八年，成复发，竟以无药死。

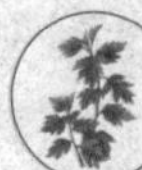

知识讲堂——表里关系

五脏与六腑，互为表里关系。脏为里，腑为表，脏腑、表里相互配合，通过经脉相互络属，使脏腑之间形成密切联系。即心与小肠、肺与大肠、脾与胃、肝与胆、肾与膀胱互为表里相属。

按

肺与大肠相表里，肺疾则大肠之力不足，故便不畅。或便后失力，上无感，下不应也。若大肠遘疾，则肺之鼓动力受阻，故气常不舒，或增咳嗽。干不强，枝亦弱也。先生治咳嗽，而用吐剂，知其化脓毒，侵于腠理耳。视若甚奇，实则无奇也。（孙思邈注）

华佗治血脉诸病

身能活脉，何需药石。

先生尝语其门人吴普曰："人体欲得劳动，第不当极。动摇则谷气坱得销，血珎脉流通，疾不得生。所谓流水不腐，户枢不蠹也。故古之为导坱引者，熊珎颈鸱顾，引挽腰体，动诸关节，以求不老。吾有一术，名五禽之戏：一曰虎，二曰鹿，三曰熊，四曰猿，五曰鸟，亦以除疾，兼利蹄足，以当导引。体有不舒，起作禽戏，怡而汗出，因以着粉，体自轻便，而嗜食。"普遵行之，行年九十，耳目聪明，齿牙完坚。佗之斯术，盖即得自仙传也。（孙思邈注）

华佗治腹背诸疾

药不及，针可入，中肯綮，深奚弊。

世传涪翁善针，著有《针经》。其弟子程高寻求积年，翁乃授之。郭玉师事程高，亦以针名。惟医贵人，辄或不愈。和帝问其故，对曰："腠理至微，随气用巧，针石之间，毫芒即乘，神存于心手之间，可得解而不可言也。"又曰："针有分寸，时有破漏，是可见用针之难矣。"不知先生得仙授，亦精于此。其徒彭城樊阿，亦善针术。凡医皆言背及胸脏之间，不可妄针，针入不得过四分，而阿针背入一二寸，胸脏深乃至五六寸，而病皆瘳。是可见先生之针术，得自仙授，视涪翁等尤胜也。（孙思邈注）

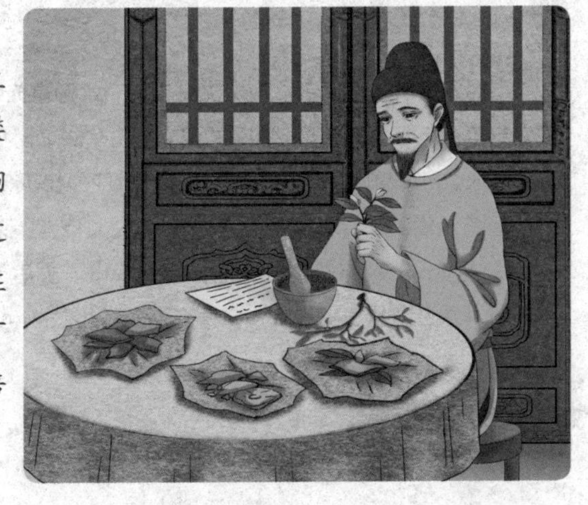

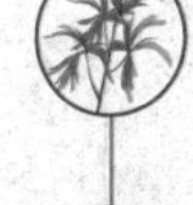

华佗治脏腑痈疡

药用麻沸，脏腑可割，既断既截，不难缝合。

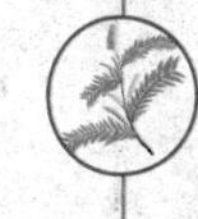

按

痈疡发结于脏腑之内，虽针药亦无所用之。先生治斯类险症，常先令服麻沸散，既昏罔觉，因刳破腹背，抽割聚集。若在肠胃，则断截湔洗，除去疾秽，己而缝合，五六日而创合，月余而平复矣。（孙思邈注）

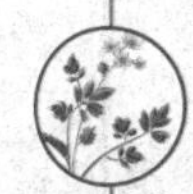

华佗治精神衰颓

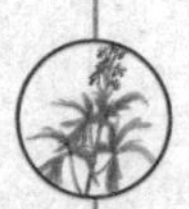

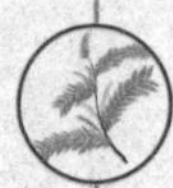

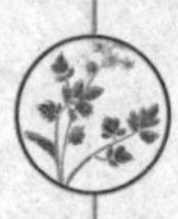

御妇人，得长生。服麻术，亦仙伦。

御同禦，抵御妇人，即握固不泄，还精补脑之术也。《列仙传》曰：“容成公者，能善补导之事，取精于玄牝（即服丹铅也），其要谷神（即肾脏之元神）不死，守生养气者也。”故世言御妇人术者，多推容成公为始祖。其实此术非创自容成公，乃创自先生。先生持假名于容成耳。

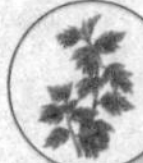

知识讲堂——麻沸散

麻沸散是世界上最早的麻醉剂，为华佗创制的用于外科手术的麻醉药。但其配方后来失传，传说由曼陀罗花、生草乌、香白芷、当归等组成，但都不可考。

按

后汉时有冷寿光者，与华先生同时，常师事先生，得先生秘授御妇人术。寿光年可百五六十岁，尝屈颈鸫息，须发尽白，而色理如三四十时。同时又有女生者，长乐人，初饵胡麻及术，绝谷八十余年，日少壮，色若秾桃，日能行三百里，走及獐鹿，常采药入嵩高山，见女子自言为三天太上侍官，以五岳真形与之，并授以施行法。女生道成，一旦与知交故友别，云入华山。去后五十年，先时相识时，逢女生华山庙前，乘白鹿从玉女三十人，并令谢其乡里故人也。

华佗治发白

服地节，头不白。

樊阿从先生求方，可服食益于人者。先生授以漆吐青面散。漆叶屑一斗，青面十四两。以是为率，云久服，去三虫，利五脏，轻体，使人头不白。阿从之，寿百余岁。

按

漆叶或谓之漆树之叶，郁脂膏，或谓即黄芪，大补气。青面一名地节，又名黄芝，即今熟地，主理五脏，益精气。昔有游山者，见仙家常服此，因以语先生，试之良效。即以语阿，阿初秘之，旋因酒醉泄于人，其方遂流传于后世云。

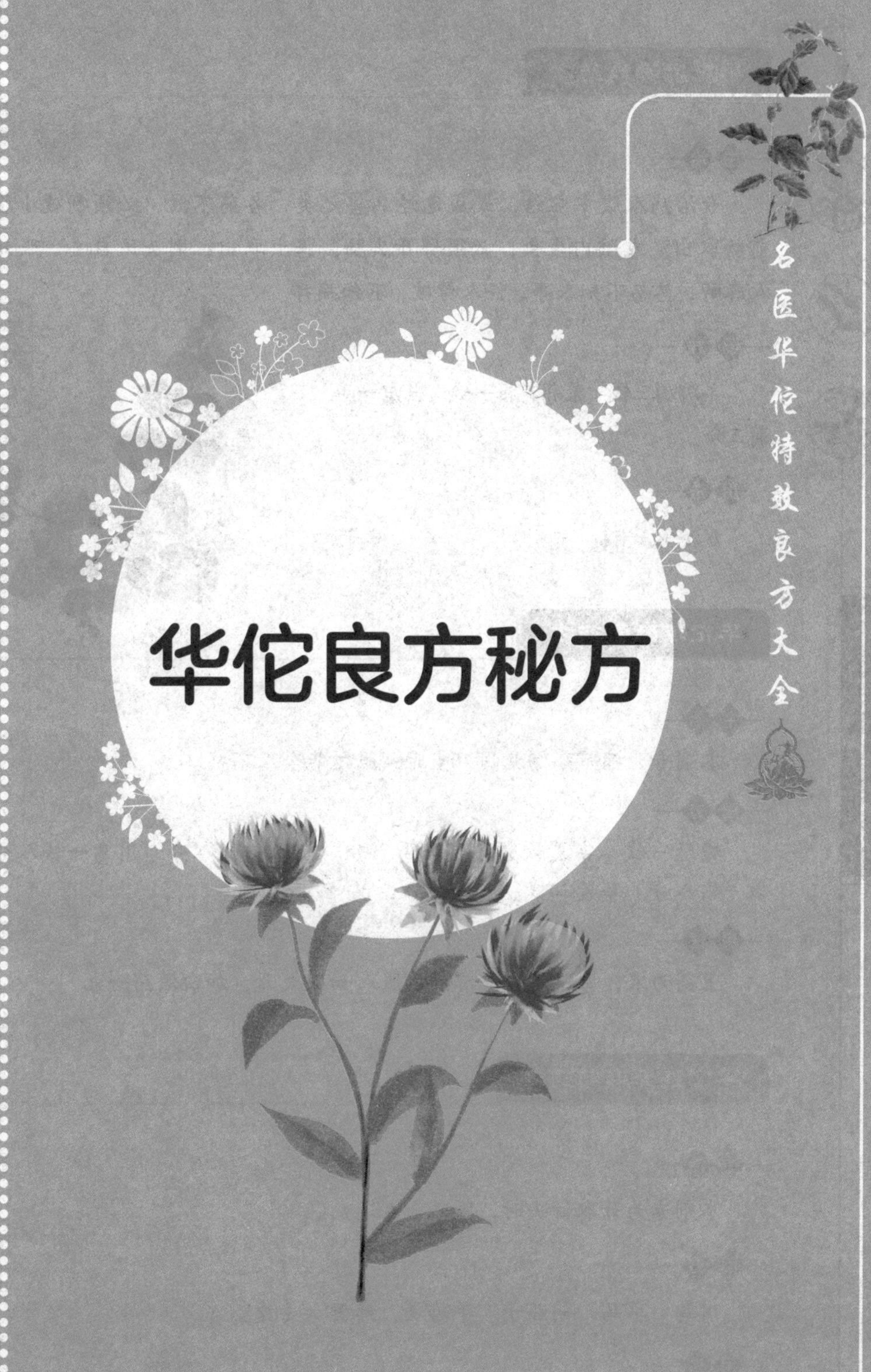

华佗良方秘方

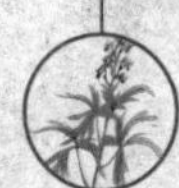

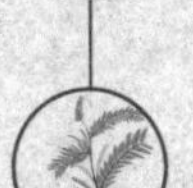

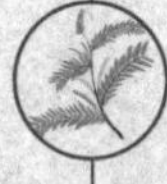

华佗麻沸散药方

专治病人腹中症结，或成龟蛇乌兽之类，各药不效，必须割破小腹，将前物取出。或脑内生虫，必须劈开头脑，将虫取出，则头风自去。服此能令人麻醉，忽忽不知人事，任人劈破，不知痛痒。

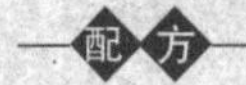

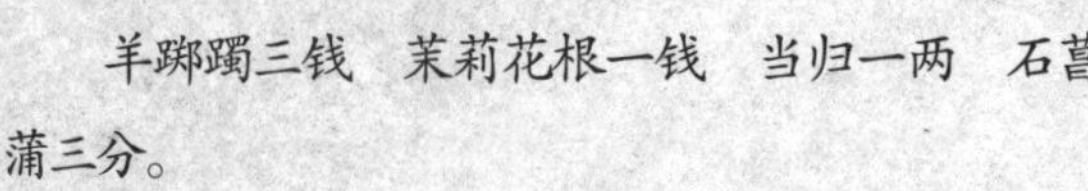

羊踯躅三钱　茉莉花根一钱　当归一两　石菖蒲三分。

茉莉花

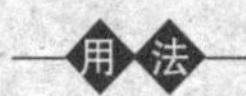

水煎服一碗。

华佗琼酥散药方

本剂专为痈疽疮疡施用刀圭时，服之能令人不痛。

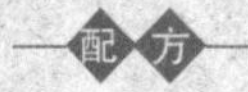

蟾酥一钱　半夏六分　羊踯躅六分　胡椒一钱八分　川乌一钱八分　川椒一钱八分　荜茇二钱。

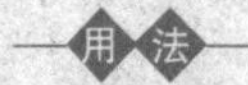

上药为末，每服半分，陈酒调服。如欲大开，加白酒药一丸。

华佗整骨麻药药方

本剂专为开取箭头时，服之令人不痛。

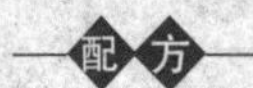

川乌　草乌　胡茄子　羊踯躅　麻黄　姜黄。

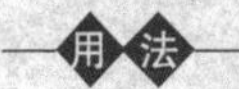

上药各等份研为末，茶酒任用此方。甘草水解。

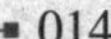

姜黄
形态
根茎发达，根末端呈块根，叶片长圆形或椭圆形。
别名
黄姜、黄丝郁金。
性味
性温，味苦、辛。
功效
行气、活血、止痛。

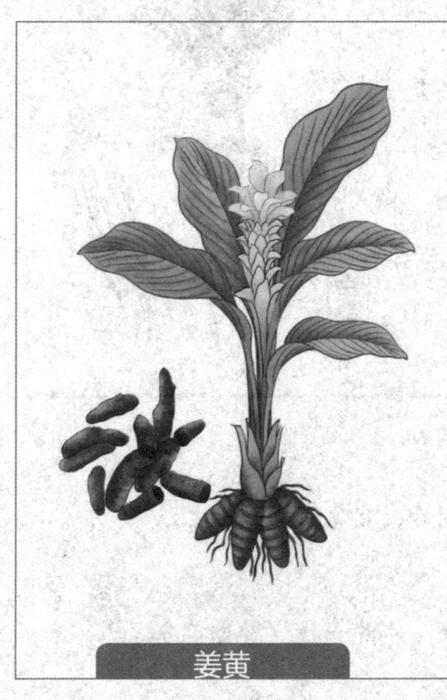

华佗外敷麻药药方

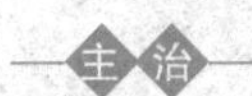

主治

本剂专为施割症时，外部调敷之用，能令人知觉麻木，任割不痛。

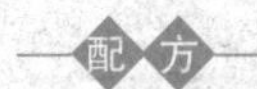

配方

川乌尖　草乌尖　生南星　生半夏各五钱　胡椒一两　蟾酥四钱　荜茇五钱　细辛四钱。

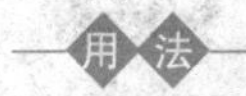

用法

上药研成细末，用烧酒调敷。

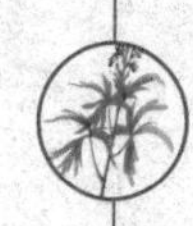

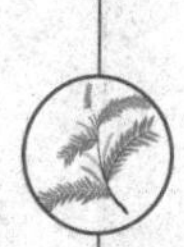

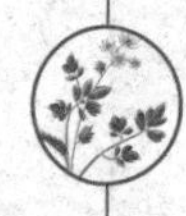

华佗解麻药药方

主治

施剂以后，换皮后三日，诸症平复，宜急用药解之使醒。

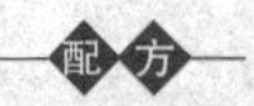

人参五钱　生甘草三钱　陈皮五分　半夏一钱　白薇一钱　石菖蒲五分　茯苓五钱。

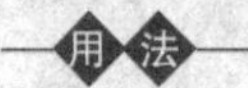

上药以水煎成一碗，服之即醒。

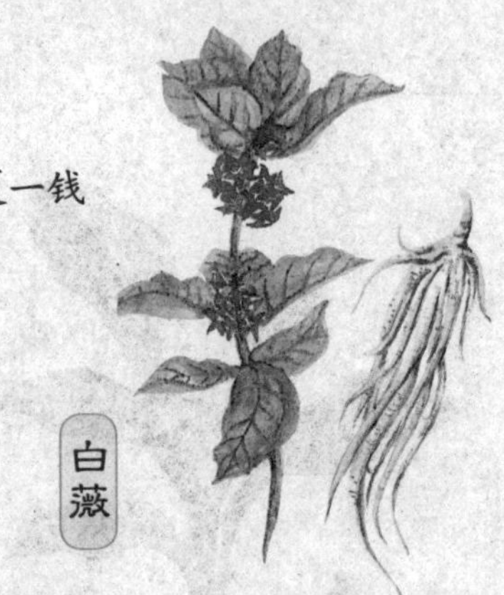

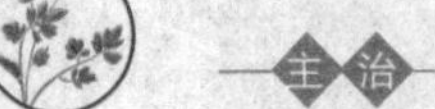

华佗神膏

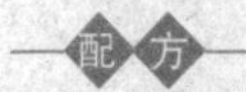

凡皮肤溃烂，欲使之去腐生新，及施割后，宜急用此膏敷之。

乳香　没药　血竭　儿茶　三七各二钱　冰片一钱　麝香二分。

用法

热则加黄连一钱，腐则加轻粉一钱，有火则加煅龙骨一钱，欲速收口则加珍珠一两，或加蟹黄（法取圆脐螃蟹，蒸热取黄，晒干收用）二钱，为末掺用此方。

或以前七药加豚脂半斤，蜂蜡一两，稍温用棉纸摊膏，贴痈疽破烂处。若系杖伤，则三七须倍之。

华佗接骨药方

本剂专治跌伤打伤，手足折断，惟必先细心凑合端正后，以杉木板夹持之，不可顾患者之痛楚。再以下方使之服下。最多二服当愈，不必三服也。

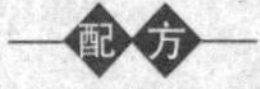

羊踯躅三钱　炒大黄三钱　当归

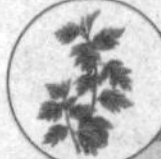

病征讲堂——骨折

骨折后 1~2 周，骨折部位瘀血肿胀，经络不通，气血阻滞，应注意活血化瘀，行气消散。此外，骨折部位的疼痛会影响食欲及胃肠功能，其间饮食需清淡开胃，利于消化，容易吸收。

三钱　芍药三钱　丹皮二钱　生地黄五钱　土狗十个(捶碎)　土虱三十个(捣烂)　红花三钱。

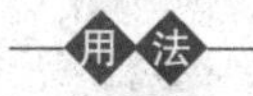

先将前药用酒煎成，再加自然铜末一钱，连汤服下。

华佗愈风药方

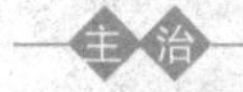

本方凡四时诸风，俱可用之。

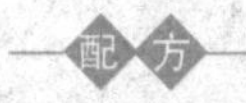

防风　羌活　五加皮　芍药　人参　丹参　薏苡仁　玄参　麦冬(去心)　干地黄　大黄　青木香各六分　松子仁　磁石各八分　槟榔子一钱　枳实(炙)　牛膝　茯神　桂心各八分。

上药为末，蜜和为丸，如梧桐子，以酒服十五丸，日再服。稍稍加至三十丸为度。忌猪肉、鱼、蒜、生葱、醋、芜荑。

华佗通便药方

久病之后，大便一月不通，毋庸着急。止补其真阴，使精足以生血，血足以润肠，大便自出。

熟地黄　玄参　当归各一两　川芎五钱　火麻仁一钱　大黄一钱　桃仁十个　红花三分。

蜜一碗，和水煎服。

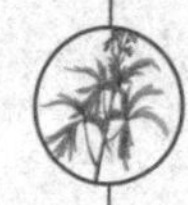

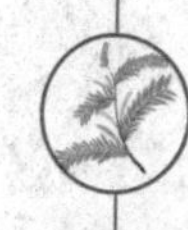

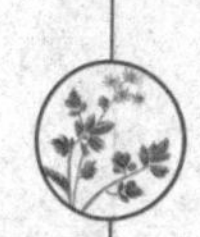

红花
花味微苦，具有活血通经、散瘀止痛、散湿去肿等功效。颜色越鲜红，质地越柔软，品质越佳。
红花叶子呈披针形，边缘有锯齿，顶端渐尖，针刺较长。

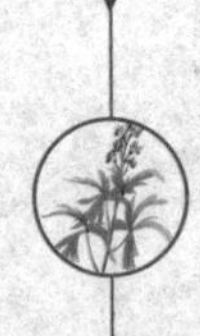

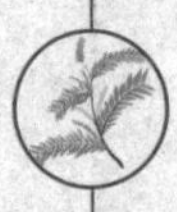

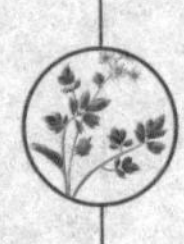

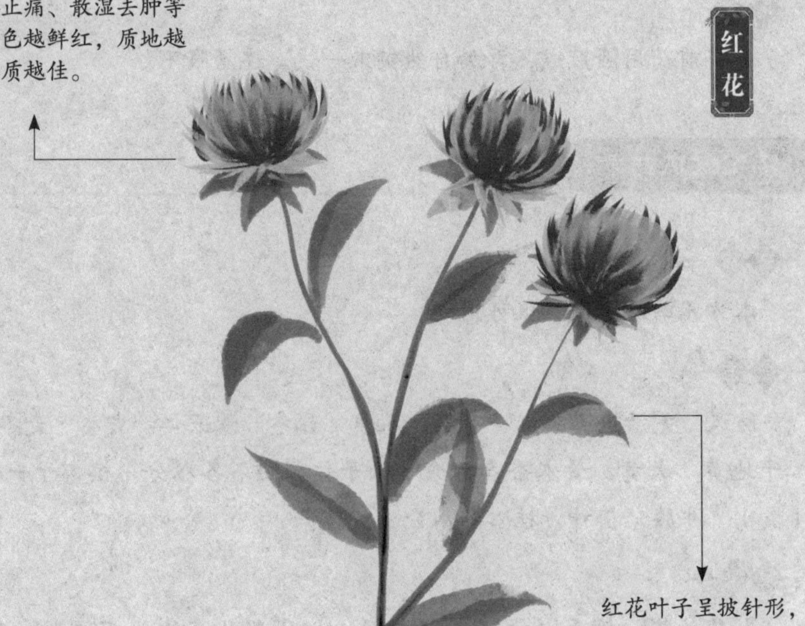

华佗灌肠药方

主治

大便闭结，常用之法，为用下剂。惟久用则成习性，故兼用本法。

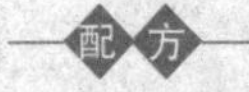

配方

豚胆一具，取汁入醋少许，取竹筒长三四寸者，以半纳谷道中，将汁灌入。一食顷，当便。又以花椒、豆豉水煎，用樗根汁、麻油、泔淀三味合灌之，亦下。又以桃白皮、苦参、艾、大枣煎灌亦下。兼疗痞痢，及生恶疮者。待施术时，药须微温，勿过热，勿过冷。

华佗按摩神术

凡人肢节腑脏，郁积而不宣，易成八疾：一曰风，二曰寒，三曰暑，四曰湿，五曰饥，六曰饱，七曰劳，八曰逸；凡斯诸疾，当未成时，当导而宣之，使内体巩固，外邪无目而入。迨既感受，宜相其机官，循其腠理，用手术按摩疏散之，其奏效视汤液丸散神速。

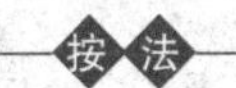

一、两手相捉纽捩，如洗手法。二、两手浅相差，翻覆向胸。三、两手相捉共按脞，左右同。四、以手如挽五石力弓，左右同。五、两手相重按脞，徐徐捩身，左右同。六、作拳向前筑，左右同。七、作拳却顿，此是开胸法，左右同。八、如拓石法，左右同。九、以手反捶背，左右同。十、两手据地，缩身曲脊，向上三举。十一、两手抱头，宛转朝上，此是抽胁。十二、大坐斜身，偏敧如排山，左右同。十三、大坐伸两脚，即以一脚向前虚掣，左右同。十四、两手拒地回顾，此虎视法。左右同。十五、立地反勾身三举。十六、两手急相叉，以脚踏手足，左右同。十七、起立以脚前后虚踏，左右同。十八、大坐伸两脚，用当相手勾所伸脚着膝中，以手按之，左右同。

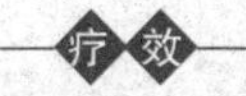

以上十八法，不问老幼，日则能依此三遍者，一月后百病悉除，行及奔马，补益延年，能食，眼明轻健，不复疲乏。

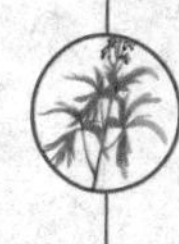

华佗曼应圆药方

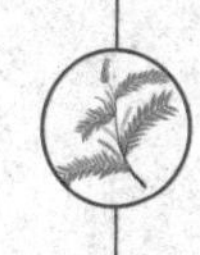

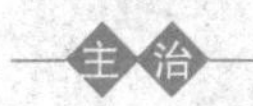

本方功用甚大，百疾可治。如遇结胸，油浆水下七丸。未动再服。积殗食症，水下三丸。水气通身肿，茯苓汤下五丸。隔噎，丁香汤下三丸。因积成劳，鳖甲汤下二丸。腹中一切痛，醋汤下七丸。小肠痃癖，茴香汤下三丸。大小便不通，蜜汤下五丸。心痛，茱萸汤下五丸。猝死，以小便下七丸。白痢，干姜汤下一丸。赤痢，甘草汤下一丸。胃冷吐食，丁香汤下二丸。

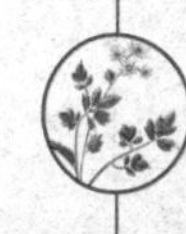

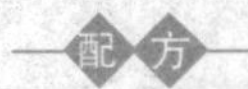

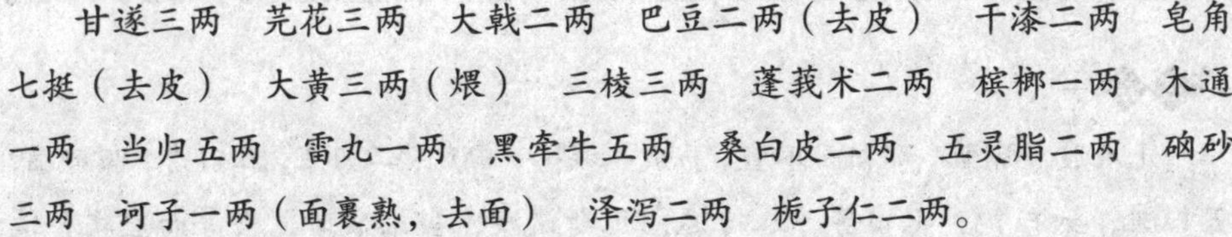

甘遂三两　芫花三两　大戟二两　巴豆二两（去皮）　干漆二两　皂角七挺（去皮）　大黄三两（煨）　三棱三两　蓬莪术二两　槟榔一两　木通一两　当归五两　雷丸一两　黑牵牛五两　桑白皮二两　五灵脂二两　硇砂三两　诃子一两（面裹熟，去面）　泽泻二两　栀子仁二两。

上药各细锉成末，入米醋二升，浸三日，入银石器中，慢火熬，令醋尽，焙干，再炒黄黑色，存性，入下药。

木香　肉桂　陈皮（去白）　丁香　青皮（去皮）　肉豆蔻　黄芪　白术　没药　附子（泡裂去皮脐）以上各一两　芍药　川芎　白牵牛（炒）　天南星（水煮）　鳖甲（裂浸醋，炙令黄）　熟地黄　牡丹皮（酒浸一宿）　赤茯苓　芸薹子（炒）　干姜（泡裂去皮）以上各二两。

上药同为末，与前药相合，醋糊丸，绿豆大。修合时须在净室中，运以至诚方验。

病征讲堂——心痛

心痛即胸部感到憋闷、疼痛的一种病症。引起心痛的原因有很多，可能由剧烈活动引发，也可能与情绪变化有关。此外，胸膜炎、心包炎等疾病也会诱发心痛。

华佗交藤丸药方

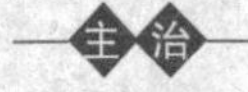

主治

本剂功能驻颜长寿，祛百疾。

配方

何首乌（即交藤根，赤白者佳）用一斤　茯苓五两　牛膝二两。

用法

上药同为末，蜜为丸。酒下三十丸。

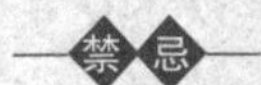

禁忌

忌食猪羊血。

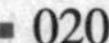

华佗补心丹药方

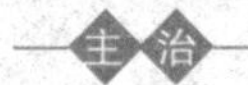

主治

专治因惊失心，或因思虑过当，心气不宁，狂言妄语，叫呼奔走。

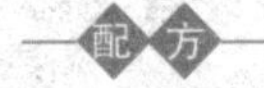

配方

朱砂一分　雄黄一分（二物并研）　白附子一钱（为末）。

用法

上药拌匀，以猪心血为丸，如梧桐子大。更则以朱砂为衣。每服二丸。临卧用人参、石菖蒲汤下。常服一丸，能安魂魄，补心气，镇神灵。

华佗明目丹药方

主治

专治传尸虚痨,肌瘦面黄,呕吐,咳嗽不定。

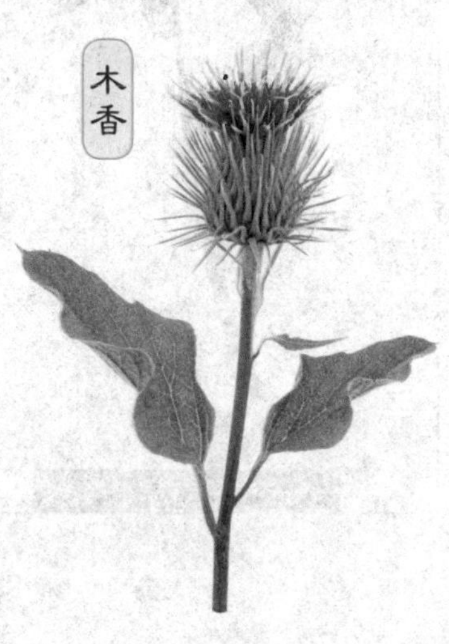

木香

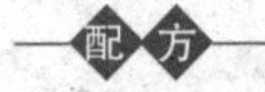

配方

雄黄五钱　兔粪二两　天灵盖一两（炙）　鳖甲一分　木香五钱　轻粉一分。

用法

上药为末。制法：酒一大升，大黄五钱，熬膏入前药为丸，弹子大，朱砂为衣。用时先烧安息香，令烟尽，吸之不嗽，非传尸也，不可用此药。若烟入口咳而不能禁止，乃传尸也，宜用此药。五更初服，勿使人知，以童子小便同酒共一盏化为丸服之。

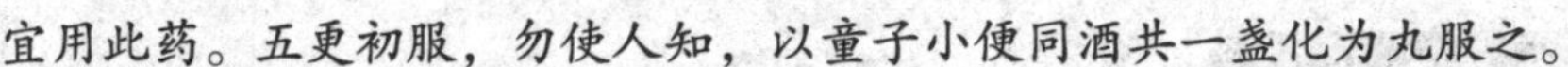

华佗醉仙丹药方

主治

治五官虚气，风寒暑湿之邪，蓄积在中，久而不散，致偏枯不遂，麻木不仁。

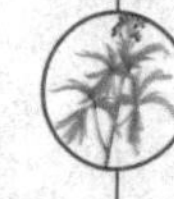

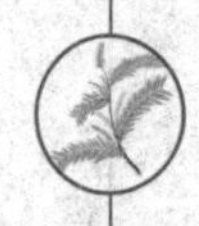

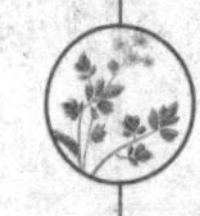

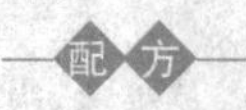

麻黄一两（水煮焙干为末） 天南星七个（炮） 黑附子三个（炮） 地龙七条（去土）。

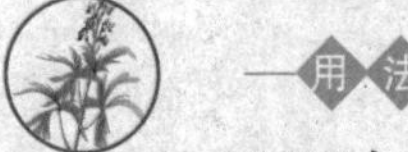

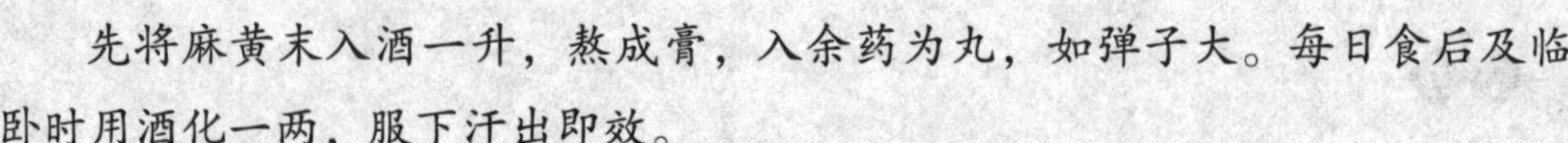

先将麻黄末入酒一升，熬成膏，入余药为丸，如弹子大。每日食后及临卧时用酒化一两，服下汗出即效。

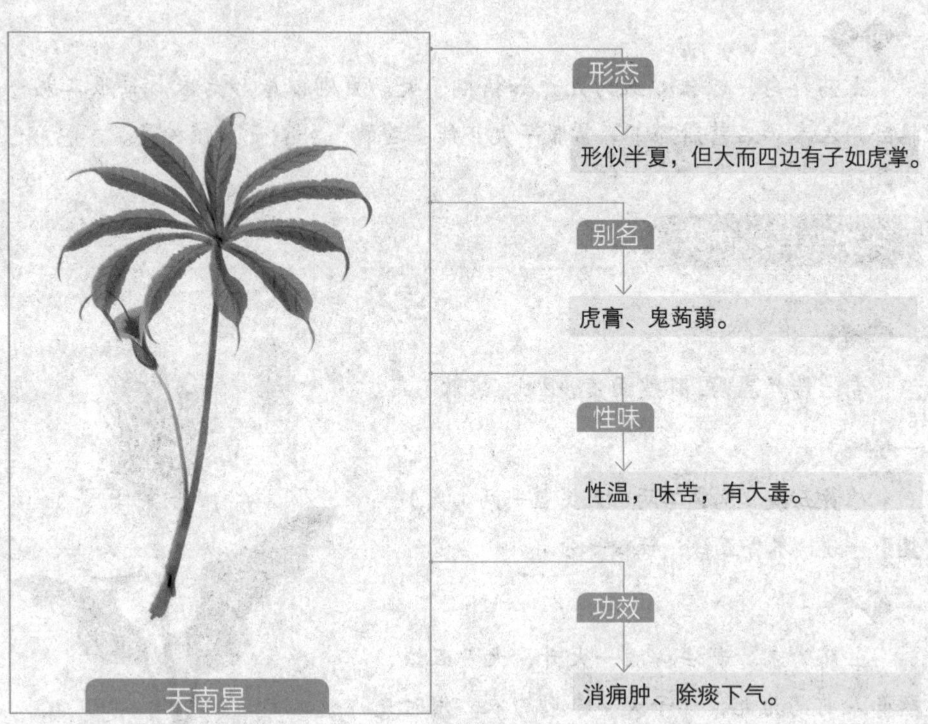

天南星

华佗五胜散药方

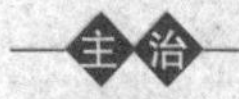

治四时伤寒冒风，身热头痛，昏倦寒痰，咳嗽及中满，伤寒三日以前，服无不效。

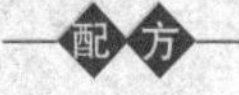

甘草 石膏 白术 五味子各一两 干姜三分（炮）。

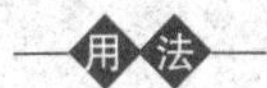

用法

上药同为细末，每服以药二钱加水一盏，入生姜二片，枣子一个，同煎至七分，去滓温服。中满以盐煎，伤风头痛加荆芥煎。

华佗荜茇散药方

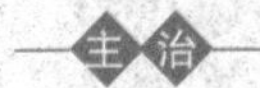

主治

治牙痛极神验。

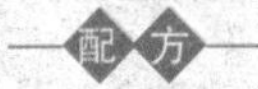

配方

草荜茇　木鳖子（去壳）。

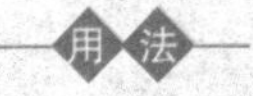

用法

先研木鳖子令细，后入荜茇同研令匀，随左右鼻内搐之，每用一豆许。

华佗绛雪丹药方

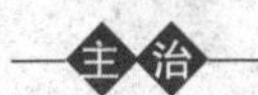

主治

治喉闭极神效。

配方

硇砂　白矾各一大块如皂大　马牙硝一分　硝石四两　黄丹五钱　新巴豆六个。

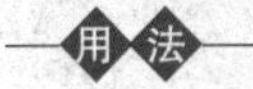

用法

用粗瓷小碗一个，先煨令热，下前四药，次下黄丹，次下巴豆，须将巴豆先打破，逐个旋下，候焰尽又下一个，入蛇蜕皮一条，自然烧化，以砂矾成汁，候冷结硬，研成细末。每用少许，以笔管吹在患处。

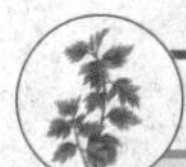

病征讲堂——喉闭

喉闭又名双喉闭，是指咽喉肿起、喉道闭阻之症。多种原因可引起喉闭病症，如肝肺火盛、复感风寒或过食油腻等。

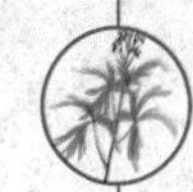

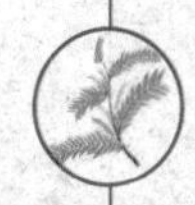

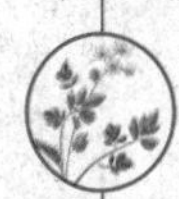

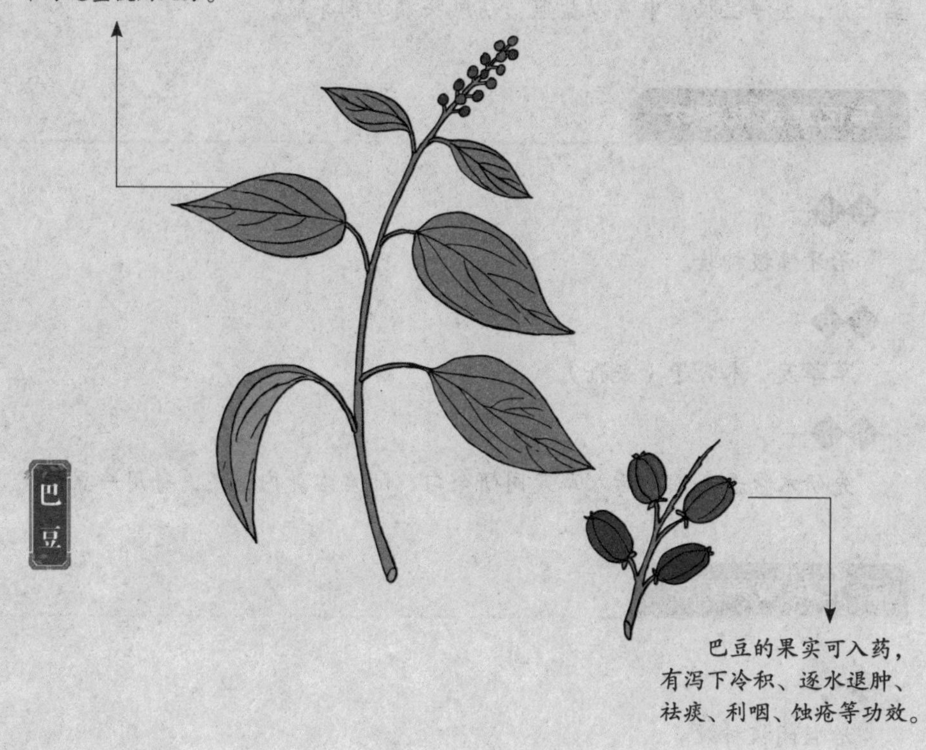

华佗碧雪丹药方

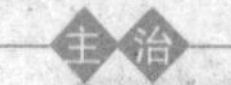

主治

治口疮及咽喉肿痛，即含化。

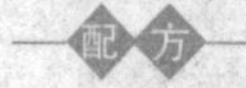

配方

焰硝二两　生甘草二两　青黛五钱　僵蚕五钱。

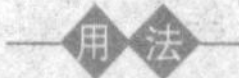

用法

上药为细末，取黄牛胆汁和之令匀，装入胆囊内，悬当风处，腊月合，过百日中用此方。

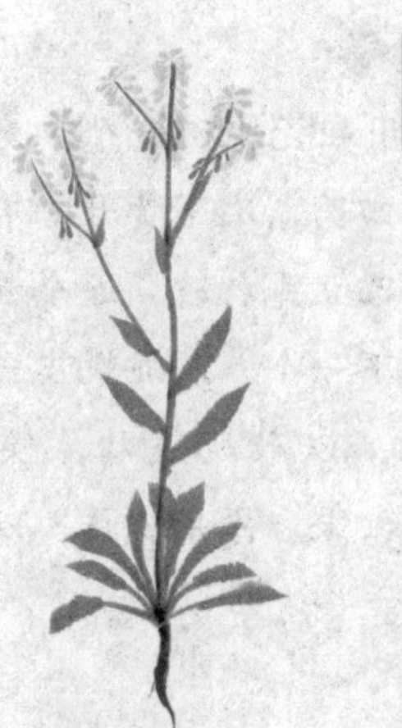

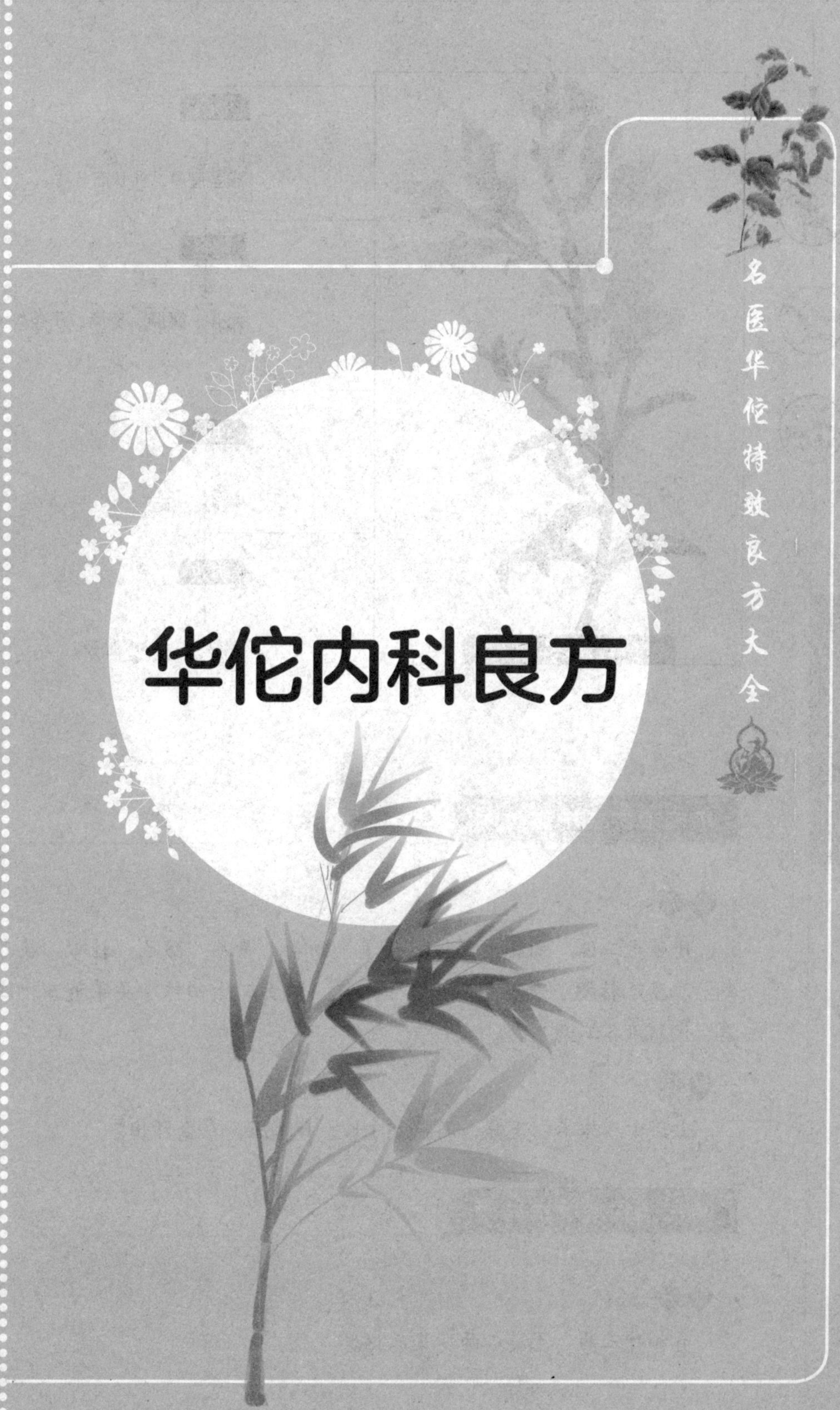

华佗内科良方

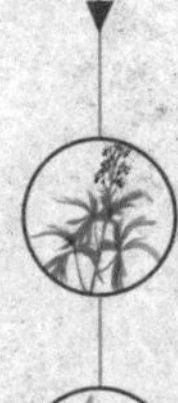

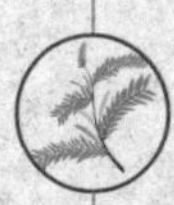

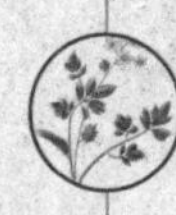

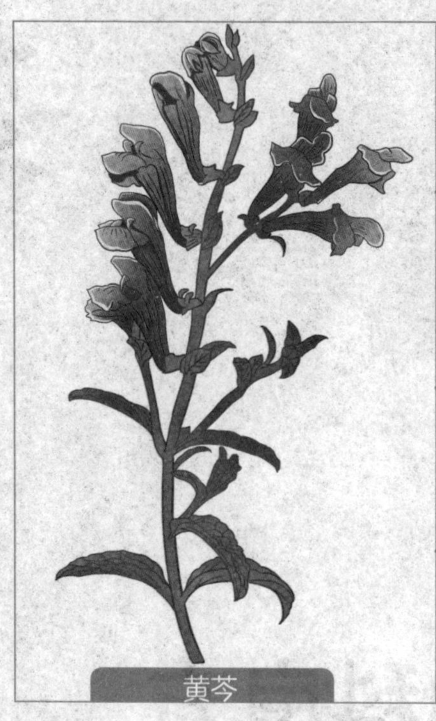

形态
根茎肥厚，伸长而分枝。
别名
元芩、腐肠、空肠、子芩等。
性味
性寒，味苦。
功效
治诸热、祛水湿等。
黄芩

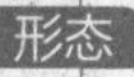

华佗治伤寒中风药方

配方

丹砂十二铢　蜀椒　蜀漆　干姜　细辛　黄芩　防己　桂心　茯苓　人参　沙参　桔梗　女萎　乌头各十八铢　雄黄二十四铢　吴茱萸三十铢　麻黄　代赭石各二两半。

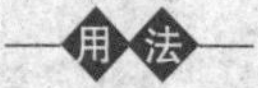

用法

上药十八味治，下筛，酒服方寸匕，日三服。覆令汗出。

华佗治伤寒吐血药方

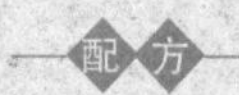

配方

青柏叶三两　干姜二两　艾三把。

用法

以水五升，煮取一升，去滓。别绞取新出马通汁一升，相和合煎，取一升，绵滤之，温分再服。马通汁，是马尿汁也。

华佗治伤寒下血药方

配方

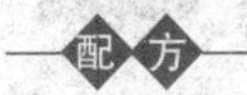

用釜灶下黄焦土半升（绵裹） 甘草三两（炙） 干地黄三两 白术三两 附子三两（炮研） 阿胶三两（炙） 黄芩三两。

用法

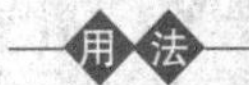

先以水八升煮六味，取三升，去滓，内胶令烊，分三服。忌海藻、菘菜、芜荑、猪肉、雀肉、桃、李等。

甘草

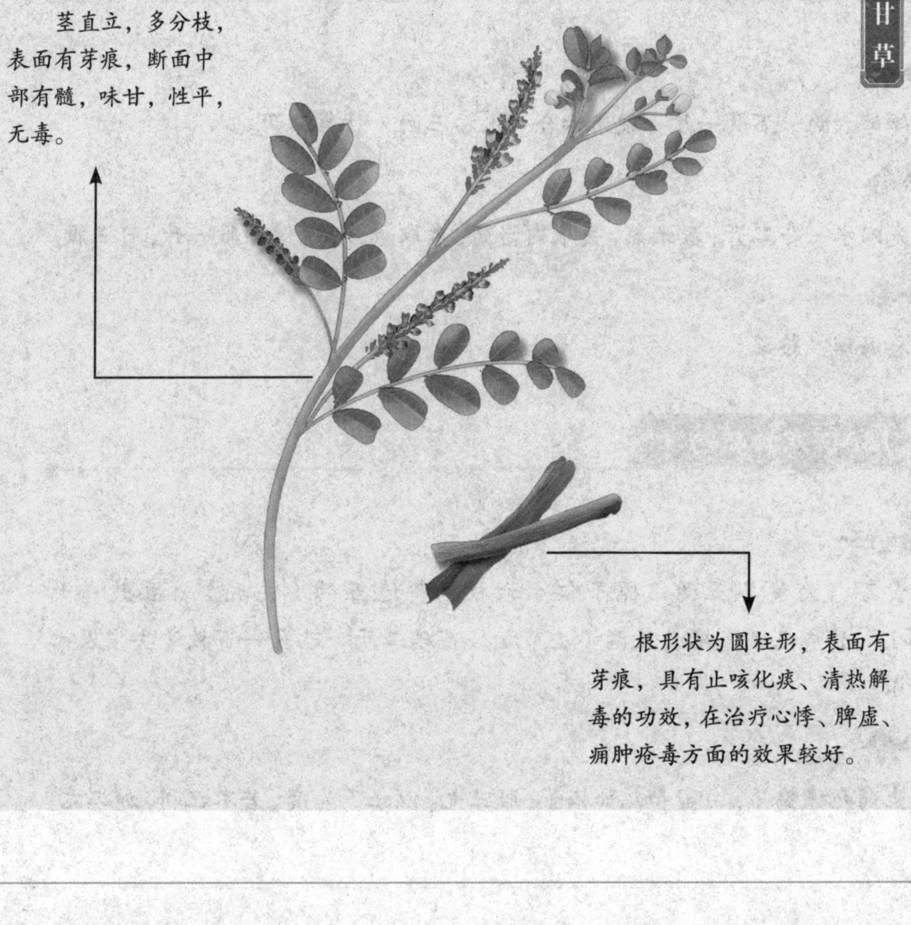

茎直立，多分枝，表面有芽痕，断面中部有髓，味甘，性平，无毒。
根形状为圆柱形，表面有芽痕，具有止咳化痰、清热解毒的功效，在治疗心悸、脾虚、痈肿疮毒方面的效果较好。

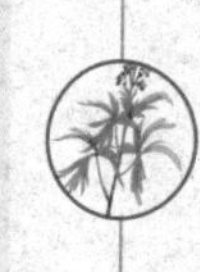

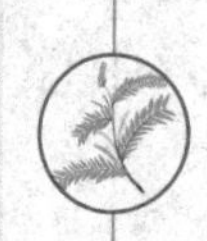

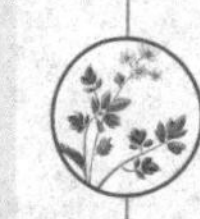

华佗治伤寒衄血药方

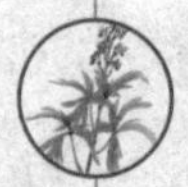

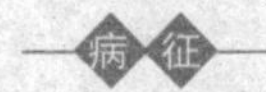

衄者，鼻出血也。此由五脏热结所为。

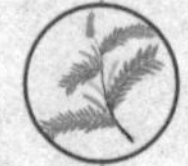

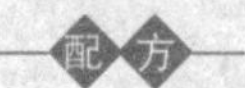

牡蛎十分（熬）　石膏五分。

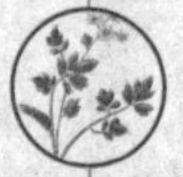

上药二味捣末，酒服方寸匕，日三四。亦可蜜丸如梧桐子大，酒服十五丸。

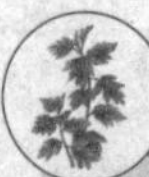

病征讲堂——衄血

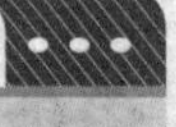

衄血是指鼻孔出血，出现衄血现象的人多有风热犯肺、肾精亏虚、气血两亏等症状，且发病急，病程短。

华佗治伤寒烦渴药方

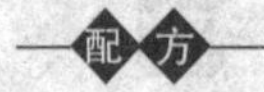

知母六两　石膏一斤　粳米六合　人参三两　甘草二两。

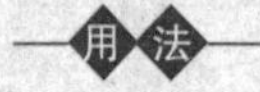

先以水一斗二升，煮米熟，去米内诸药，煮取六升，去滓温服一升，日三服。

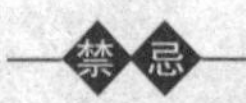

忌海藻、菘菜。

华佗治伤寒食积药方

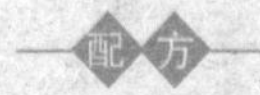

黄芩　大黄各五两　栀子仁十六枚　黄连五两（去毛）　豆豉一升（熬）　甘遂三两　麻黄五两（去节）　芒硝二两　巴豆一百枚（去皮及心熬研）。

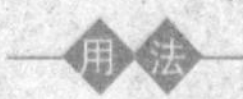

上药九味捣筛，白蜜和丸如梧子，服三丸。以吐下为度，若不吐利，加二丸。

华佗治伤寒咳嗽药方

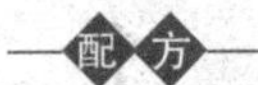

知母二两　贝母　葛根　芍药各三两　石膏四两　黄芩三两　杏仁一两（去皮尖及双仁）　栀子仁三两。

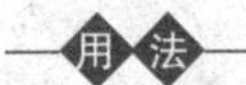

上药八味切，以水七升，煮取二升五合，去滓，分为三服。如人行八九里，再服。

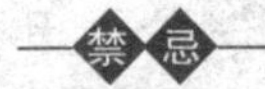

忌蒜、面七日。

华佗治伤寒目翳药方

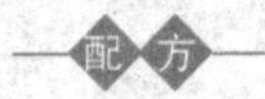

秦皮　升麻　黄连各一两。

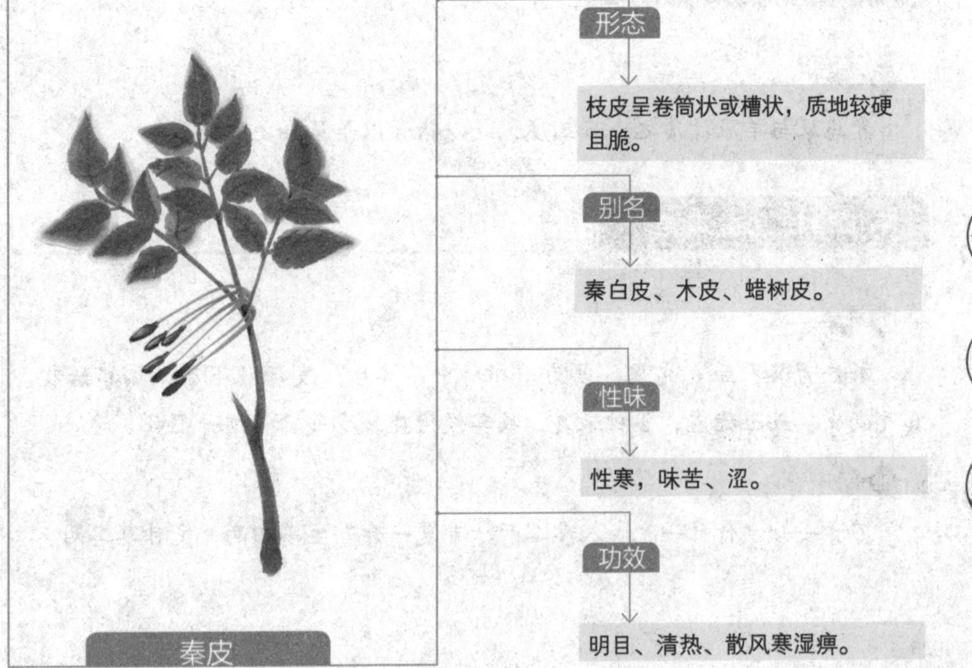

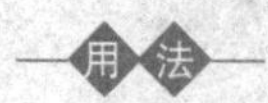

上药三味，用水四升，煮取二升半，冷之，分用三合。仰眼以绵绕箸头，取汤以滴眼中，如屋漏状，尽三合止，须臾复，日五六遍乃佳。

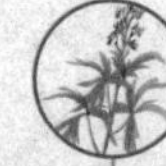

忌猪肉、冷水。

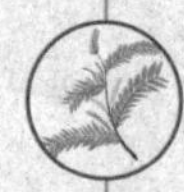

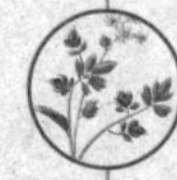

华佗治伤寒口疮药方

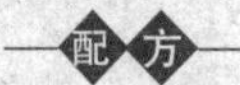

升麻　炙甘草各一两　竹叶五分　麦门冬三分（去心）　牡丹一分　干枣二十枚。

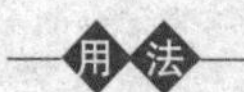

上药六味，以水四升，煮取一升半。去滓，分五服。含稍稍咽之为度。

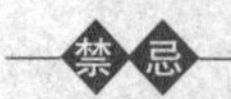

忌海藻、菘菜、胡荽等。

华佗治伤寒肢痛药方

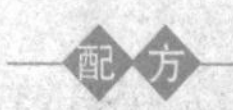

煮马尿与羊尿汁渍之，日三度，或以猪膏以羊尿涂之亦佳。

华佗治伤寒虚羸药方

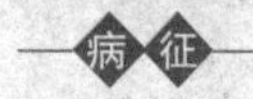

本症为其人血气先虚，复为虚邪所中，其后经发汗吐下后，热邪始散，真气尚少，五脏犹虚，谷神未复，故其候为虚羸少气，气逆并呕吐。

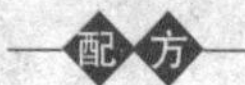

石膏一升　竹叶一把　人参二两　半夏一升　生姜四两　炙甘草二两。

用法

上药以水一斗二升，煮取六升。去滓，内粳米一升，米熟去米饮一升，日三服。

禁忌

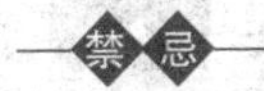

忌海藻、菘菜、羊肉、饧。

叶中含有黄酮、多糖、维生素、叶绿素等多种营养成分，具有清肺化痰、生津利尿的功效。

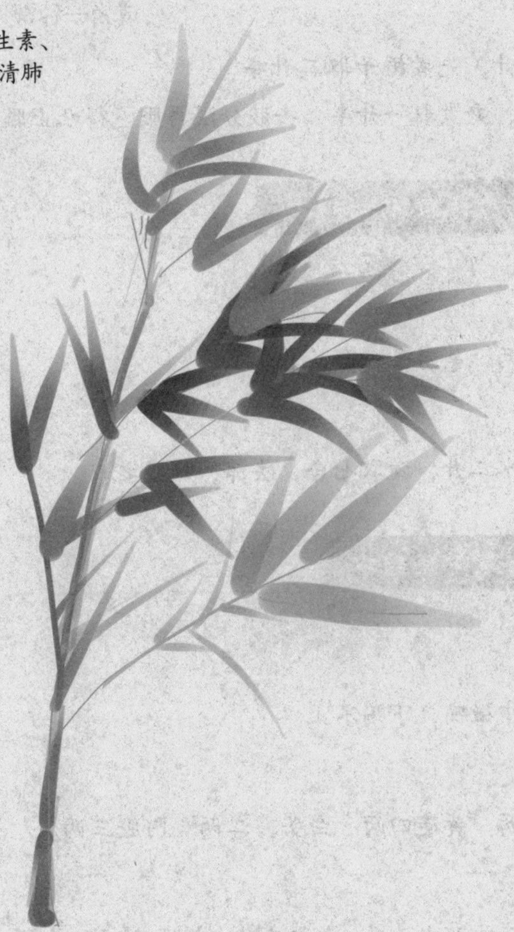

竹子

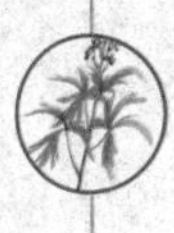

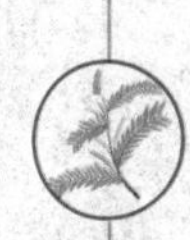

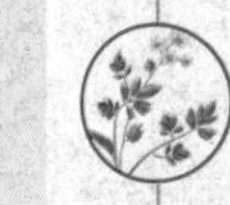

华佗治伤寒不眠药方

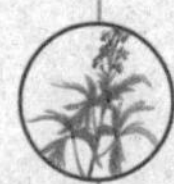

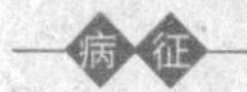

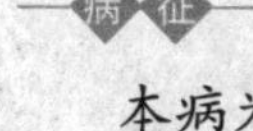

本病为阳独盛阴偏虚之症，其候为不得眠，反复颠倒，心内苦痛懊悔。

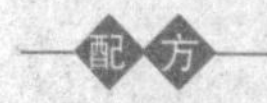

肥栀子十四枚　香豉四合（绵裹）。

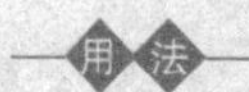

以水四升，先煮栀子取二升半，去滓，内豉，更煮取一升半，去豉分温再服。得吐止服。

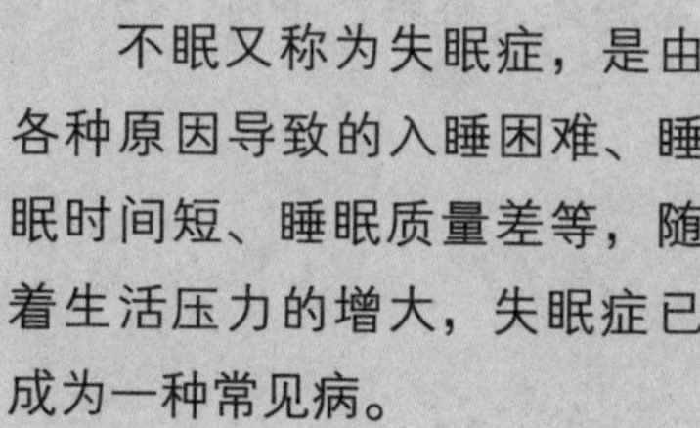

病征讲堂——不眠

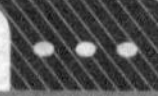

不眠又称为失眠症，是由各种原因导致的入睡困难、睡眠时间短、睡眠质量差等，随着生活压力的增大，失眠症已成为一种常见病。

华佗治伤寒小便不利药方

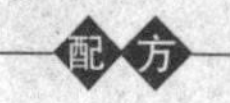

滑石二两　葶苈子一合（熬）。

二物以水二升，煮取七合，去滓，顿服之。

华佗治伤寒下痢药方

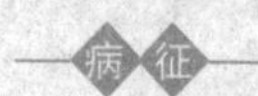

伤寒腹中微痛，下痢不止。

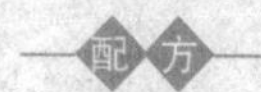

秦皮三两　黄连四两　白头翁二两　阿胶三两。

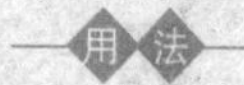

先以前三味入水八升，煮取二升，去滓，内胶，令烊；适寒温，先食饮七合，日二服。

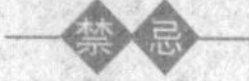

忌猪肉、冷水。

华佗治伤寒头痛药方

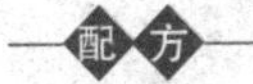

干姜　防风　沙参　细辛　白术　人参　蜀椒　茯苓　麻黄　黄芩　代赭石　桔梗　吴茱萸各一两　附子一枚。

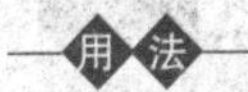

上药为末，先食，酒服一钱匕，日三服。

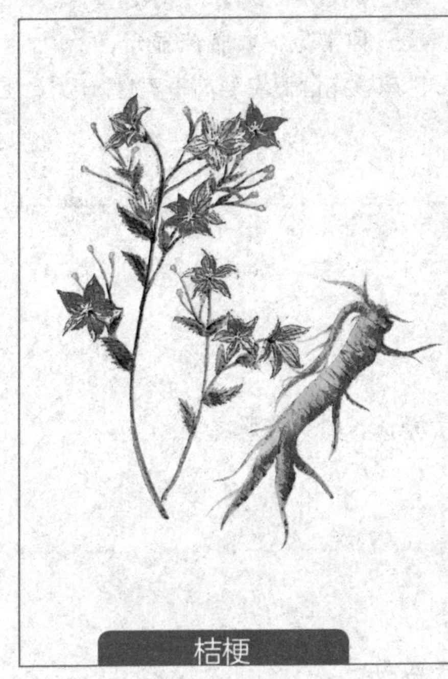
桔梗

形态

全株光滑无毛，叶片呈卵形，根粗大。

别名

苦梗、梗草。

性味

性微温，味辛，有小毒。

功效

主治咳嗽痰多、胸闷不畅、咽痛等。

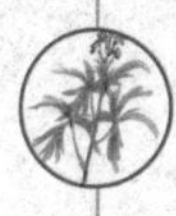
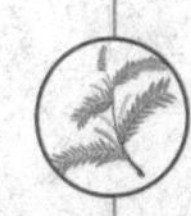
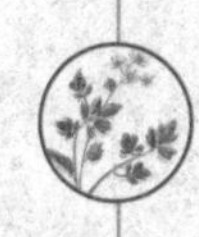

华佗治伤寒喉痛药方

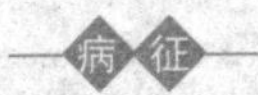

此为下部脉不止，阴阳隔绝，邪客于足少阴之经，毒气上熏，故喉咽不利，或痛而生疮。

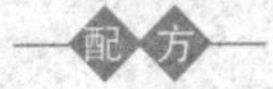

半夏　炙甘草　桂心。

三味等份，各捣筛毕，更合捣之，以白汤饮服方寸匕，日三服。

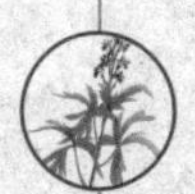

华佗治伤寒便秘药方

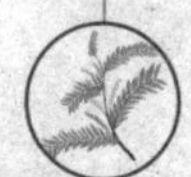

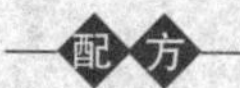

大黄　厚朴（炙）各二两　枳实（炙）六片。

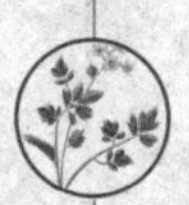

用法

以水五升，煮取二升。体强者服一升，羸者服七合。

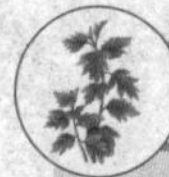

病征讲堂——便秘

便秘的临床表现为排便困难，排便次数少，粪便干、硬，是一种常见病，临床显示，女性患该病的概率要高于男性。

华佗治伤寒呃逆药方

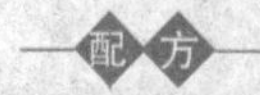

荜澄茄　高良姜。

各等份为末，每服二钱，水六分，煎十沸，入醋少许服之。

华佗治伤寒呕哕药方

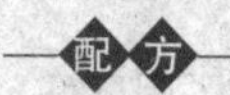

橘皮　炙甘草各一两　人参二两　生姜四两。

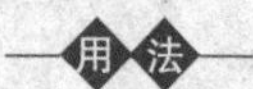

以水六升，煮取二升，去滓，分三服。

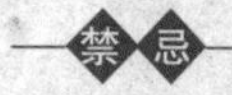

忌海藻、菘菜。

华佗治伤寒厥逆药方

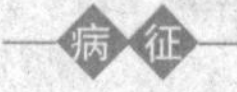

其症为面青，四肢厥冷，腹痛身冷。

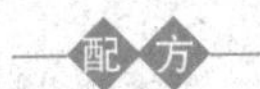

配方

大附子二枚（炮制去皮脐）。

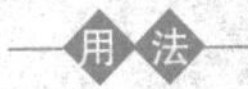

用法

为末，每服三钱，姜汁半盏送下，以脐下如火暖为度。

华佗治伤寒搐搦药方

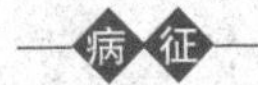

病征

本症为汗后覆盖不密，致腰背及四肢搐搦。

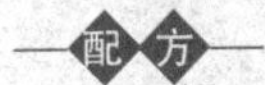

配方

牛蒡根十条　麻黄　牛膝　天南星各六钱。

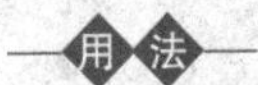

用法

锉细，再入陈酒一碗，于盆内同研，以新布绞汁，以炭火烧药至黑色，每服一钱，温酒下，日凡三服。

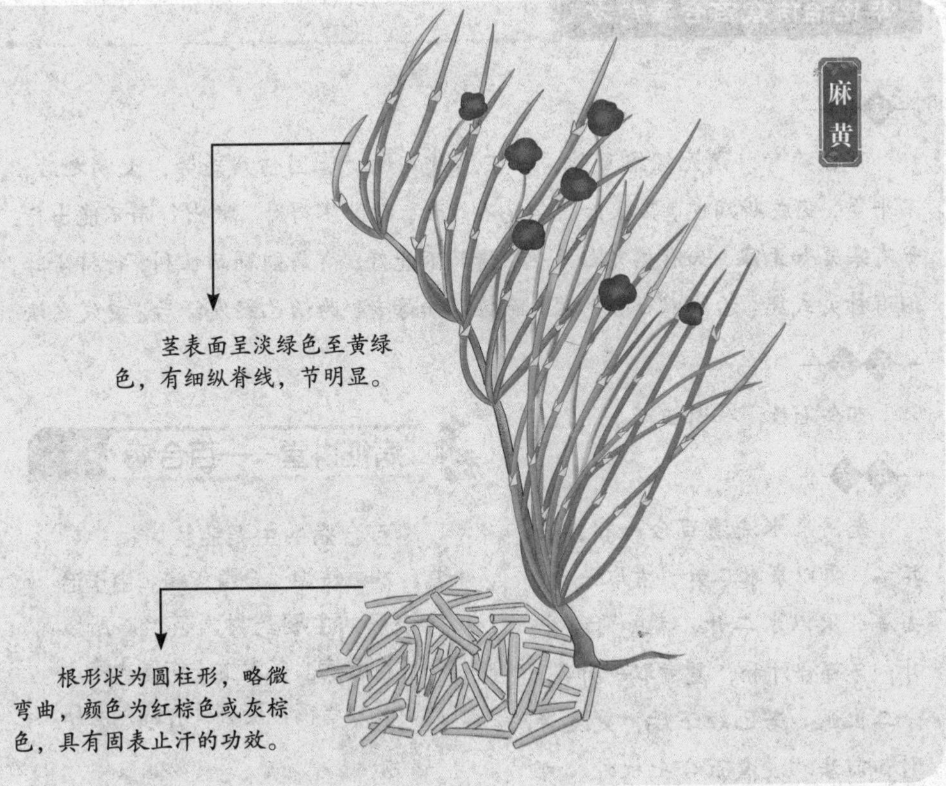

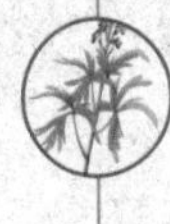

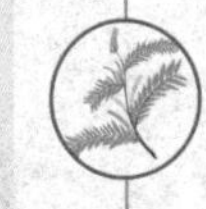

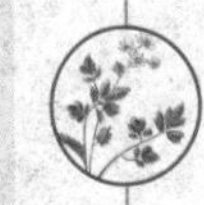

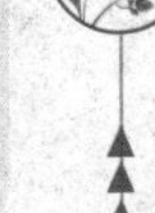

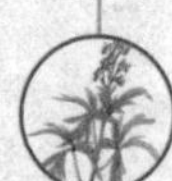
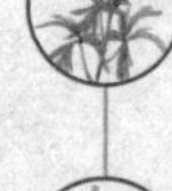
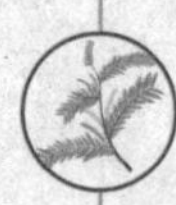
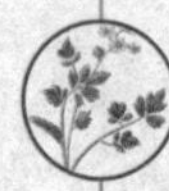

华佗治伤寒食复药方

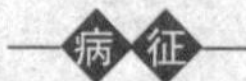

病征

本症为伤寒病新差，脾胃尚虚，谷气未复，若食猪肉、肠、血、肥鱼及油脂物，必大下利，医所不能治，必至于死。若食饼饵、粢黍、饴脯、脍炙、枣、栗诸果物，坚实之物，胃气虚弱，不能消化，必更结热，适以药下之，乃胃气虚冷，大利难禁。不下必死，下之又复危险，不可不慎。

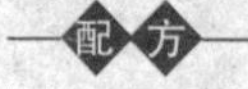

配方

香豉五合　炙甘草　桂心各二两　大黄四两　芒硝半斤。

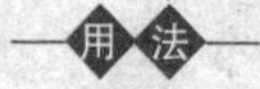

用法

以水六升，煮取二升，去滓，先食，适寒温饮一升，日再服。

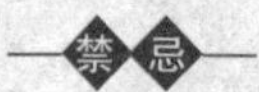

禁忌

忌海藻、菘菜、生葱等物。

华佗治伤寒百合病药方

病征

百合病者，谓无经络百脉，一宗悉致病也。皆因伤寒虚劳，大病之后，不平复，变成斯病也。其状如欲食复不能食，欲卧不得卧，欲出行而不能出行，如有寒复如无寒，如有热复如无热，诸药不能疗，得药则剧而吐利，行持坐卧，似有神灵式凭。治法以百合为主，而佐以知母者，为治已经发汗后，更发之法。

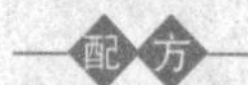

配方

百合七枚　知母三两。

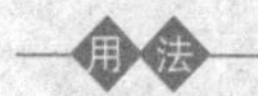

用法

先用泉水洗渍百合一宿，去其水；更以泉水二升，煮取一升，去滓；次以水二升，煮知母得一升；与百合汁和，复煮取一升半，分二次服。若已经下后，更发者则如前法。浸煮百合七枚外，可

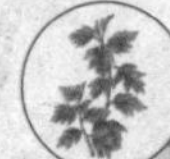

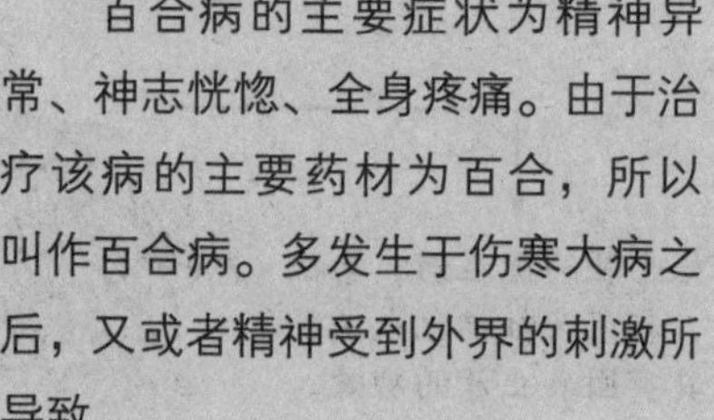

病征讲堂——百合病

百合病的主要症状为精神异常、神志恍惚、全身疼痛。由于治疗该病的主要药材为百合，所以叫作百合病。多发生于伤寒大病之后，又或者精神受到外界的刺激所导致。

更以滑石三两、代赭一两，用水二升，煮取一升，和百合汁复煮，得一升半，如前法服之。又百合病已经吐后更发者，亦如前法，先浸煮百合七枚，乃以鸡子黄纳汁中，搅匀分再服。又若百合病始，不经发汗、吐、下，其病如初者，可仍如前法，先浸煮百合，次以生地黄汁一升，与百合汁相和，再煮取一升半，温分再服。一服中病可，勿更服，大便当出恶沫。

百合
叶散生，通常自下向上渐小，披针形、窄披针形至条形，用于治疗阴虚燥咳、劳嗽咳血、虚烦惊悸、失眠多梦、精神恍惚等。
茎有紫色条纹，有的下部有小乳头状突起。

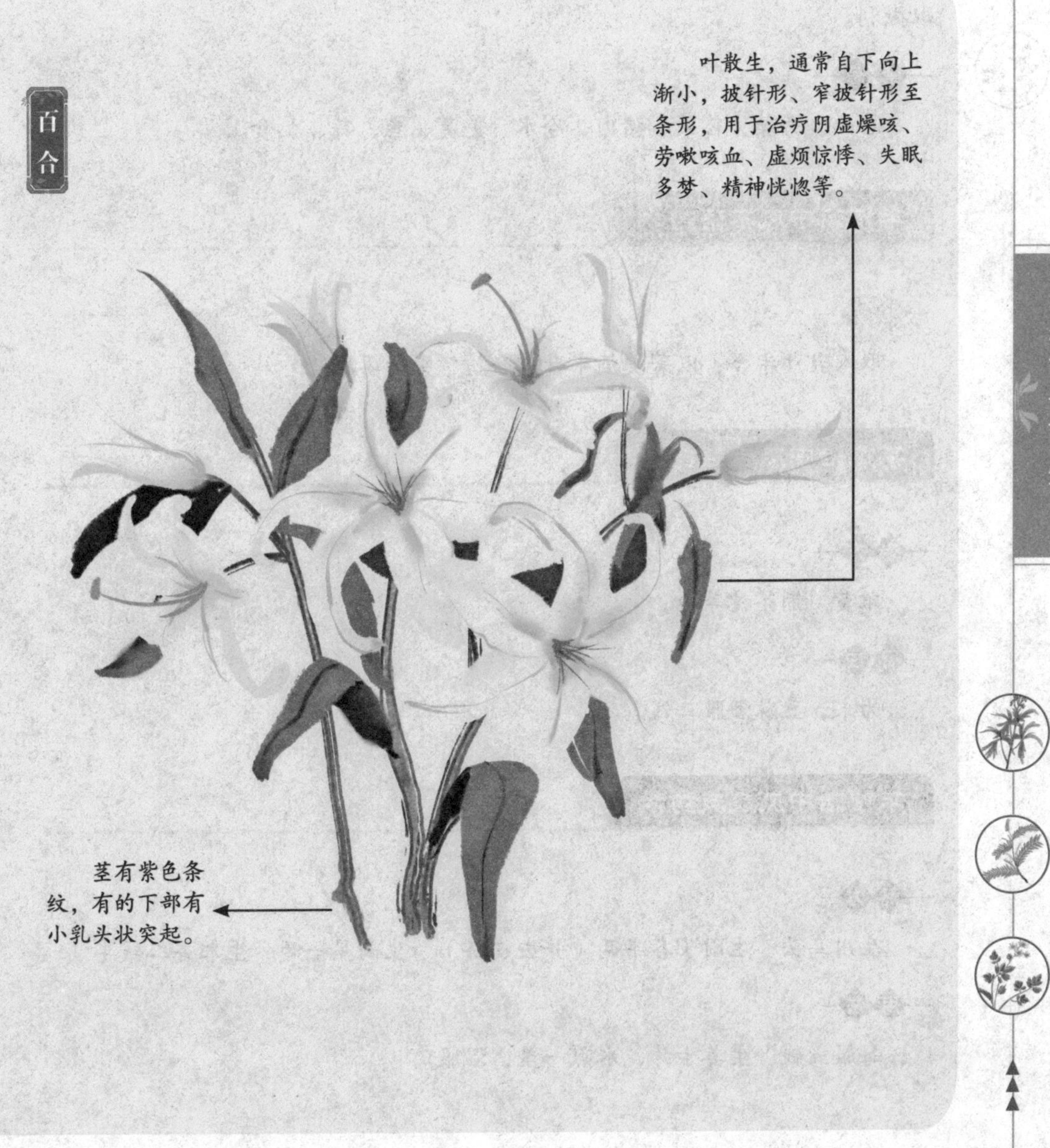

华佗治中风失音药方

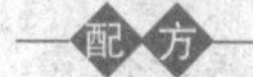

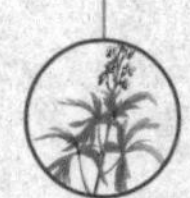

羌活十分　炙甘草　人参各二分　荆沥　竹沥　生地黄汁各二升　大附子一枚（炮）。

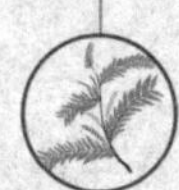

以诸药纳三汁中，煎取一升六合，去滓，分二次服。未瘥，四五日更进一剂，取微利。

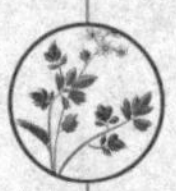

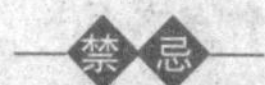

忌面、海藻、菘菜、猪肉、冷水、芜荑、鱼、蒜、黏食。

华佗治中风不语药方

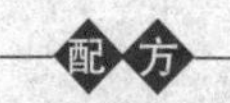

取人乳汁半合，以著美酒半升中合搅，分为再服。

华佗治中风舌强药方

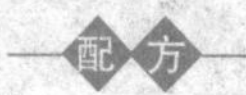

雄黄　荆芥穗等份。

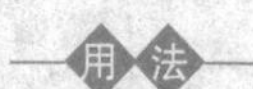

为末，豆淋酒服二钱。

华佗治中风痰厥药方

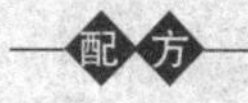

生川乌头　生附子各半两（并去皮脐）　生南星一两　生木香二钱半。

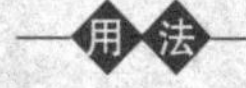

每服五钱，生姜十片，水煎一盏，温服。

华佗治中风痰壅药方

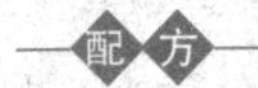

旋覆花（洗净、焙干）。

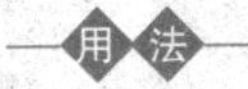

为末，蜜为丸大如梧子，卧时茶下五丸至七丸或十丸。

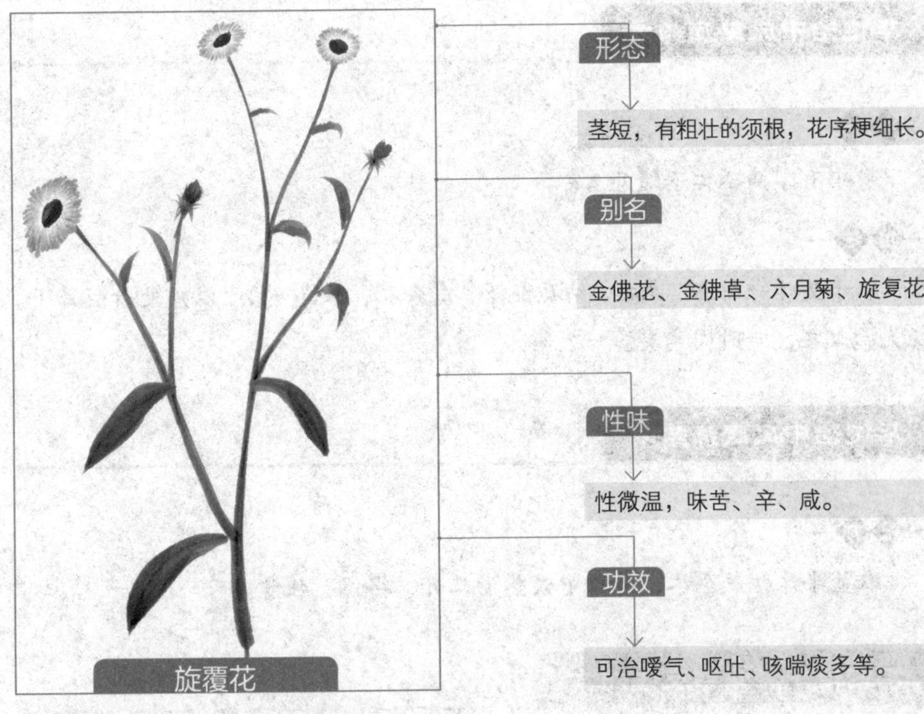

旋覆花

华佗治中风气厥药方

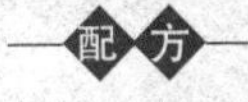

略同于中风痰厥，可略为加减。

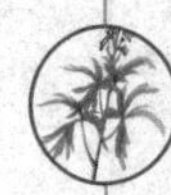

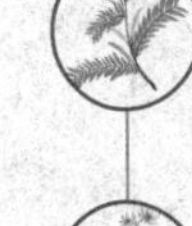

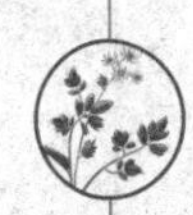

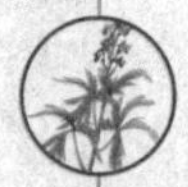
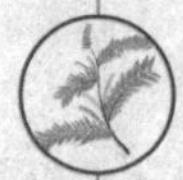
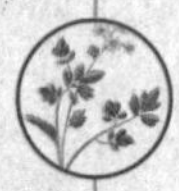

华佗治中风发热药方

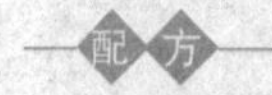

大戟　苦参各四两。

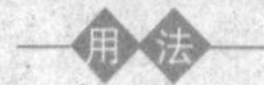

用白醋浆一斗煮沸洗之。

华佗治中风掣痛药方

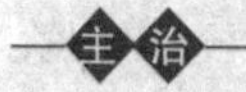

身中有掣痛不仁不随处者。

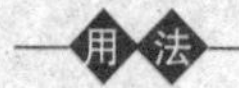

取干艾叶一纠许，丸之，纳瓦甑下，塞余孔，唯留一目。以痛处着甑目下，烧艾以熏之，一时间愈矣。

华佗治中风腹痛药方

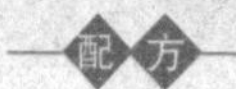

取盐半斤，熬令尽，着口中饮热汤二升，得便，吐愈。

华佗治中风角弓反张药方

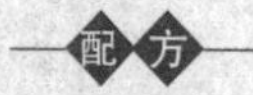

鸡屎二升　大豆一升　防风三两。

以水三升，先煮防风取三合汁，纳豆、鸡屎二味，熬之令黄赤色，用酒二升淋之，去滓；然后用防风汁和，分为再服。相去如人行六七里，衣覆取汗。

忌风。

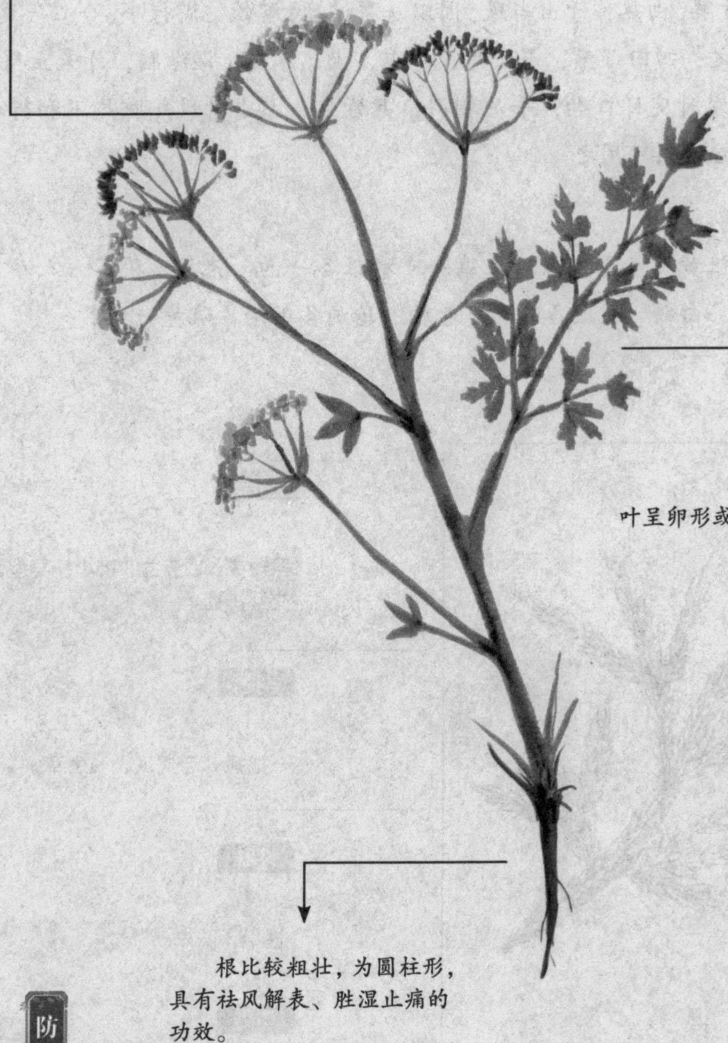

花呈小伞形或复伞形，根为主要入药来源，叶和花也可入药。

叶呈卵形或长圆形。

根比较粗壮，为圆柱形，具有祛风解表、胜湿止痛的功效。

防风

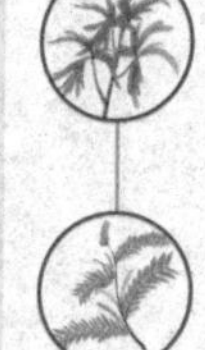

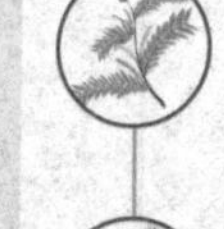

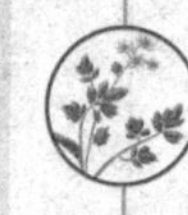

华佗治五癫药方

主治

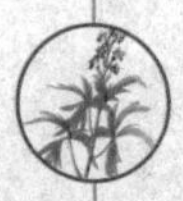

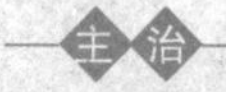

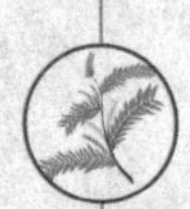

癫病有五：一曰阳癫，发时如死人，遗尿，有顷乃解；二曰阴癫，乃初生小时脐疮未愈，数洗浴，因此得之；三曰风癫，发时眼目相引，牵纵反急强，羊鸣，食顷方解，由热作汗出当风，因以房事过度，醉饮饱满行事，令心气逼迫，短气脉悸得之；四曰湿癫，眉头痛，身重，坐热沐发，湿结脑，汗未止得之；五曰马癫，发时反目口噤，手足相引，身皆热，系小时风气脑热不和得之。下方任何癫症，俱可用之。

配方

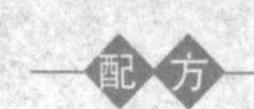

铜青　雄黄　空青　东门上鸡头　水银各一两　猪苓　茯苓　人参　白芷　石长生　白敛　白薇各二两　卷柏　乌扇各半两　硫黄一两半。

形态
茎短或长、直立，叶小、异型，交互排列。
别名
一把抓、老虎爪、长生草。
性味
性平，味辛。
功效
活血通经、化瘀止血等。
卷柏

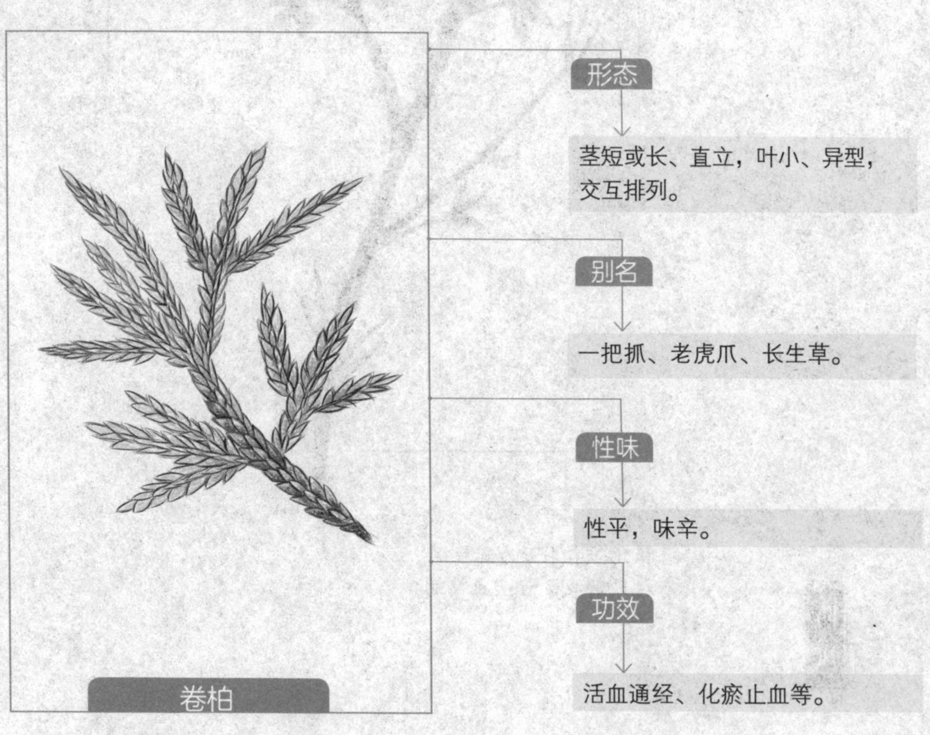

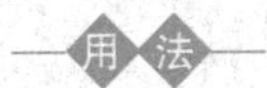

上药为末，以青牛胆和，着铜器中，于甑中五斗大豆上蒸之。药成丸如麻子，每服三十丸，日二夜一。

此方首尾多金石之品，宜于西北。若大江以南，水土柔弱，症多虚弱，不宜用此。恒有以乌蝎、六君、鹿茸、八味收功者，未可就此概论也。（孙思邈注）

华佗治风癫药方

凡风癫失性，卒然倒地，吐涎沫，遗粪便，人事不知者。

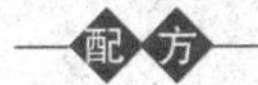

鸱头一枚（炙）　葶苈子　铅丹　虎掌　乌头　栝楼根各三分　甘遂　大戟（炙）　天雄（炮）　蜀椒各二分　白术一分　铁精　闾茹各一两。

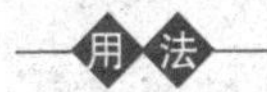

上药共为末，蜜丸大如梧子，酒下二丸，日三。忌桃、李、雀肉、猪肉、冷水。

华佗治羊痫风药方

卒然仆地，不省人事，口吐白沫，声如羊鸣。

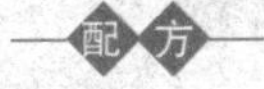

铅丹二两（熬成屑）　珍珠　雌黄　雄黄　水银各一两　丹砂半两。

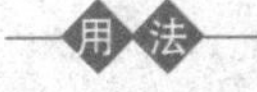

各研末，和以蜜。又捣三万杵，乃为丸，如胡豆大。先食服三丸，日再。

华佗治发狂药方

发狂为一种热病，登高而歌，见水而入，嬉笑怒骂，不绝于口。舌生芒刺，

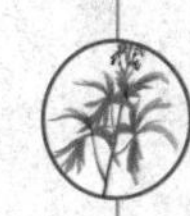

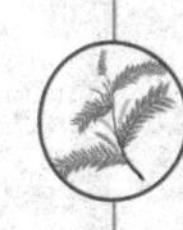

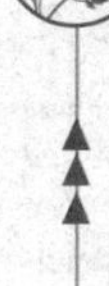

面目火肿，治法宜用下方。

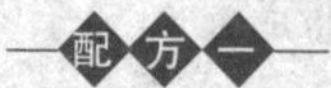

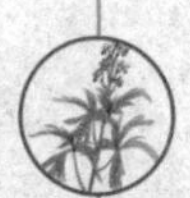

石膏半斤　玄参一斤　白芥子　半夏各三两　知母　甘草　人参各一两　麦冬五两　竹叶数十片。

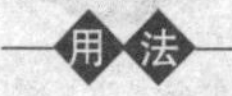

先用糯米半斤，煮汤得半锅，去米入前药煎之，得数碗。患者索水时，即与之。饮后必睡，急用此方。

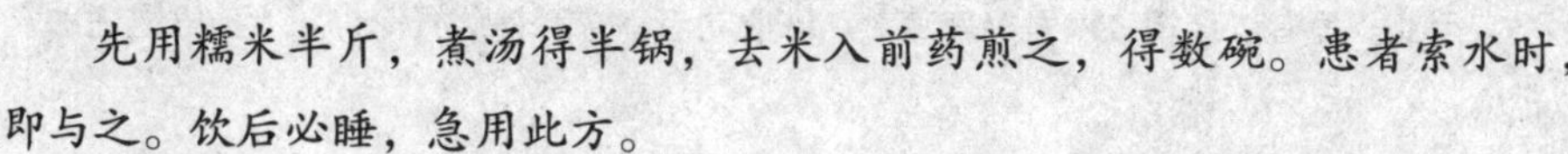

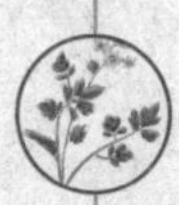

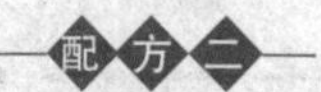

玄参一斤　麦冬半斤。

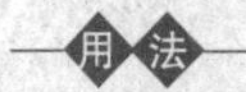

煎汤，俟醒时呼饮即与之，服后又睡。醒时仍将前滓煎汤与之。后用下方。

配方三

熟地三两　元参六两　山茱萸一两。

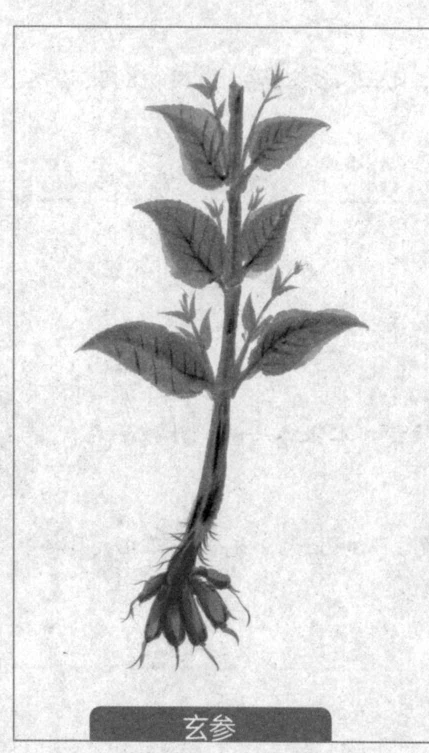

玄参

形态

茎呈四棱形，有浅槽；支根有数十条，呈纺锤形或胡萝卜状。

别名

元参、浙玄参、黑参、重台、鬼藏、正马、鹿肠等。

性味

性微寒，味甘、苦、咸。

功效

主治咽喉肿痛、瘰疬痰核、痈疽疮毒等。

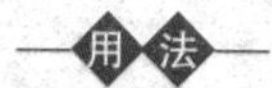

水煎三碗，与之，一剂即愈。

华佗治男女风邪药方

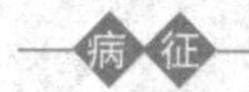

凡男女偶中风邪，男梦见女，女梦见男，梦中交欢，日久成劳；悲愁忧恚，喜怒无常，日渐羸瘦，连年累月，深久难疗。或半月或数月一发。宜散肝风，去痰湿。

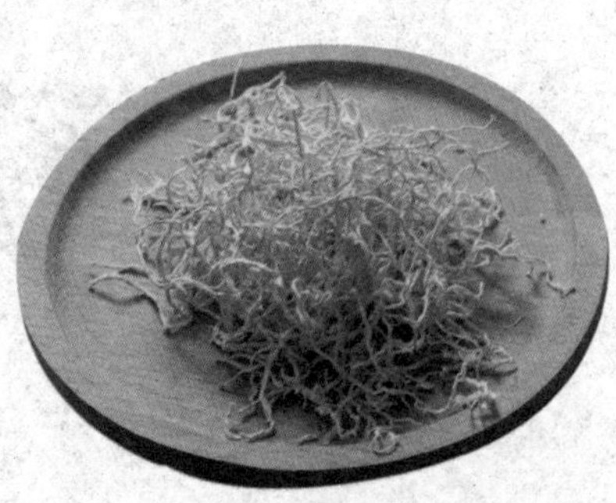
干姜

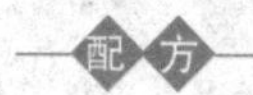

桑寄生三两　白术　茵芋各二两　桂心　天雄　菖蒲　细辛　茜根　附子　干姜各一两。

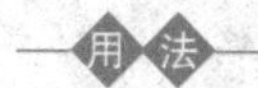

上药共捣为末。用酒服下方寸匕，日三。修合时勿令妇人、鸡犬及病者家人知见，令邪气不去，禁之为验。

华佗治中贼风药方

贼风者，谓冬至之日，有疾风从南方来者。人若中之，则五脏四肢及心胸腰背等处，痛不可忍，至能伤害于人，故名贼风。

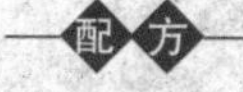

桂心　防风　黄芩　干姜　茱萸　秦艽　甘草各三两。

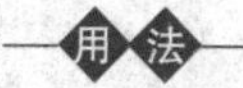

用水五升，煮取一升半，分再服，以愈为止。

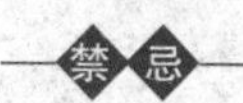

忌海藻、菘菜、生葱。

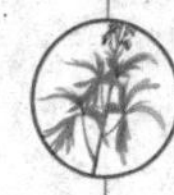

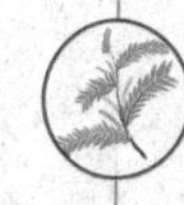

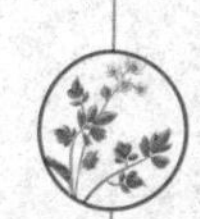

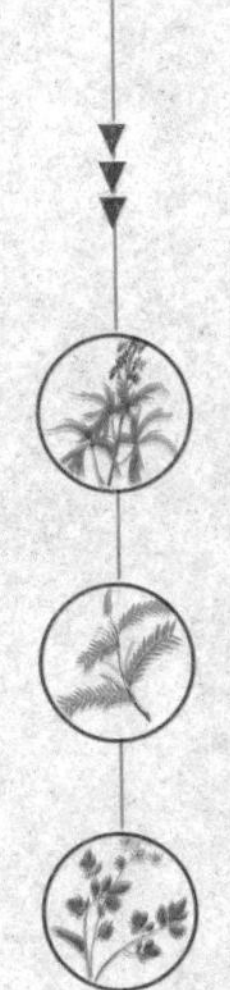

秦艽

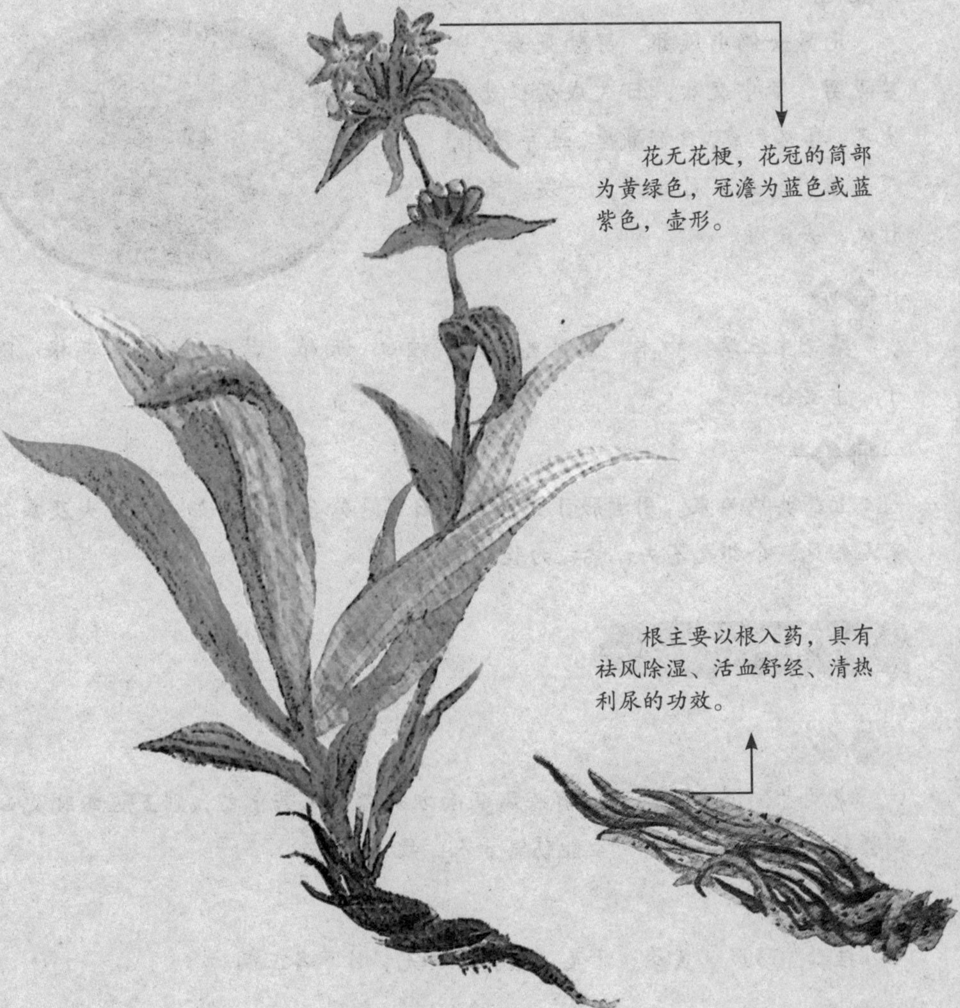

花无花梗，花冠的筒部为黄绿色，冠澹为蓝色或蓝紫色，壶形。

根主要以根入药，具有祛风除湿、活血舒经、清热利尿的功效。

华佗治骨软风药方

腰膝痛不能行，且遍身瘙痒。

何首乌　牛膝各一斤。

以酒一升，浸七日，取出曝干，捣为末，枣肉和丸如梧子大，每服三五十丸，空心酒下。

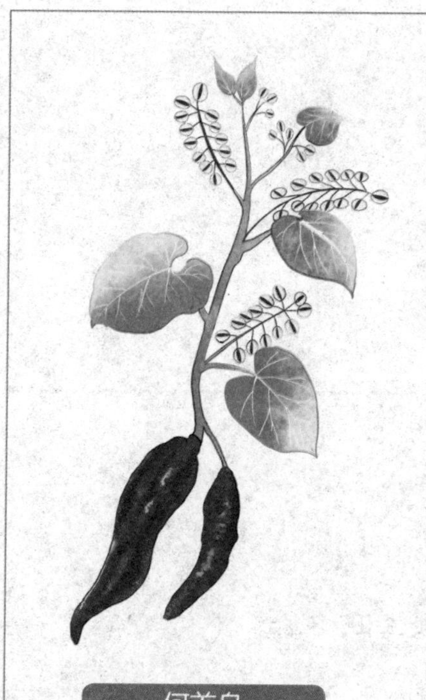

何首乌

形态

叶为卵形或长卵形，花呈圆锥状，根肥厚，呈长椭圆形，茎缠绕。

别名

多花蓼、紫乌藤、九真藤等。

性味

性微温，味苦、甘、涩。

功效

主治头晕眼花、须发早白、腰膝酸软等。

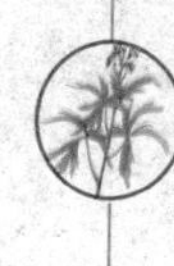

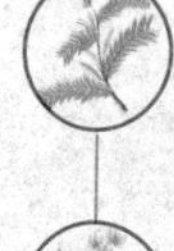

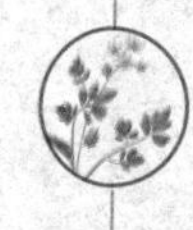

华佗治鹤膝风药方

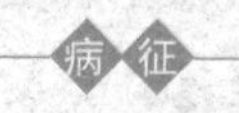

此病初起时，膝下酸痛，渐至膝盖膨胀，股筋憔瘦。其病原为肾虚亏。

新鲜白芷。

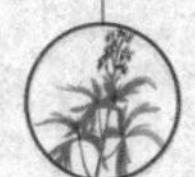

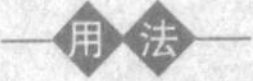

酒煮成膏，每日以膏二钱、陈酒送服。再用以涂患处，至消乃止。

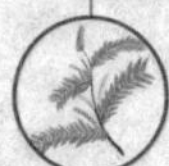

华佗治鹤掌风药方

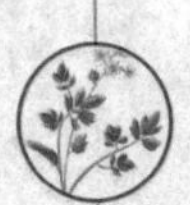

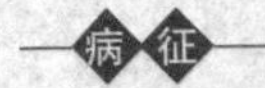

手掌白皮，坚硬干燥，层层蜕皮，血肉外露，或痛或痒，久则难愈。

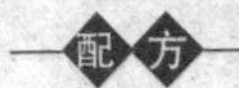

鸽屎　白雄鸡屎。

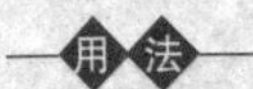

炒研，煎水洗之。

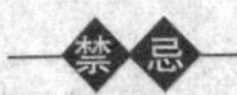

忌入口。

华佗治鸡爪风药方

发时手指拘挛，掌缩如鸡爪。

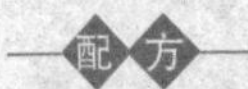

急于左右膝盖骨下两旁鬼眼穴中，各灸三壮，立愈。

华佗治大麻风药方

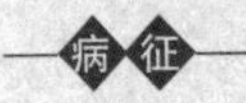

本症由水枯火盛，乘天地肃杀之气所致。形虽见于皮肤，毒实积于脏腑。其候先麻木不仁，次发红斑，再次浮肿，破烂无脓，再久之则湿热生虫，攻蚀脏腑，往往眉落目损，唇裂声嘶，耳鸣，足底穿，指节脱落，鼻梁崩塌。

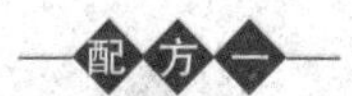

麻黄　苏叶各半斤　防风　荆芥各四两。

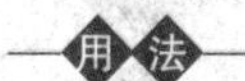

煎汤一桶，沐浴浸洗，换新衣。

然后以下方治之。

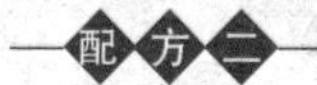

生漆　松香各半斤。

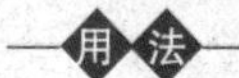

和匀，盛瓦盆内，入大螃蟹七只（小者倍之），以盆一半埋入土内，日则晒之，用柳枝搅扰，夜则覆之。阅二十一日而成水。

再以下方治之。

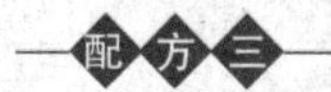

雄黄半斤　蛇蜕七条　川乌　草乌（俱以姜汁浸泡）　人参　天麻各二两。

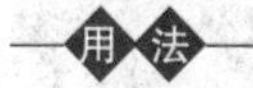

共研为末，以蟹漆汁为丸，于洗浴后服之。每服三钱，陈酒送下。再饮至醉，覆被取汗，汗干后去衣，于隙地焚之，更换新衣。至午再服三钱，陈酒下，至醉。再用夏枯草蒸铺席下卧之，不取汗。次日仍如前行之，并焚去旧衣，旧草。如是七日，其病尽出，如痘如疮。再服七日，痂脱而愈。

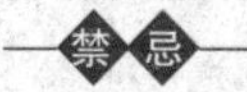

终身忌螃蟹、犬肉。

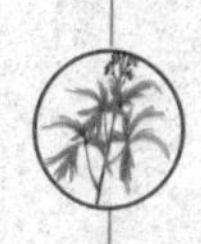

华佗治大痨风药方

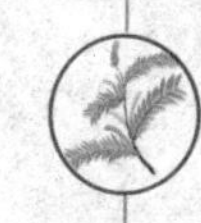

凌霄花五钱　地龙（焙）　僵蚕（炒）　全蝎（炒）各七个。

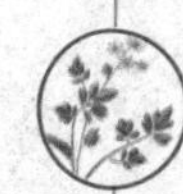

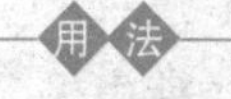

为末，每服二钱，温酒下；先以药汤浴身，次乃服药，俟出臭汗为度。

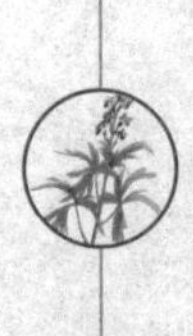

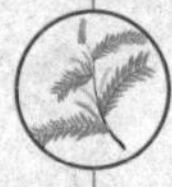

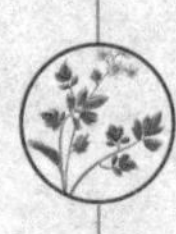

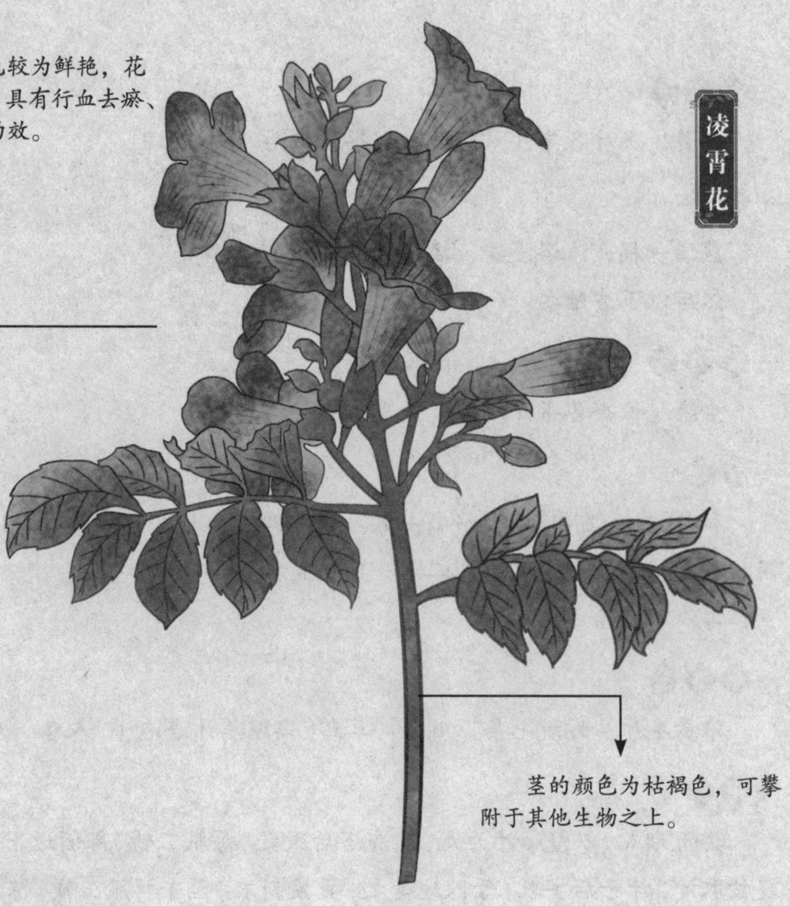
凌霄花
花的颜色较为鲜艳，花冠呈漏斗形，具有行血去瘀、凉血祛风的功效。
茎的颜色为枯褐色，可攀附于其他生物之上。

华佗治走游风药方

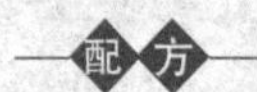

配方

风菱壳烧灰。

用法

研细，香油调敷，极效。

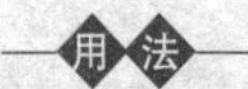

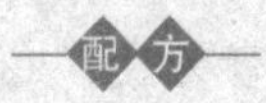

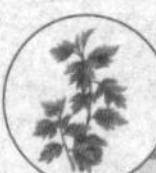

病征讲堂——绣球风

绣球风的主要临床症状为阴囊处皮肤潮红、起红疹、有渗液，患者会瘙痒难忍，与湿疮类疾病极为相似。

华佗治绣球风药方

配方

茄一枝（连根叶）。

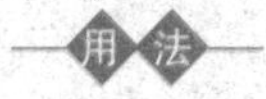

煎汤熏洗，凡七日而脱壳，极灵效。

华佗治疬疡风药方

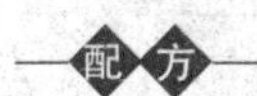

石硫黄三两　硇砂　生附子各二两　雄黄一两。

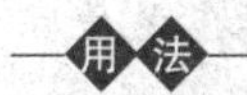

共捣成末，以苦酒和如泥，涂疡处，干即更涂，以瘥为度。

华佗治白癜风药方

内用：

苦参三斤　露蜂房（炙）　松脂　附子（炮）　防风各三两　栀子仁五两　乌蛇脯（炙）六两　木兰皮。

共捣为末，一服一匕，陈酒下。

外用：

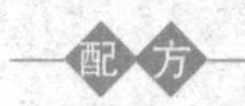

附子　天雄　乌头各三两　防风二两。

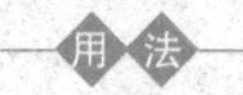

以豚脂煎膏涂之。

华佗治白驳风药方

多生于颈项及头面上，浸淫渐长，状类癣而无疮。

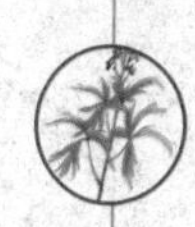

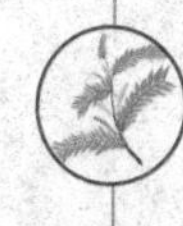

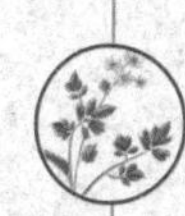

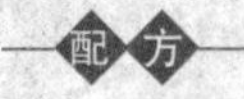

先洗拭皲上，以竹篦乱之，使疹痛，拭干后，以干鳗鲡鱼脂涂之，轻者一次即愈，重者不逾三次。

华佗治各种瘫痪药方

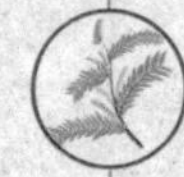

瘫痪谓四肢不能动弹，顽痹不仁，筋骨挛缩也。治法须视其得疾之原因而异：如因中风而瘫痪者，宜用下方。

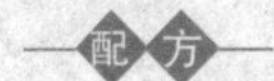

鲮鲤甲　川乌头（炮）　红海蛤各二两。

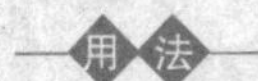

为末，每用半两，捣葱白为汁，和成泥饼，径约寸许，随左右贴脚心，缚定，以脚浸热汤盆中，待身麻汗出即去药，半月行一次，自能除根。

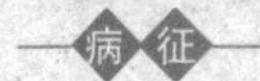

如因风湿而成瘫痪者，宜用下方。

配方

凤仙花　柏子仁　朴硝　木瓜。

用法

煎汤洗浴，每日二三次。

病征

因热风而起瘫痪者，可用下方。

配方

羌活二升　枸杞子一升。

用法

为末，酒服一匕，日三。

病征

因暑湿而成瘫痪者，可用下方。

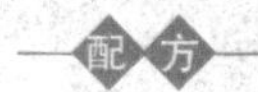

自然铜（烧红，酒浸一宿） 川乌头 五灵脂 苍术各一两 当归二钱。

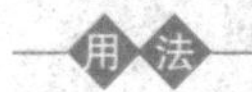

酒浸后，干研为末，酒糊丸梧子大，服七丸，酒下，觉四肢麻木始止。

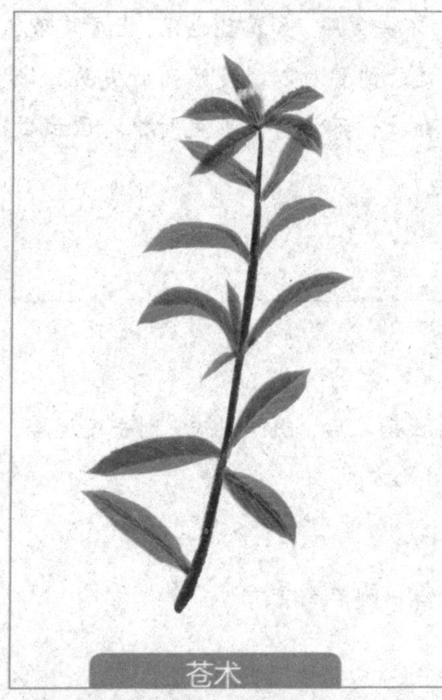

形态

茎下部或中部以下常为紫红色，叶质地较硬，绿色，无毛。

别名

赤术、枪头菜、马蓟。

性味

性温，味辛、苦。

功效

治疗湿阻中焦、脘腹胀满、泄泻、水肿等。

华佗治肾囊风药方

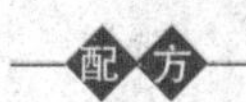

鳖甲 蛇床子 白芷各等份。

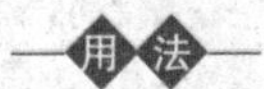

研末，以香油调敷极效。

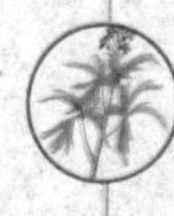

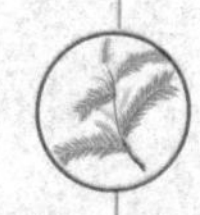

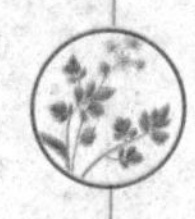

华佗治霍乱吐痢药方

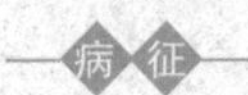

霍乱者，由温凉不调，阴阳清浊二气有相干乱之时，其乱在于肠胃之间者，因遇饮食而变，发则心腹绞痛。其有先心痛则先吐，先腹痛者则先痢，心腹俱痛，

则吐痢兼发。谓之霍乱者，言其病挥霍之间便致撩乱也。宜急用此方。

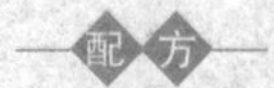

半夏　人参各三两　附子（炮）　干姜（炮）各四两　桔梗二两。

共捣为末，为丸如梧子，以苦酒下二丸，不差复服。如霍乱已死，上屋唤魂，又以诸治皆至，而犹不瘥者，可捧病人俯之，伸臂对以绳度两头肘尖头，依绳下夹背脊下骨穴中，去脊各一寸，灸之百壮，不治者，可灸肘椎。已试数百人，皆灸毕即起坐。

华佗治霍乱转筋药方

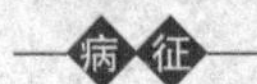

转筋者，由冷气入于筋故也。凡霍乱大吐痢之后，阴阳俱虚，则手足逆冷，而荣卫不理，冷搏于筋，则筋为之转。急用此方。

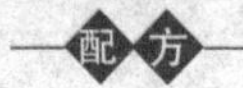

吴茱萸一升　甘草（炙）　干姜（炮）各二两　蓼子一把　乱发一两（烧）　桂心二两。

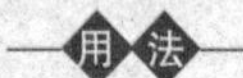

以水七升，煮取二升三合，去滓，分温三服。服毕相去如人行六七里，并灸蹶心，当拇指大聚筋上六七壮，名涌泉。又灸足大趾下约纹中一壮，神验。

华佗治霍乱干呕药方

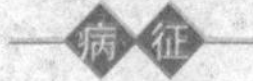

干呕者，谓欲呕而无出也。

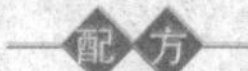

厚朴（炙）二两　生姜　枳实（炙）各三两。

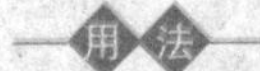

以水六升，煮取二升，分三服。并灸手腕后三寸，两筋间左右各七壮，名间使。若正厥呕绝，灸之便通。

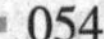

华佗治霍乱腹痛药方

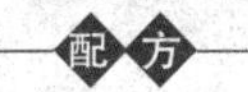

人参　干姜（炮）　甘草（炙）　白术各三两　当归　芍药各二两。

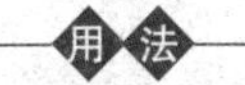

以水三升，去滓，温服一升，日三。

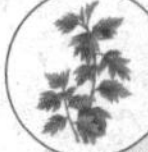

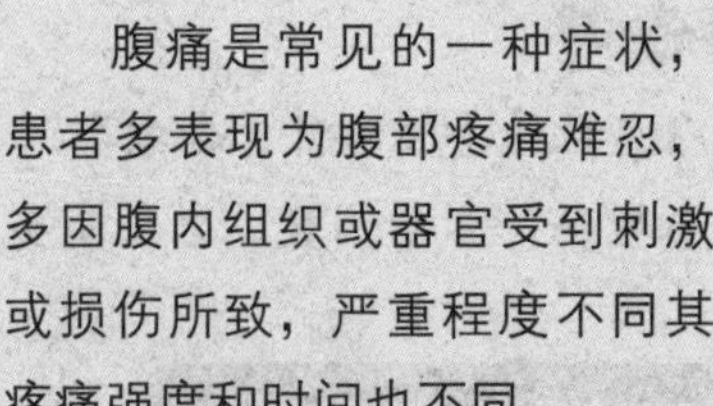

病征讲堂——腹痛

腹痛是常见的一种症状，患者多表现为腹部疼痛难忍，多因腹内组织或器官受到刺激或损伤所致，严重程度不同其疼痛强度和时间也不同。

华佗治霍乱四逆药方

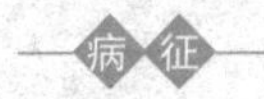

霍乱大吐大下后，其肠胃俱虚，乃主汗出，其脉欲绝，手足皆冷者，名为四逆。宜急用此方。

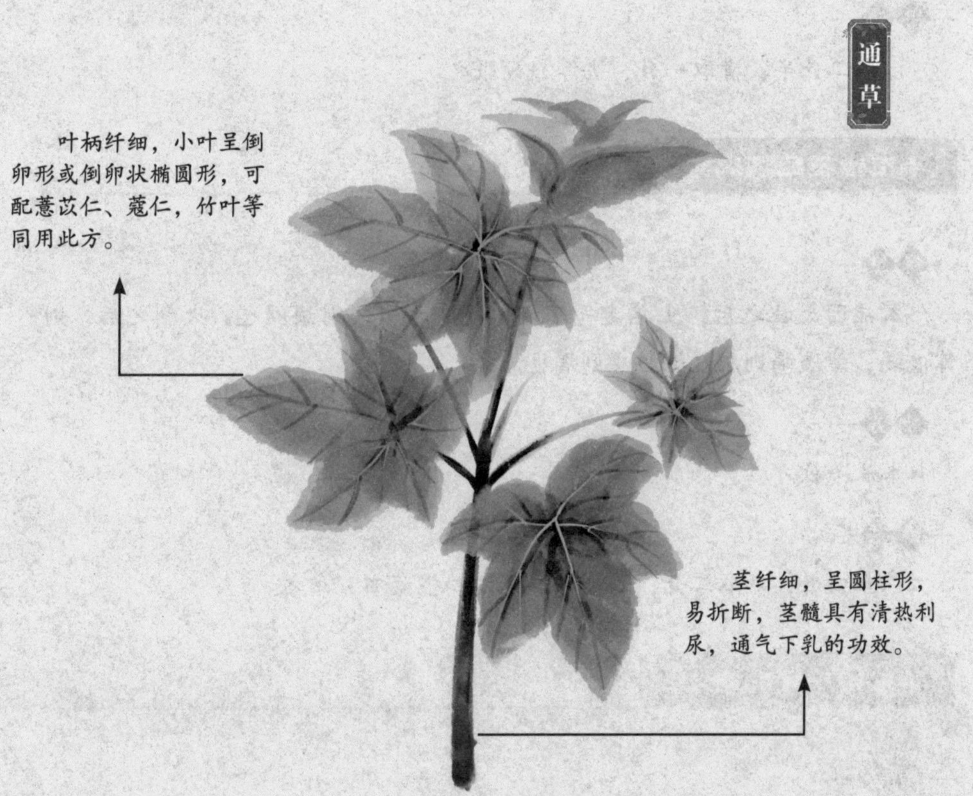

通草

叶柄纤细，小叶呈倒卵形或倒卵状椭圆形，可配薏苡仁、蔻仁，竹叶等同用此方。

茎纤细，呈圆柱形，易折断，茎髓具有清热利尿，通气下乳的功效。

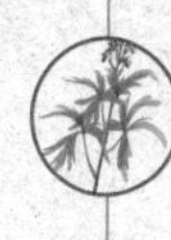

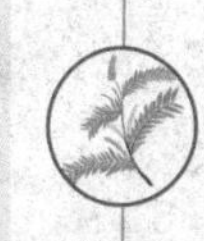

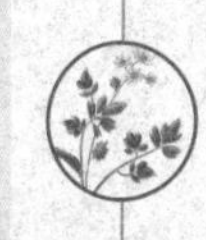

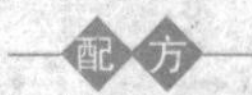

吴茱萸　细辛　通草　甘草（炙）　葛根各二两　当归　桂心　芍药各三两　生姜八两。

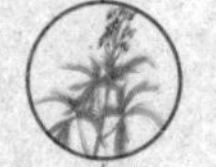

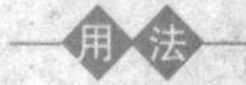

以水六升，酒六升，合煮取三升，分四服。并灸两足内踝上一尖骨是也，两足各七壮，不愈加数。名三阴交，在内踝尖上三寸是也。

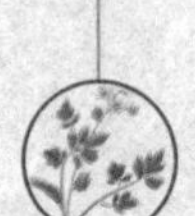

华佗治霍乱烦躁药方

其症为霍乱吐下之后，烦躁而不得安卧。

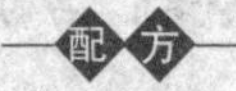

葱白二十茎　大枣二十枚。

以水二升半，煮取一升，去滓，顿服之。

华佗治霍乱烦渴药方

本症因大吐之后，上焦虚气不调，气乘于心，则烦闷也；大利之后，则津液竭，津液竭则脏燥，脏燥则渴也。

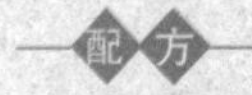

木瓜一枚。

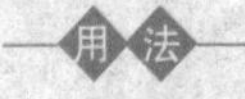

以水四升，煮取二升，渴则即令饮之。根茎亦可用之。

华佗治干霍乱药方

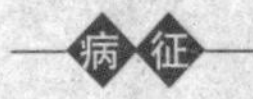

凡霍乱多吐利，若上不得吐，下不得利，腹痛欲死者，名干霍乱。

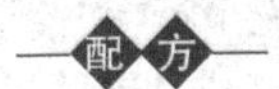

盐一匕。

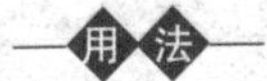

熬令色黄，和童溺一碗，温服之，俟能吐即愈。

华佗治绞肠痧药方

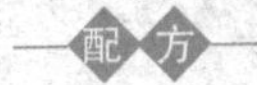

马粪一两（炒黑）。

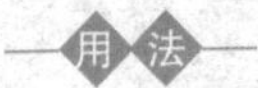

入黄土一撮，微炒，以陈酒热服五服，一剂即痛去如失。

华佗治噤口痧药方

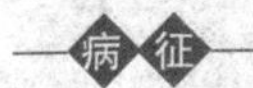

患者寂无声息。宜先用瓷匙浸于热水与香油汁中，在背心自上而下刮之，始轻后重，俟刮之痧点起块乃止。再用下方。

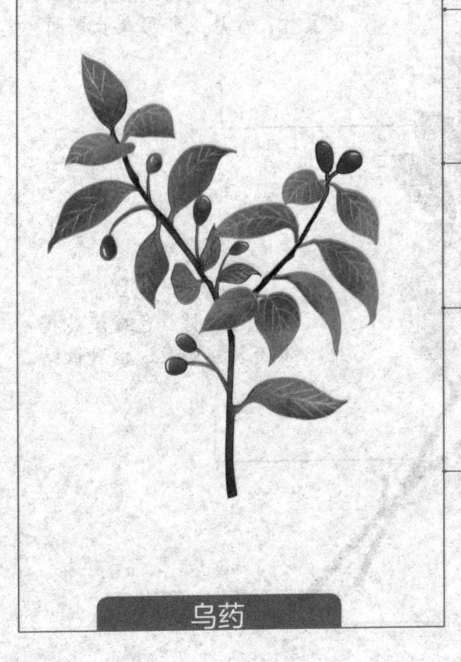

形态

呈纺锤状，略弯曲，有的中部收缩呈连珠状。

别名

矮樟、香桂樟、铜钱柴。

性味

性温，味辛。

功效

主治寒凝气滞、胸腹胀痛、气逆喘急、膀胱虚冷等。定喘。

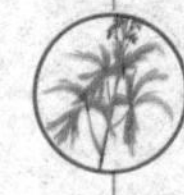

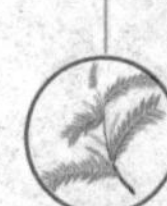

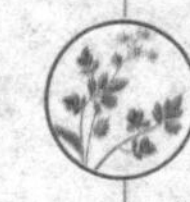

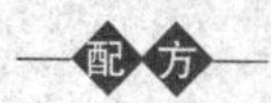

配方

乌药　青皮　陈皮　山楂　紫朴。

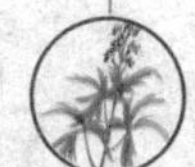

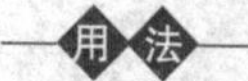

用法

上药五味，等份，温服。

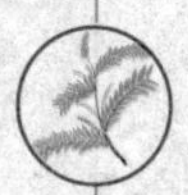

华佗治核子瘟药方

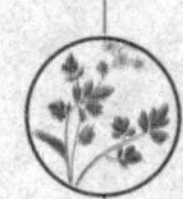

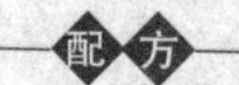

配方

生石膏一两　玄参　野菊花　金银花　连翘　丹皮各四钱　薄荷　射干　贝母各二钱　甘草一钱。

用法

清水煎服，至愈而止。

连翘
通常为单叶，或3裂至三出复叶，叶片呈卵形或长椭圆形。
茎棕色、棕褐色或淡黄褐色，具有清热解毒、消肿散结的功效。

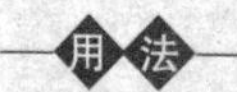

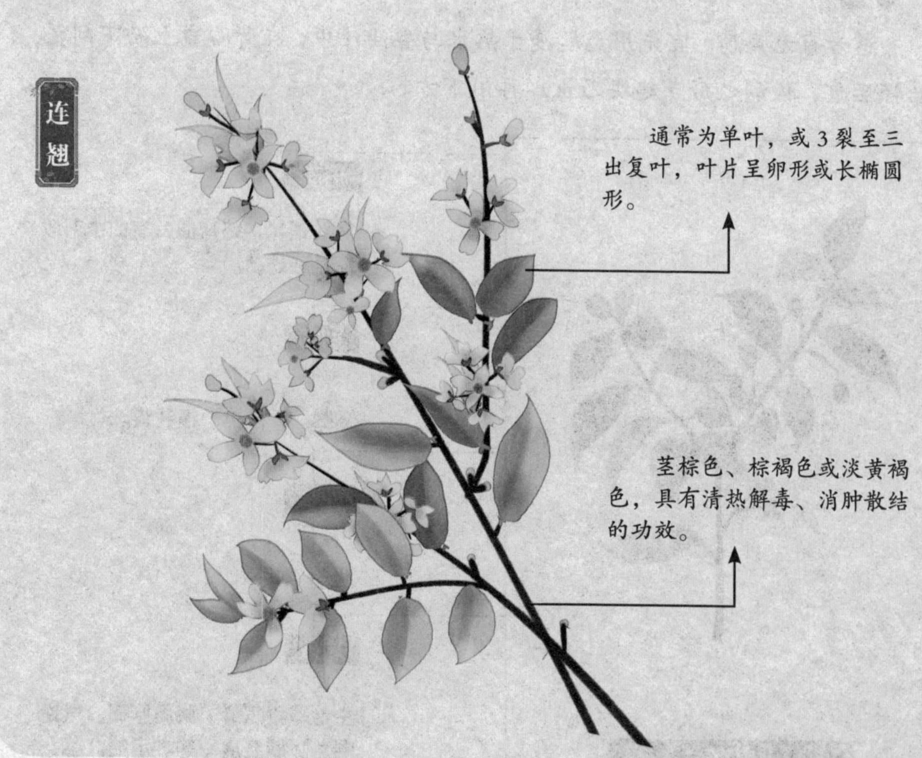

华佗治大头瘟药方

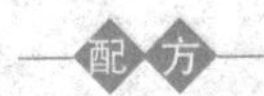

延胡索一钱五分　皂角　川芎各一钱　藜芦五分　踯躅花二钱五分。

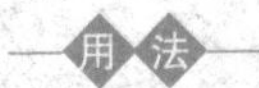

共为末，用纸捻蘸药，探入鼻中，取嚏即愈。无嚏者难治。

华佗治虾蟆瘟药方

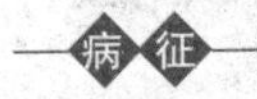

患者面赤项肿，状似虾蟆，故名。

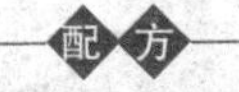

青蛙。

捣汁水调，空心顿服，极效。

华佗治肺热瘟药方

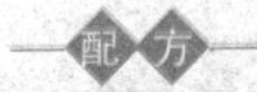

西牛黄一分（吞）　当门子二厘（吞）　老梅冰片一分（吞）　大黄　芒硝各五钱　犀牛角磨一钱服之。

华佗避疫酒药方

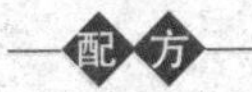

大黄十五铢　白术　桂心各十八铢　桔梗　蜀椒各十五铢　乌头六铢　菝葜十二铢。

上药捣末，盛绛袋中，以十二月晦日中悬深井中，令至泥，正月朔旦平晓出药，置酒中煎数沸，于东向户中饮之。一人饮，一家无疫；一家饮，一

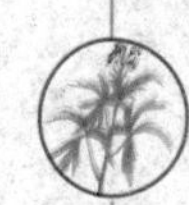

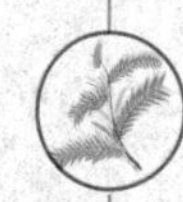

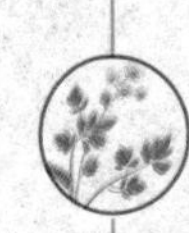

里无疫。

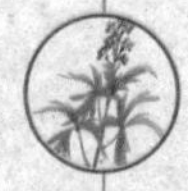

华佗避瘟丹药方

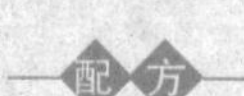

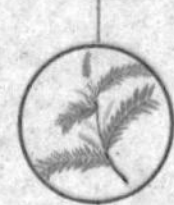

配方

雄黄　雌黄　鬼臼　曾青　珍珠　丹砂　虎头骨　桔梗　白术　女青　芎䓖　白芷　鬼督邮　芜荑　鬼箭羽　藜芦　菖蒲　皂荚各一两。

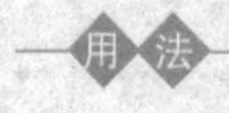

用法

上十八味末之，蜜丸如弹子大，绢袋，男左女右戴之，卒中恶病及时疫，吞如梧子一丸，烧弹大一丸户内，极效。

华佗治水谷痢药方

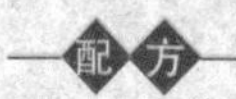

配方

人参　地榆　厚朴（炙）　干姜　乌梅（熬）各六分　白术　当归各五分　赤石脂　龙骨各七分　熟艾　甘草各四分　黄连十分。

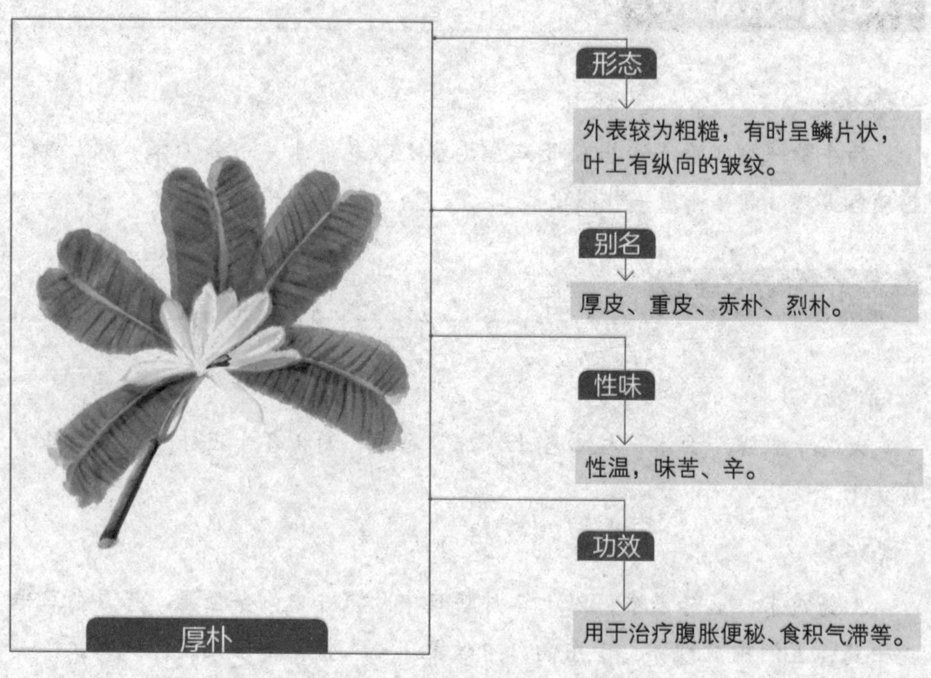

上药共捣为末，蜜为丸如梧子大，米饮汁下二十丸，日三服。

华佗治水痢药方

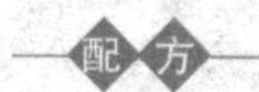

茯苓　白龙骨　诃犁勒皮　黄连　酸石榴皮各八分。

上药捣筛为末，蜜丸如梧子大，空心服三十丸，日再服，瘥止。

华佗治冷痢药方

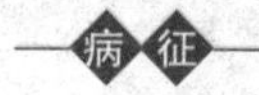

冷痢者，由肠胃虚弱，受于寒气，肠虚则泄，故为冷痢。凡痢色青色、白色及黑色皆为冷也。诊其脉，沉则生，浮则死。

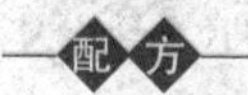

黄连二两　甘草（炙）　附子（炮）　阿胶（炙）各半两。

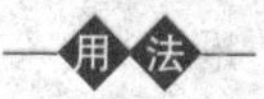

水三升，煮取一升半，分二服之。

华佗治白滞痢药方

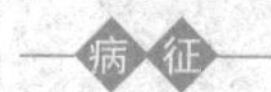

白滞痢者，为肠虚而冷气客之，搏于肠间，津液凝滞成白者。宜用此方。

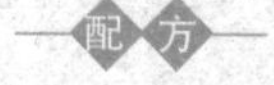

赤石脂八两　干姜　龙骨　当归各三两　附子（炮）　牡蛎（熬）各二两　芍药　甘草（炙）各一两　人参一两半　白术一升。

先以水一斗二升，煮白术取九升，内药煮取三升，分为三服，脓者加厚朴三两，呕者加陈皮二两。

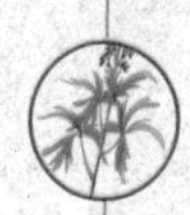

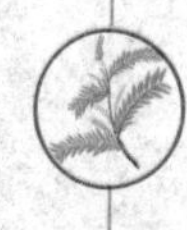

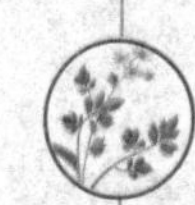

华佗治冷热痢药方

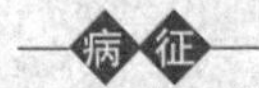

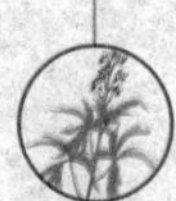

冷热痢者，其痢乍黄乍白，由肠胃虚弱，宿有寒而为客热所伤，冷热相乘而致。

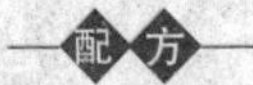

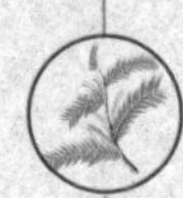

香豉一升　白术六两　薤白一升　升麻二两。

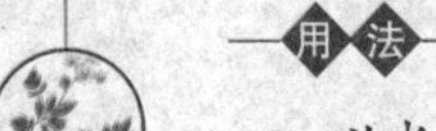

以水七升，煮取二升半，分为三服。

华佗治热毒痢药方

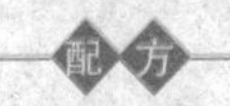

苦参　橘皮　独活　阿胶（炙）　蓝青　黄连　鬼箭羽　黄柏　甘草。

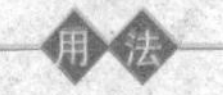

上等份捣末，蜜烊胶为丸如梧子，水下十丸，日三服。

并用下方：

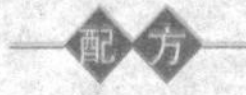

生犀角　酸石榴皮　枳实。

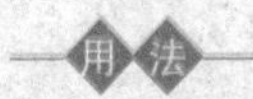

共为末，每服二三寸匕，日再服。

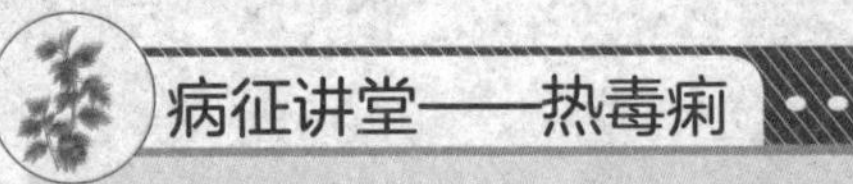

病征讲堂——热毒痢

热毒痢是因受暑湿热毒所导致的一种疾病，与痢疾、毒痢、暑痢等疾病相似。

华佗治赤痢药方

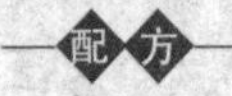

香淡豉半升　黄连一升。

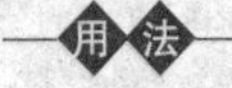

先以水一升半，浸豉一日，滤取汁，碎黄连，薄绵裹豉汁中，煎取强半升，空腹顿服，即止。

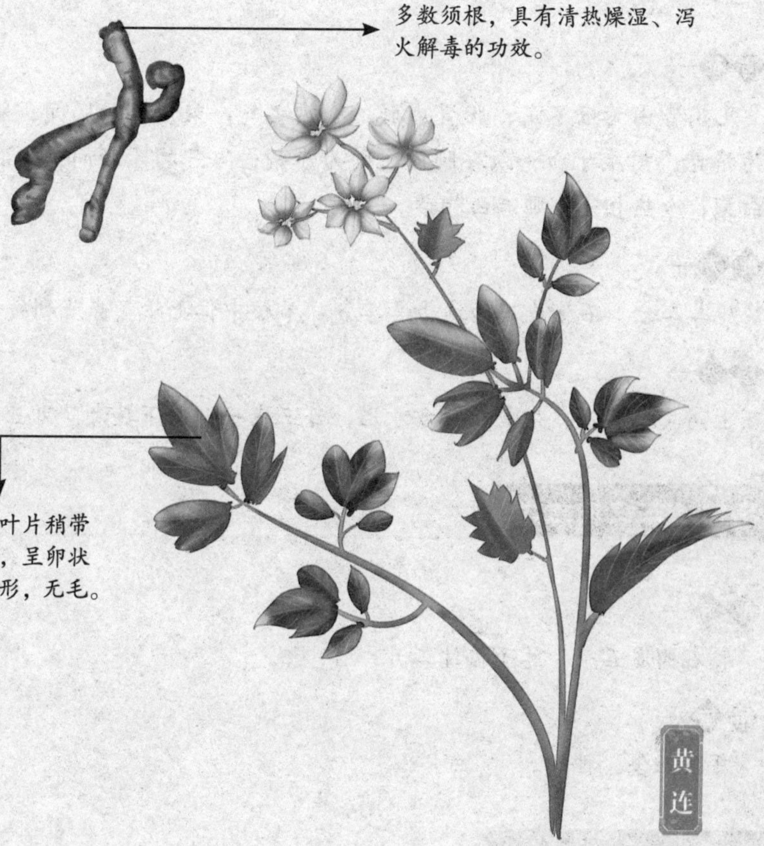
根呈黄色，常分枝，密生多数须根，具有清热燥湿、泻火解毒的功效。
叶片稍带革质，呈卵状三角形，无毛。
黄连

华佗治久痢药方

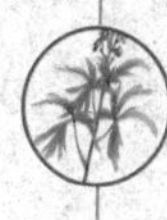

主治

久患赤痢，连年不愈。

配方

地榆　鼠尾草各一两。

用法

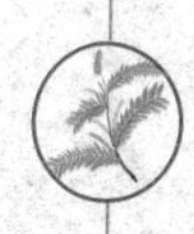

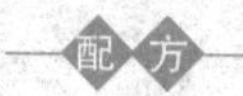

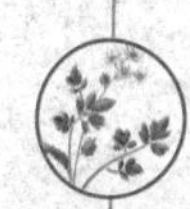

用水二升，煮取一升，分为二服。如不差，取屋尘，水尽去滓，服一升，日二服。

华佗治赤白痢药方

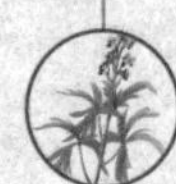
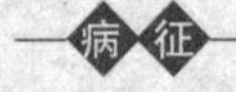

凡痢皆由荣卫不足，肠胃虚弱，冷热之气，乘虚入于肠间，肠虚则泄，故为痢也；热乘于血，血渗肠内，则为赤痢；冷气搏于肠间，津液凝滞，则为白痢；冷热相交，则赤白相杂。

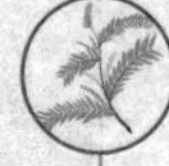
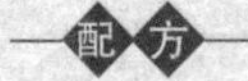

鹿茸二分　石榴皮二两　干姜二分　枣核中仁七枚　赤地利一两（烧灰）。

上药共捣共散，先食饮服方寸匕，日三夜一，若下数者，可五六服。

华佗治五色痢药方

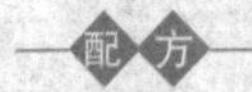

酸石榴皮五个　莲子捣汁二升。

每服五合，神效。

华佗治休息痢药方

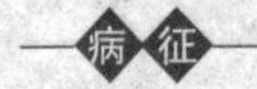

肠胃虚弱，易为冷热所乘，其邪气或动或静，故其痢乍发乍止。

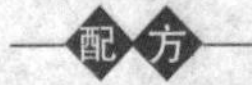

黄连二两　龙骨（如鸡子大）一枚　阿胶如掌大（炙）　熟艾一把。

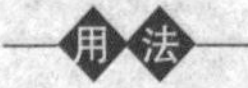

上药四味，水五升，煮三物，取二升，去滓，乃内胶烊之，分再服。

华佗治噤口痢药方

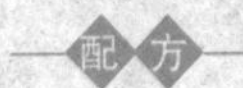

木鳖子六枚。

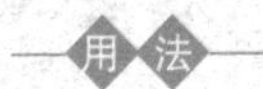

去壳，取净仁研泥，分作二分，用面烧饼一枚，切作两半，以半饼作一窍，内药其中，乘热覆患者脐，约炊许，再换其半，痢止即思食。

华佗治疟疾药方

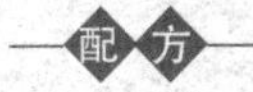

常山　甘草（炙）　大黄　桂心各四分。

上药四味末之，蜜为丸，如兔屎，每欲发，服六丸，饮下之。欲服药，先进少热粥良。

华佗治温疟药方

凡疟疾先寒而后热者曰寒疟，因先伤于寒而后伤于风也；若先伤于风而后伤于寒，则先热而后寒，名曰温疟。

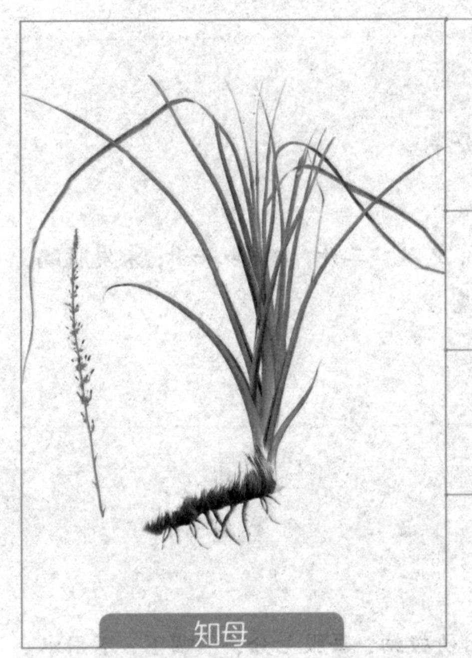

形态

叶由基部丛生，呈线形。花茎为圆柱形，果实呈长椭圆形。种子呈黑色，有翅。

别名

蚳母、连母、野蓼、地参。

性味

性寒，味苦。

功效

主治热病烦渴、肺热燥咳、骨蒸潮热、内热消渴等。

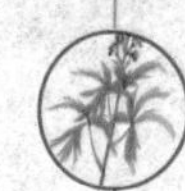

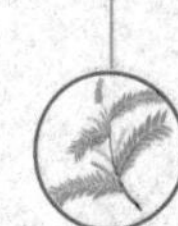

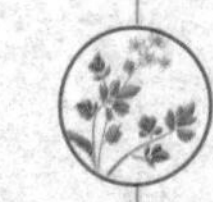

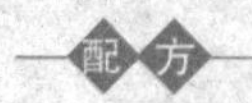

知母六两　石膏一斤　甘草二两（炙）　粳米六合。

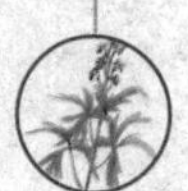

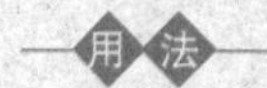

上药四味，以水一斗二升，煮取米烂，去滓，加桂心三两，煎取三升，分温三服，覆令汗，先寒发热，汗出者愈。

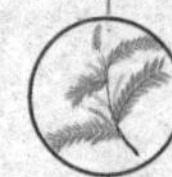

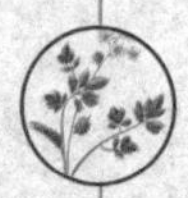

华佗治山瘴疟药方

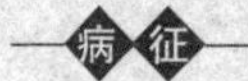

本症生于岭南，带山瘴之气也。重于伤暑之疟。

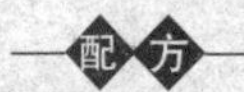

蜀漆　知母　升麻　白薇　地骨皮　麦门冬各五分　乌梅肉　鳖甲（炙）　葳蕤仁各四分　石膏三分　甘草三分（炙）　常山六分　豆豉一合（熬）。

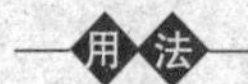

上药捣为末，蜜和丸如梧子大，饮下十丸，日再服，加至二十丸，此方用无不瘥。

华佗治间日疟药方

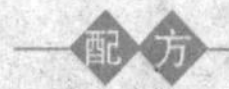

大黄三分　常山　甘草（炙）各一分半。

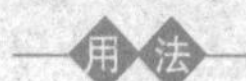

上药三味以水三升，煮取一升，去滓，更以水二升，煮滓取一升；未发服醨，醨是后煮者；相次服醇，醇是前煮者；瘥。

华佗治三日疟药方

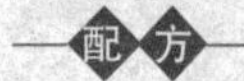

陈香橼一枚（去顶皮）。

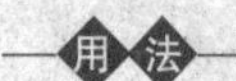

入研细明雄黄，同内火中煅之，取出研极细，每服七分，干咽下，不用水。

华佗治水肿药方

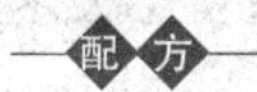

配方

葶苈子（炒黑）　甘遂各一两　吴茱萸四两。

用法

上药三味别捣，异下筛，和以蜜，丸如梧子，服五丸。

华佗治风水药方

病征

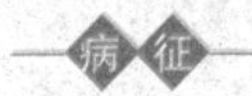

风水者，由胃脾气虚弱所为，肾劳则虚，虚则汗出，汗出逢风，风气内入，还客于肾，脾虚又不能制于水，故水散溢皮肤，又与风湿相搏，故云风水也。其候全身浮肿如裹水之状。

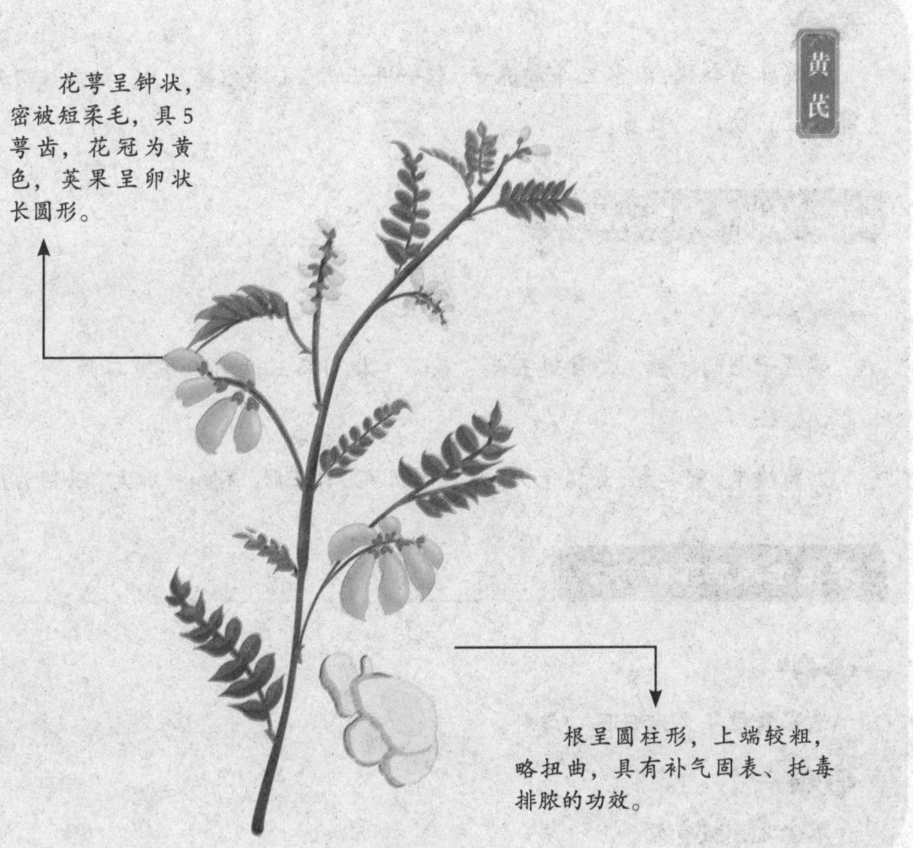

黄芪
花萼呈钟状，密被短柔毛，具5萼齿，花冠为黄色，荚果呈卵状长圆形。
根呈圆柱形，上端较粗，略扭曲，具有补气固表、托毒排脓的功效。

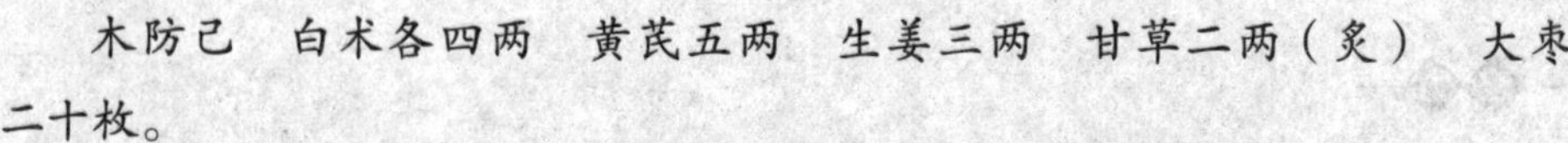

木防己　白术各四两　黄芪五两　生姜三两　甘草二两（炙）　大枣二十枚。

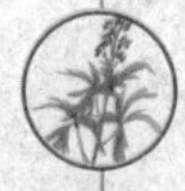

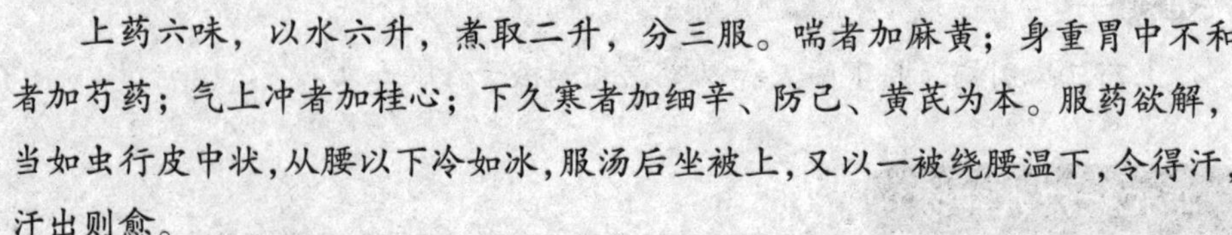

上药六味，以水六升，煮取二升，分三服。喘者加麻黄；身重胃中不和者加芍药；气上冲者加桂心；下久寒者加细辛、防己、黄芪为本。服药欲解，当如虫行皮中状，从腰以下冷如冰，服汤后坐被上，又以一被绕腰温下，令得汗，汗出则愈。

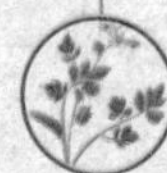

华佗治水通身肿药方

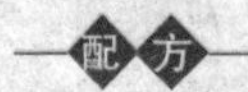

麻子五升，商陆一斤　防风三两　附子一两（炮）　赤小豆三升。

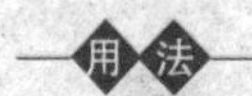

先捣麻子令热，以水三斗煮麻子，取一斗三升，去滓内药及豆；合煮取四升，去滓食豆，饮汁，日再。

华佗治水气肿膨胀药方

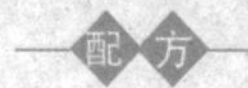

葶苈子七两（熬）　甘遂五两　茯苓　椒目各三两　吴茱萸二两。

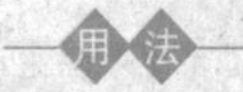

上药捣末，蜜和丸，如梧子大，以饮服五丸，日三服，不知稍加丸，以利为度。

华佗治病后浮肿药方

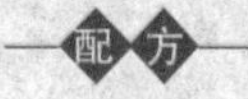

选家鹜之年久者三四　厚朴。

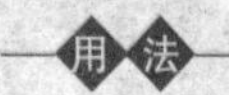

蒸食之，极有效。

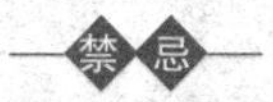

惟体虚者勿服。

华佗治水臌药方

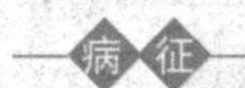

水臌者，谓满身皆水，按之如泥者是。不急治，则水蓄于四肢，不得从膀胱出，变为死症而不治。

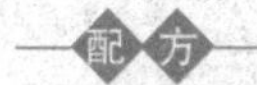

牵牛　甘遂各二钱　肉桂三分　车前子一两。

水煎服；一剂则水流升余，二剂则愈。断不可与三剂。病后宜以参术之品补脾。

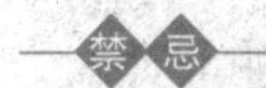

忌食盐。

华佗治气臌药方

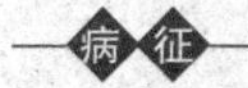

气臌者，乃气虚作肿，症一如水臌之状，第按之皮肉，则不如泥耳。先起于足面，渐及于上身与头面。治法宜健脾行气，辅以利水之剂，与治水臌法大异。

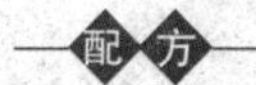

白术　薏苡仁　茯苓各一两　人参　山药　车前子　神曲　莱菔子各一钱　枳壳五分　甘草　肉桂各一分。

水煎服，日服一剂；十剂觉气渐舒，三十剂而痊愈。

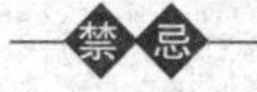

忌食盐，须于三月后用之，犯则不救。

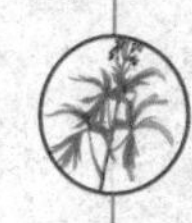

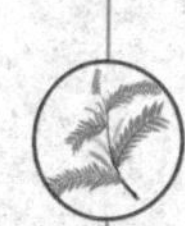

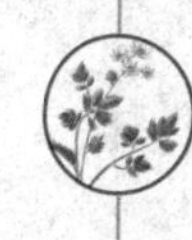

华佗治脚气初发药方

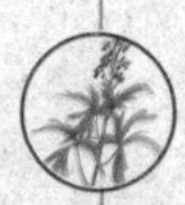
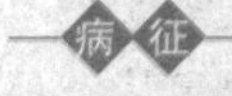

脚气病者，皆由感风毒所致。凡湿冷之地久立与久坐，皆能使热湿与冷湿之气入于经络，始从足起，渐及小腹，甚乃上攻心胸，若不急治，遂至杀人。

宜于其初发时，即时胡麻叶，捣、蒸、薄裹，日二易即消；若冬月取蒴藋根切捣，和糟三分，根一分，合蒸令热，裹如前法，效。

华佗治脚气冲心药方

凡遇脚气攻心，腹胀气急则死。急用此方。

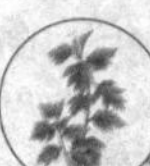
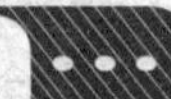

病征讲堂——脚气冲心

脚气冲心是一种脚气病，该病的临床表现为心悸、呼吸短促、精神恍惚、恶心、呕吐、腿脚萎软，一经发现应及时治疗，防止因加重而危害身体健康。

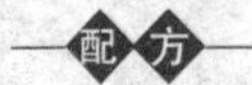

吴茱萸三升　木瓜二合　槟榔二十颗　竹叶二升。

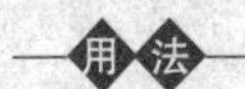

上四味以水一斗，煮取三升，分三服，得快利，急瘥。

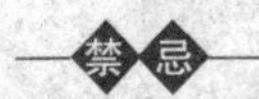

忌生菜、熟面、荞麦、蒜等物。

外用：

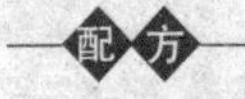

糜穰一石纳釜中，煮取浓汁，去滓。内椒目一斗，更煎十余沸，浸脚三两度，如冷温浸洗，瘥止。

华佗治脚气肿满药方

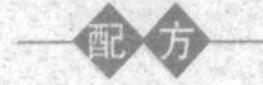

大豆二升（以水一斗，煮取五升，去豆）　桑白皮一握　槟榔二十七枚

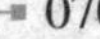

茯苓二两。

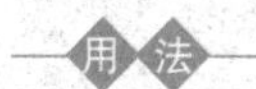

用法

将上列三味，以前豆汁浸经宿，煮取二升，去滓，添酒二合，内药中，随多少服之。

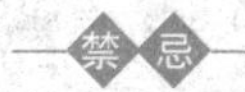

禁忌

忌酢物。

华佗治脚气心腹胀急药方

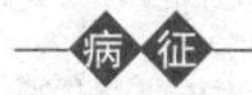

病征

本症系风湿热毒，从脚上入于内，与脏气相搏，结聚不散，故心腹胀急。治宜下气消胀。

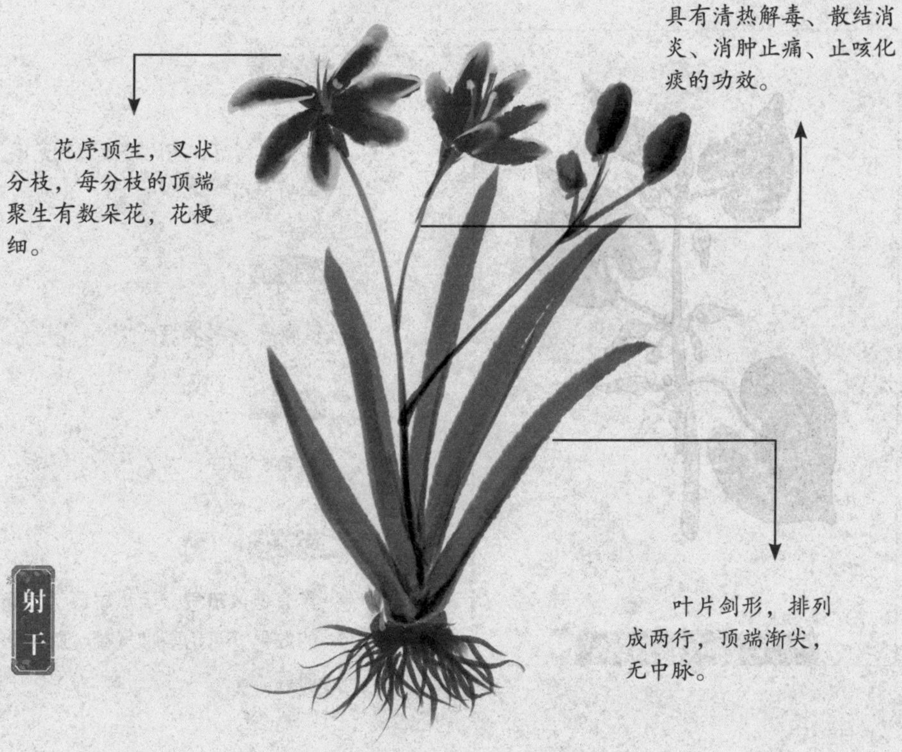

茎直立，为空心，具有清热解毒、散结消炎、消肿止痛、止咳化痰的功效。

花序顶生，叉状分枝，每分枝的顶端聚生有数朵花，花梗细。

叶片剑形，排列成两行，顶端渐尖，无中脉。

射干

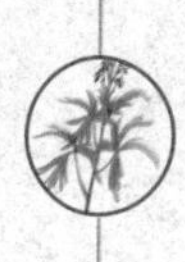

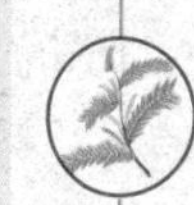

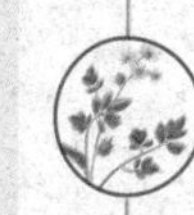

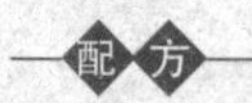

昆布八两　射干四两　羚羊角　橘皮各三两　茯苓　干姜各一两　荜茇　吴茱萸　大黄各六分　杏仁（去皮尖）五分。

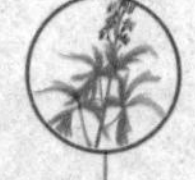

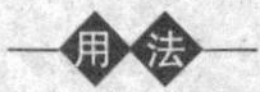

上药捣末，蜜和为丸如梧子大，饮服十五丸，利多服七丸，以意消息。不能食者，加白术六分、神曲末十分。气发服已，前丸得定，如不定作槟榔皮汤压之。

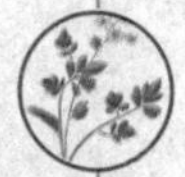

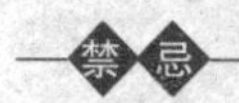

忌酢物。

华佗治阴黄药方

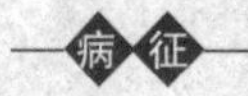

患者身目色黄，头痛而不发热。其病原为阻气状，阴气盛，热毒乘之所致。

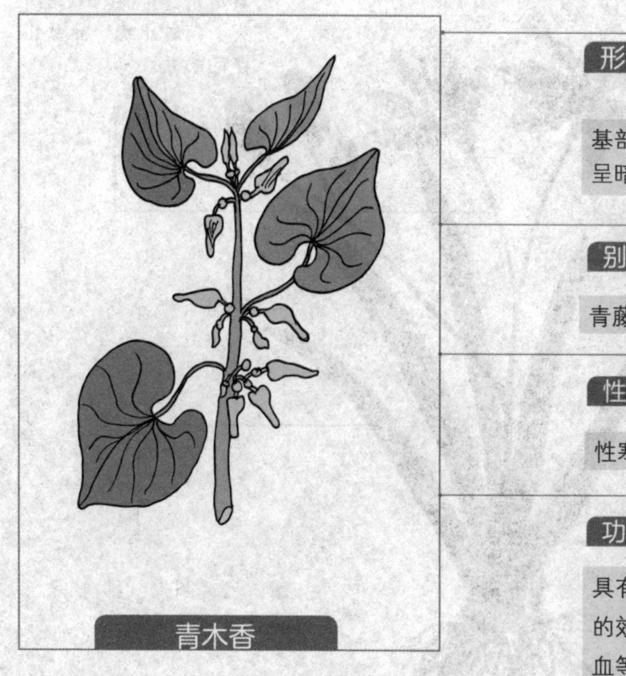

青木香

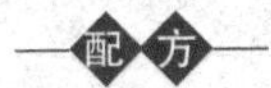

茵陈四两　白藓皮　黄芩　芍药　青木香　柴胡　枳实（炙）　黄连　土瓜根　大青各三分　栝楼　栀子各四分　紫雪八分　大黄十分。

用法

上药十四味，捣筛为散，煮茅根饮待冷，平旦空腹，以茅根饮服五钱匕，一服少间，当一两行微利，利后煮稀葱豉粥食之，利多以意渐减，常取微泄，利通一两行为度，瘥止。

华佗治酒疸药方

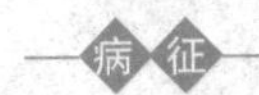

患者身目发黄，心中懊痛，足胫满，小便黄，面发赤斑，其原为虚劳之人，饮酒多，进谷少，脉浮者先吐之，沉弦者先下之。

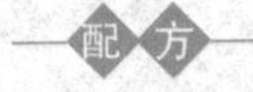

栀子七枚　枳实五枚　香豉一升　大黄一两。

以水六升，煮取二升，去滓，温服七合，日三服。

华佗治谷疸药方

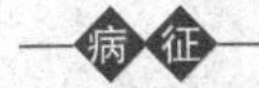

每于食毕后，头眩心忪，怫郁不安而发。其原为失饥大食，胃气冲熏所致。

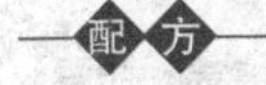

茵陈四两　大黄二两　栀子七枚。

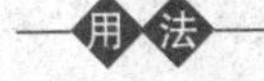

先以水一斗，煮取茵陈六升，再用其汁煎余药得二升，分为三服，黄从小便去，病出立愈。

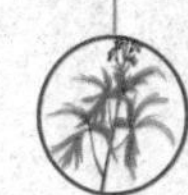

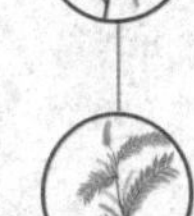

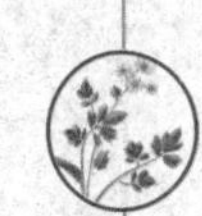

华佗治盗汗药方

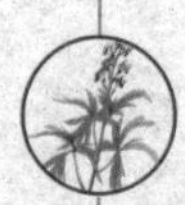

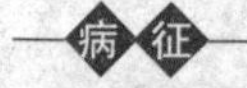

盗汗者，因睡眠而身体流汗也。此由阳虚所致，久不已，令人羸瘠枯瘦，心气不足，亡津液故也。

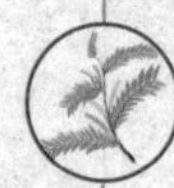

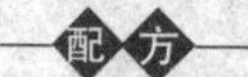

麻黄根　牡蛎（碎之绵裹）各三两　黄芪　人参各二两　枸杞根　白皮　龙骨各四两　大枣七枚。

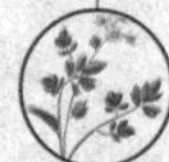

用法

上以水六升，煮取二升五合，去滓，分温六服，如人行八九里久，中间任食，一日令尽。

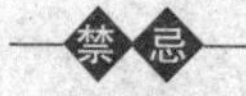

禁蒜等物。

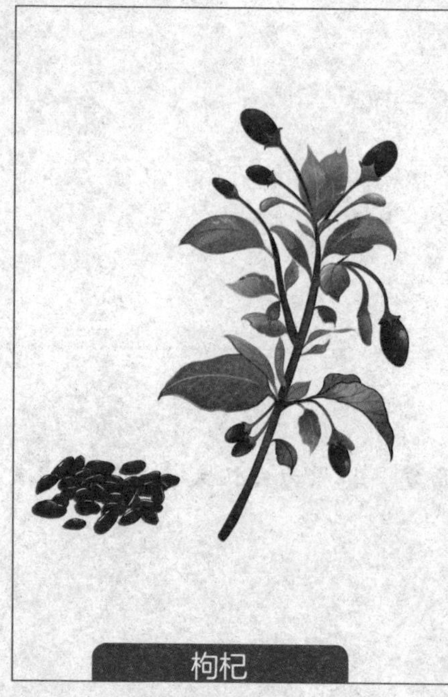

形态

叶片为卵状菱形至卵状披针形，种子多数，肾形而扁，棕黄色。

别名

枸棘、甜菜、地骨、仙人杖等。

性味

性寒，味苦，无毒。

功效

具有滋肾、强阴、补精气、明目的效果。

枸杞

华佗治不眠药方

灯芯草一握。

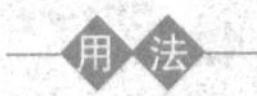
用法

睡前煎汤代茶饮，即得安睡。

华佗治咳嗽药方

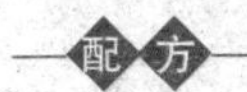
配方

紫菀五钱　五味子一两　桂心二两　麻黄（去节）四两　杏仁（去皮尖碎之）七十枚　干姜四两　甘草（炙）二两。

用法

上药以水九升，煎取二升半，去滓，温服七合，日三服。

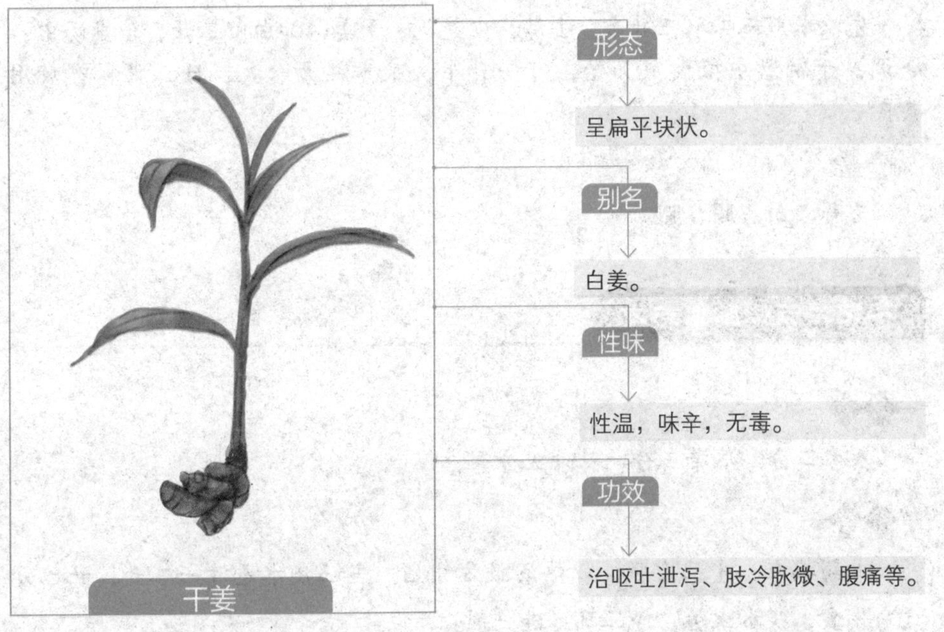

华佗治五嗽药方

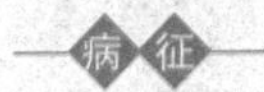
病征

五嗽者，谓上气嗽、饮嗽、燥嗽、冷嗽、邪嗽是也。

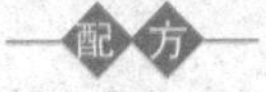
配方

皂荚（炙）　干姜　桂心。

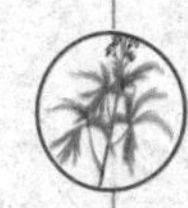
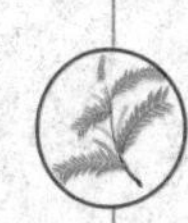
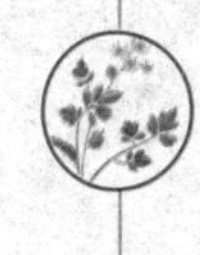

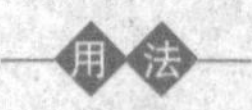

等份末之，蜜和丸如梧子，服三丸，酒饮俱可，日三服。

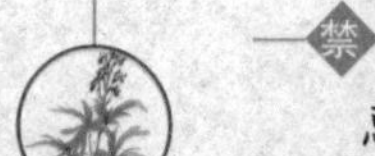

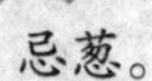

忌葱。

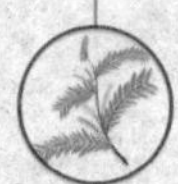

华佗治新久咳药方

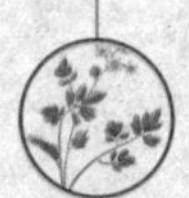

配方

款冬花　干姜　芫花根各二两　五味子　紫菀各三两。

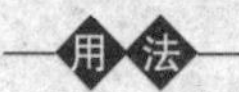

先以水煎三味取三升半，去滓，内芫花、干姜，加白蜜三升，合投汤中，令调，于铜器中微火煎如饴，可一升半，服枣核大含之，日三服。曾数用甚良。

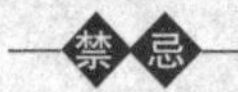

忌蒜、面、腥、腻。

华佗治咳嗽脓血药方

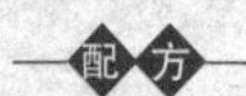

人参二分　瓜蒂三分　杜仲五分。

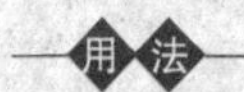

上药捣末，平旦空服，以热汤服方寸匕。当吐痰水恶汁一二升，吐已复煮白粥食，痰水未尽，停三日更进一剂。

华佗治老年咳嗽药方

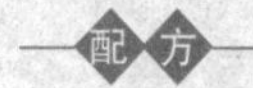

杏仁（去皮尖）　核桃肉各等份。

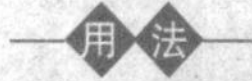

蜜丸弹子大，每服一丸，细嚼姜汤下。

华佗治肺热兼咳药方

生地黄汁　生麦门冬各三升　生姜汁一合　酥　白蜜各二合。

先煎地黄、麦门冬、姜汁，三分可减一分，内酥、蜜煎如稀饧，内贝母末八分，紫菀末四分，搅令调。一服一匙，日二夜一。

华佗治肺热咳痰药方

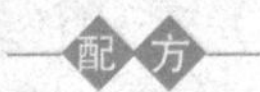

半夏　栝楼各一两。

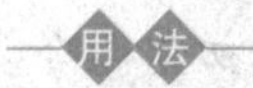

上药为末，姜汁丸如梧子大，每服二三十丸，热汤下。

华佗治喘嗽药方

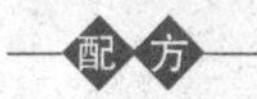

蒲颓叶（焙干）。

碾为细末，米饮调服，二钱取瘥。

华佗治气喘药方

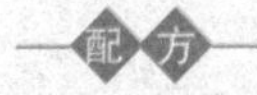

杏仁　桃仁各半两。

上药去皮尖炒研，水调生面，和丸如梧子大，每服十丸，姜蜜汤下，微利为度。

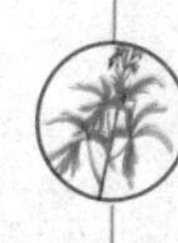

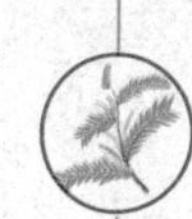

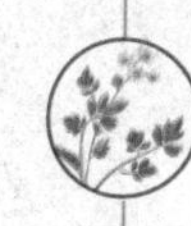

华佗治痰哮药方

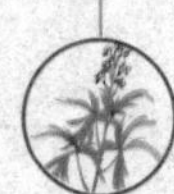

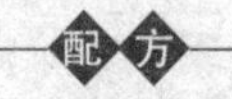

海带四两。

用法

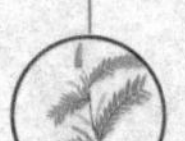

浸透煎汁，调饴糖服，有效。

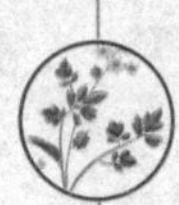

华佗治哮喘药方

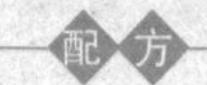

白凤仙花一棵。

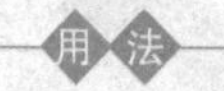

连根叶捣汁，与烧酒等量相和，曝日候温，以手蘸汁拍膏肓穴，初觉微冷，旋热旋辣，继而微痛，乃止。以巾拭干，毋令感风，续行数日，轻者当愈。

华佗治喘急药方

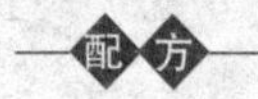

桔梗一两。

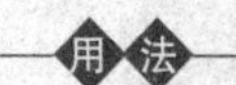

捣为散，用童子小便半升，煎取四合，去滓温服。

华佗治年深气喘药方

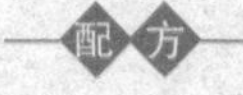

鸡卵　童便。

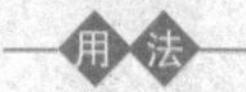

将鸡卵略敲损，浸童便中三四日，煮食良。

华佗治肺痿咳嗽药方

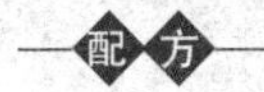

生天门冬（捣取汁） 陈酒各一升 饴糖一斤 紫菀四合。

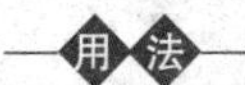

上药共置铜器中，于汤上煎；可丸服如杏仁一丸，日三服。

忌鲤鱼。

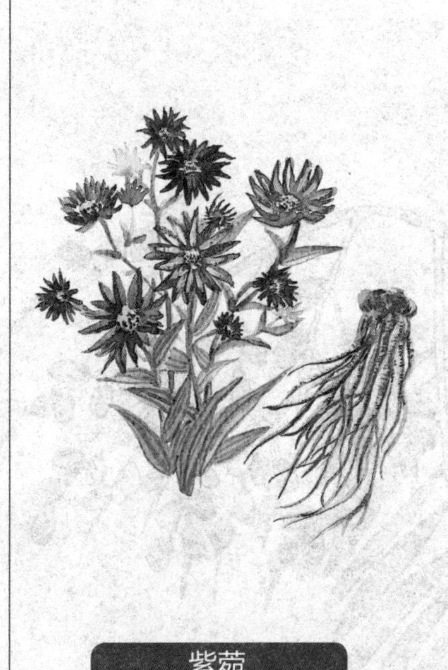

紫菀

形态

茎直立，粗壮，基部有纤维状枯叶残片且常有不定根。

别名

青菀、紫蒨、返魂草、夜牵牛。

性味

性温，味苦，无毒。

功效

具有温肺、下气、消痰、止咳的功效。

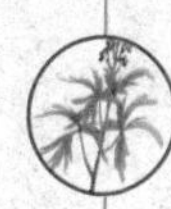

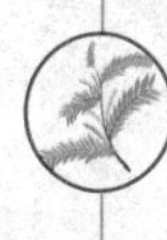

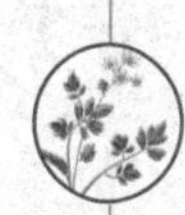

华佗治肺痿喘嗽药方

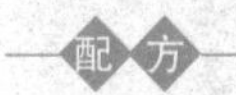

防己末二钱 浆水一钱。

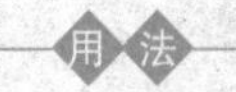

煎七分细呷。

华佗治肺胀上气药方

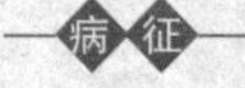

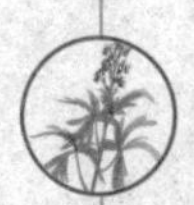

患者肺胀气急，咳嗽喘粗，眠卧不得，势极沉重，气似欲绝。

配方

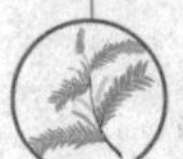

紫菀六分　甘草（炙）八分　槟榔七枚　茯苓八分　葶苈子（炒）三合。

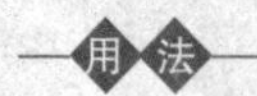

上药以水六升，煮取二升半，去滓，分三服，以快利为度。

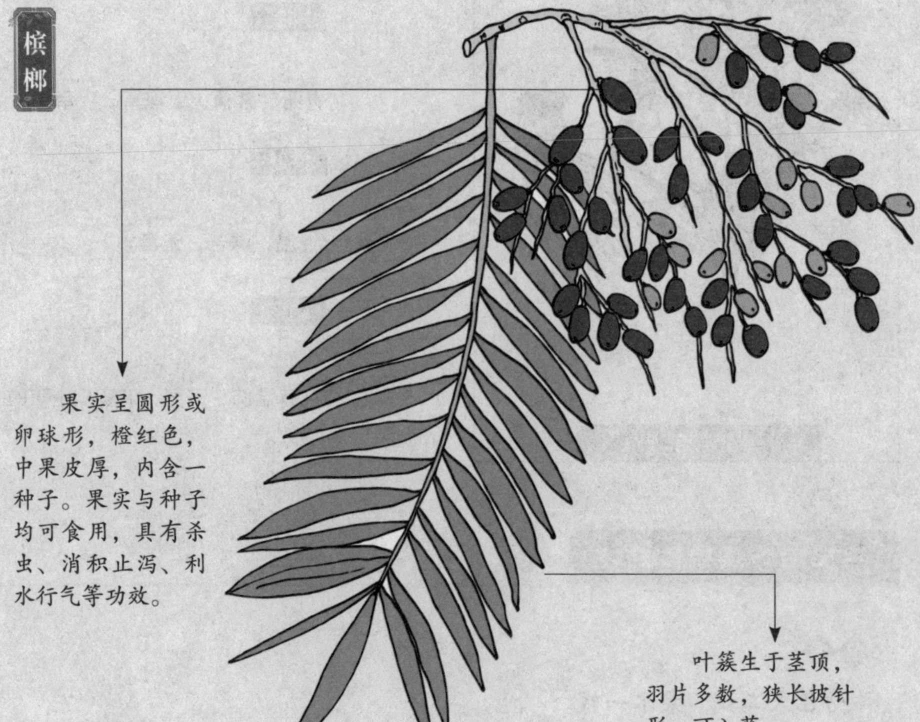

槟榔

果实呈圆形或卵球形，橙红色，中果皮厚，内含一种子。果实与种子均可食用，具有杀虫、消积止泻、利水行气等功效。

叶簇生于茎顶，羽片多数，狭长披针形，可入药。

华佗治肺痈咳唾药方

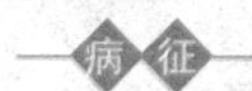

胸中满而振寒，脉数，咽干不渴，时出腥臭浊唾，久久吐脓，如粳米者，是为肺痈之候。

桔梗　贝母各三分　巴豆一分（去皮心熬研作脂）。

上药捣筛，强人饮服半钱匕，羸人减之。若病在膈上者必吐，膈下者必痢，若痢不止，饮冷水一杯则定。

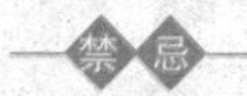

忌猪肉、芦笋等。

华佗治肺虚咳嗽药方

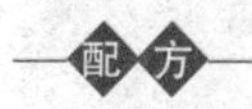

木鳖子　款冬花各一两。

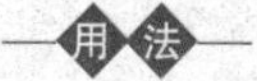

同为末，每日三钱焚之，吸其烟，良久吐涎，以茶润喉，五六次即愈。

华佗治久嗽喘急药方

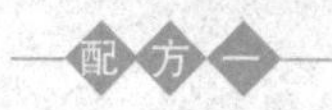

知母五钱　杏仁（姜水泡去尖隔纸炒之）五钱。

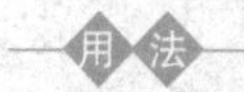

以水一碗半，煎取一碗，食后温服。

莱菔子　杏仁等份。

上药为末，糊丸，每服五十丸，姜汤下。

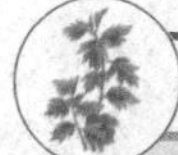

病征讲堂——嗽喘

嗽喘是一种小儿常见疾病，发热、咳嗽、痰壅、气急是该病的主要临床症状，大多数患儿患病的原因为感受风邪，肺脏娇嫩。

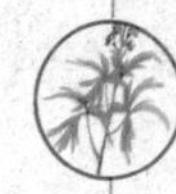

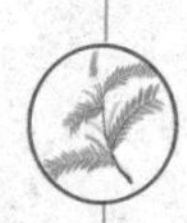

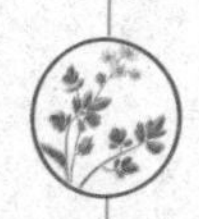

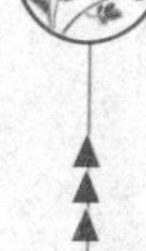

华佗治咳嗽唾血药方

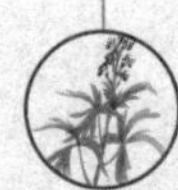

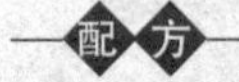

钟乳五两　牡蛎（熬）　桂心各六两　射干　桃仁（去皮尖）　贝母　橘皮　百部根　五味子各三两　生姜六两　白石英　半夏各五两　款冬花　甘草（炙）　厚朴（炙）各二两　羊肺一具。

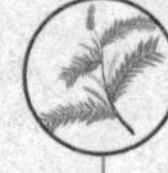

用法

先以水二斗三升煮羊肺，取一斗，去肺内药，取三升，分四服，日三夜一。

忌羊肉。

华佗治肺痈咯血药方

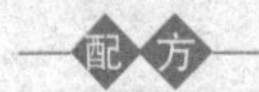

薏苡仁三合。

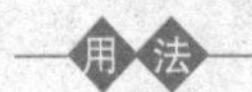

捣烂，水两大碗。煎取一碗，入酒少许，分二次服之。

华佗治肺痿咯血药方

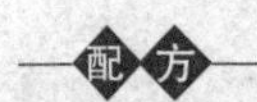

防己　葶苈子。

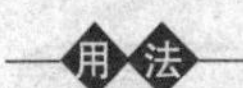

上药等份为散，每服一钱，米饮汤下。

华佗治肺损咯血药方

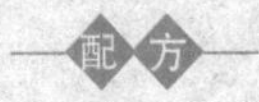

香附一钱。

为末，米汤下，日二服。

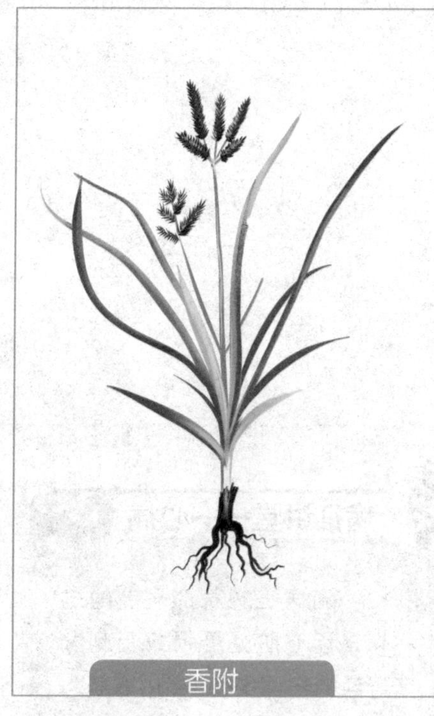

形态

根状茎长，具椭圆形块茎，秆梢细弱。

别名

水莎、草附子、雀头香。

性味

性微寒，味甘，无毒。

功效

主治肝胃气滞、胸胁胀痛、疝气疼痛、痈疽疮疡、月经不调等。

华佗治痰中带血药方

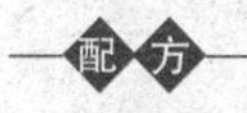

款冬花　百合。

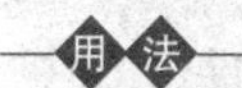

等份，为末，蜜为丸如弹丸大，临睡嚼一丸，姜汤下。

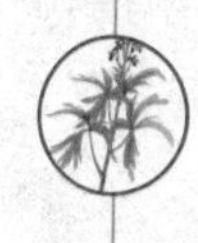

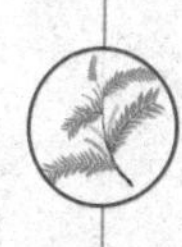

华佗治积热吐血药方

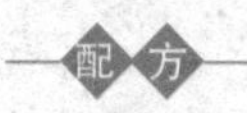

马勃。

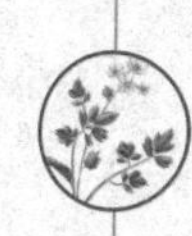

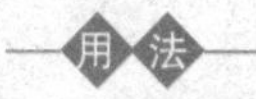

研末，砂糖和丸，如弹子大，每服半丸，冷水送下。

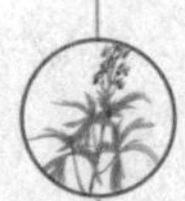

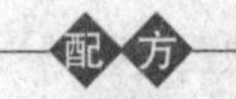

华佗治劳心吐血药方

配方

莲心七枚　糯米半两。

用法

共为末，陈酒下。

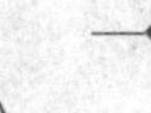

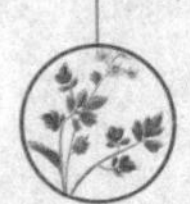

华佗治心痛药方

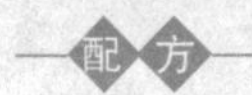

配方

吴茱萸　干姜各一两半　桂心　人参　橘皮　蜀椒　甘草（炙）　黄芩　当归各一两　白术一两　附子（炮）一两半。

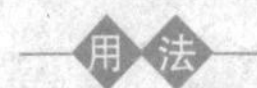

用法

上药捣筛为散，蜜丸如梧子，每服五丸，日三服，稍加至十二丸。

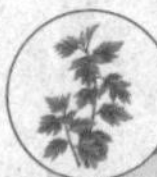

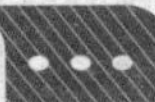

病征讲堂——心痛

心痛病是胸脘部疼痛的总称，是因心脏处受损或受刺激所导致的一种疾病，多由寒凝、热结、痰阻、气滞、血瘀等因素所致。平时应作息规律，注意饮食，保持心情愉快。

华佗治九种心痛药方

病征

九种心痛者，一虫心痛；二注心痛；三气心痛；四悸心痛；五食心痛；六饮心痛；七冷心痛；八热心痛；九去来心痛；下方悉主之。

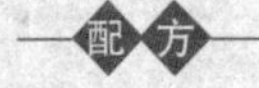

配方

附子（炮）　巴豆仁（去心皮熬）　人参　生狼毒（炙令极香）　吴茱萸　干姜各一两。

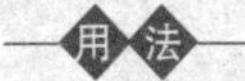

用法

捣末，蜜和丸如梧子，空腹服三丸，弱者二丸，一日一服。

华佗治诸虫心痛药方

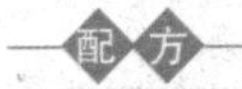

鹤虱　当归　桔梗　芍药　橘皮各八分　槟榔十分　人参　桂心各六分。

上药捣筛为散，空腹煮姜枣服方寸匕，渐加至二匕。

华佗治卒心痛药方

苦参　龙胆　升麻各二两　栀子仁三两。

用苦酒五升，煮取一升，分二服，当大吐乃瘥。

苦参
叶子呈羽状，托叶呈针状线形，渐尖。
根呈长圆柱形，下部常有分枝，在治疗热痢、便血、黄疸尿闭、皮肤瘙痒等方面效果较好。
茎皮纤维可织麻袋等。

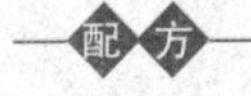

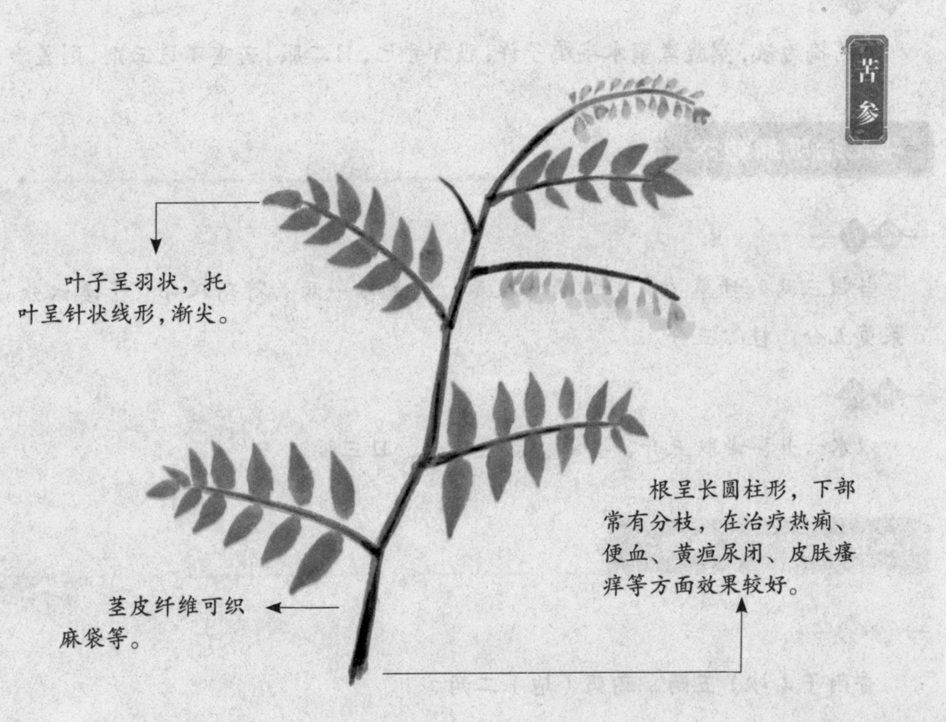

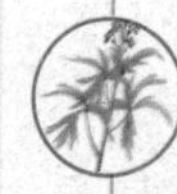

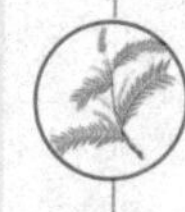

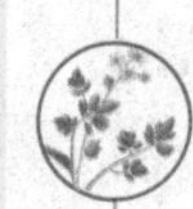

华佗治心背彻痛药方

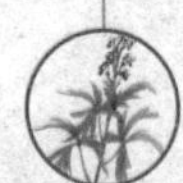

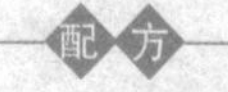

乌头（炮去皮） 赤石脂 干姜各二分 附子（炮去皮） 蜀椒各一分。

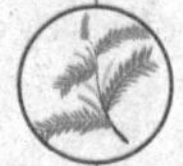

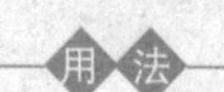

上药为末，蜜和丸，如麻子，先食服三丸，少少加之。

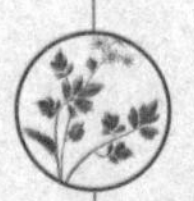

病征讲堂——心背彻痛

心背彻痛指心前、心窝、胃脘、背部等部位疼痛。患该病者胸前麻痹，不能躺卧，使用的药物一般为温性。

华佗治久心痛药方

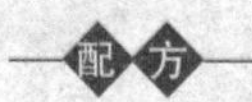

雷丸 鹤虱 贯众 狼牙 桂心 当归各八分。

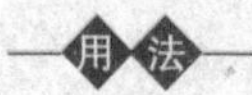

上药捣为散，空腹煮蜜水半鸡子许，服方寸匕，日二服。若重不过三剂，则差。

华佗治腹痛药方

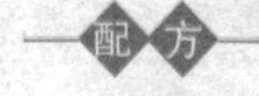

当归三两 甘草（炙）二两 人参 大黄各一两 芍药八分 干姜六分 茱萸五分 桂心三分。

以水六升，煮取三升，去滓，温服一升，日三服。

华佗治肝胃气痛药方

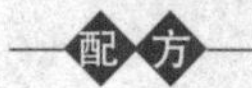

香附子（炒）五两 乌药（炮）二两。

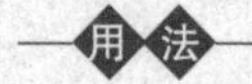

共研细末，水醋煮蒸饼和丸梧子大，每服二三钱，白汤下。

华佗治心腹俱痛药方

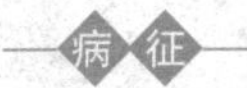

凡心腹俱胀痛，知气欲死，或已绝，取下方服立效。

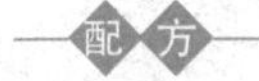

栀子十四枚 豉七合。

先以水二升，煮豉取一升二合，去滓内栀子，更煎八合，去滓，服半升，不愈者尽服之。

华佗治腰痛药方

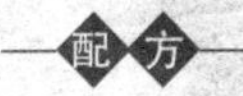

桑寄生 独活 桂心各四两 黑狗肾 杜仲各五两 附子（炮） 芍药 石斛 牛膝 白术 人参各三两 甘草（炙）二两 芎䓖一两。

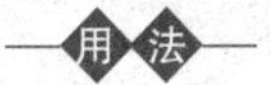

以水一斗，煮取三升，分三服。

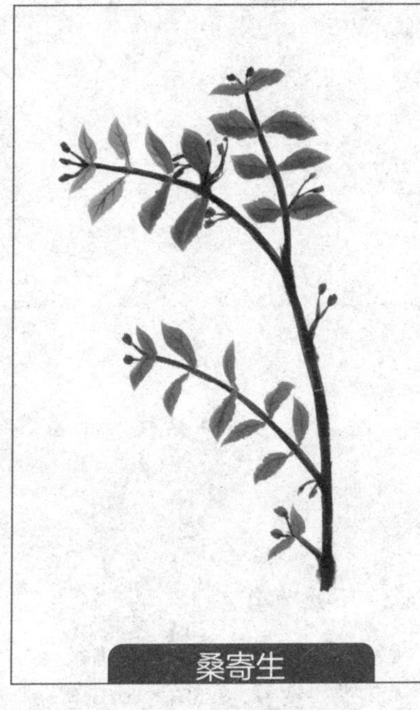

桑寄生

形态

根茎外表皮呈红褐色或灰褐色，具细纵纹，并有多数细小凸起的棕色皮孔。

别名

寄屑、寓木。

性味

性平，味苦、甘。

功效

主治风湿痹痛、腰膝酸软、筋骨无力、崩漏经多等。

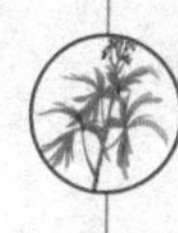

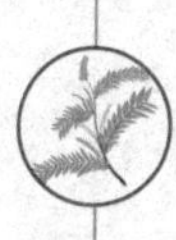

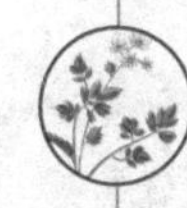

华佗治肾虚腰痛药方

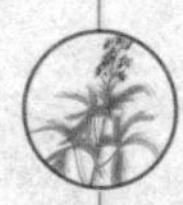

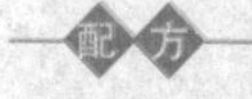

丹皮（去心）二分　萆薢　白术各三分。

上药为散，以酒服方寸匕。亦可作汤服之。

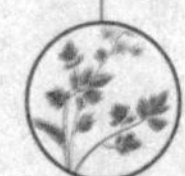

华佗治虚寒腰痛药方

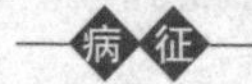

虚寒腰痛。

内用：

八角茴香。

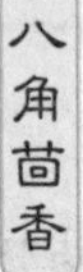

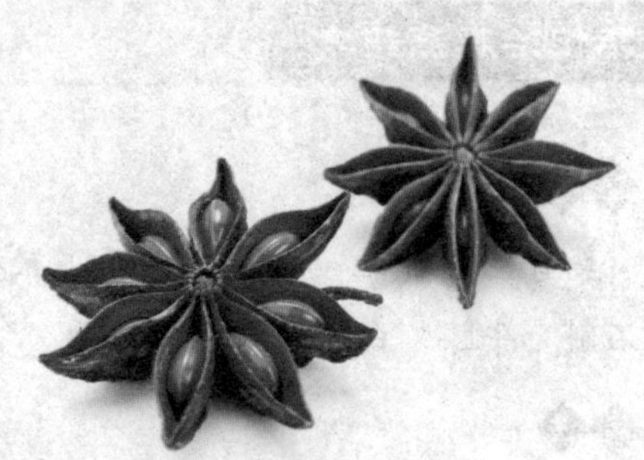

研末，酒服下。

外用：

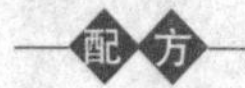

糯米。

外用糯米炒热袋盛之，熨痛处。

华佗治风湿腰痛药方

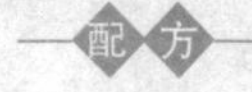

麻黄（去节）　甘草（炙）各二两　独活　防风　桂心　栝楼　干葛各三两　芍药四两　干地黄五两　生姜六两。

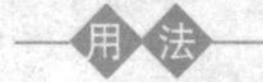

上药以水八升，酒二升，煎取三升，分三服。不瘥重作。

华佗治背热如火药方

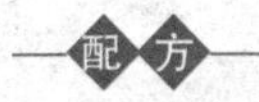

生附子。

研末，水调敷两足心，立效。

华佗治胸胁痛药方

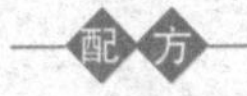

诃黎勒（炮去核）四颗　人参二分。

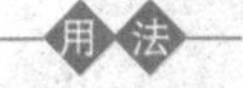

上药捣末，以牛乳二升煮三四沸，顿服之。分为二服亦得。

华佗治胁肋痛药方

胁下偏痛发热，其脉紧弦，此寒也。当以温药下之。

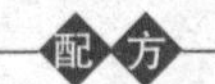

大黄三两　细辛二两　附子（炮）三枚。

上药以水五升，煮取二升，分三服。若强盛人煮取三升半分为三服。服则如人行四五里，进一服。

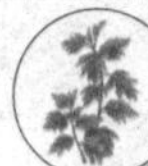

病征讲堂——胁肋痛

胁肋痛又称为前胸壁综合征，该病是导致患者前胸部疼痛的主要原因，由于该病的疼痛部位在前胸处，所以很容易和心绞痛混淆，进而延误治疗。

华佗治诸疝初起药方

鲜地骨皮　生姜各四两。

捣成泥，绢包囊上，虽极痒宜忍之。

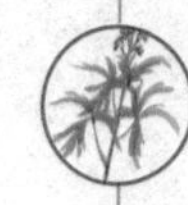
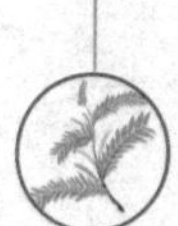
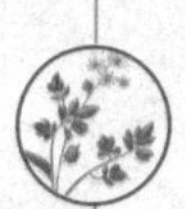
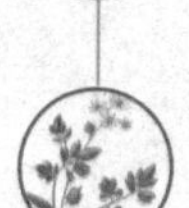

连蒂老丝瓜（烧存性）。

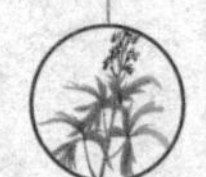

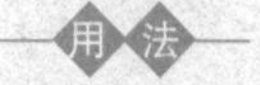

研末，每服三钱，热酒下。重者不过二三服，即愈。

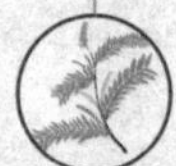

华佗治热疝药方

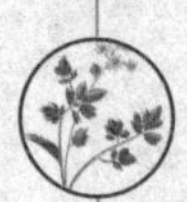

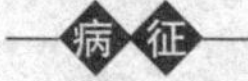

痛处如火，溲赤便艰，口干畏热，此热疝也。

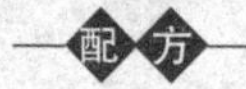

芙蓉叶　黄蘗各三钱。

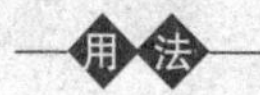

为末，木鳖子磨醋调涂囊上，极效。

华佗治寒疝药方

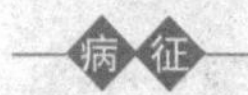

绕脐苦痛，发时则白汗出，手足厥冷，脉沉弦，此寒疝也。

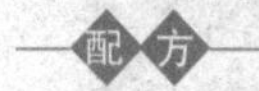

大乌头十五枚　白蜜二斤。

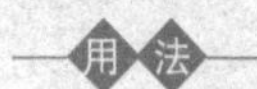

先以水三升煮乌头，取二升，去乌头，内蜜煎令水气尽，得二升。强人服七合，弱人五合。一服不瘥。明日更服，日止一服，不可再也。

华佗治心疝药方

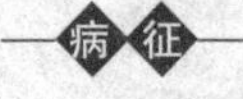

病发时心部似被锥刀所刺，或四肢逆冷，或唇口变青。其原由阴气积于内，寒气不散，上冲于心，遂致心痛，故名心疝。

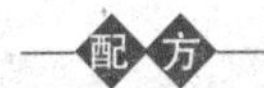

芍药　桔梗　细辛　蜀椒　桂心　干姜各三分　附子（炮）一分。

上药末之，蜜和丸如梧子。服七丸，以酒下，日二服。

华佗治癞病颓疝药方

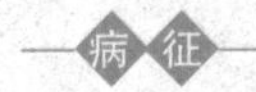

本症发生时，阴囊肿缒，如升如斗，不痒不痛。得之地气卑湿所生。故江淮之间，湫溏之处，多感此疾。

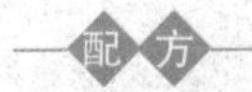

香附二钱　海藻一钱。

先香附为末，海藻煎酒，空心调下，并食海藻。

华佗治狐疝药方

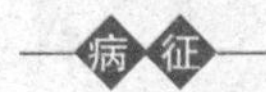

狐疝者，其状如瓦，卧则入小腹，行立则出腹入囊中。狐昼出穴而溺，夜入穴而不溺，此疝出入上下往来，正与狐类，故名。

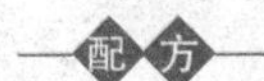

杜仲五钱　人参一两　肉桂　桂枝　小茴香　核桃各一钱。

先杜仲捣汁，以凉水浣之，取汁一碗，内诸药，水煎服。一服伸出，二服即消，三服痊愈。

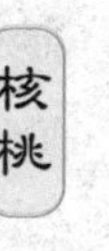

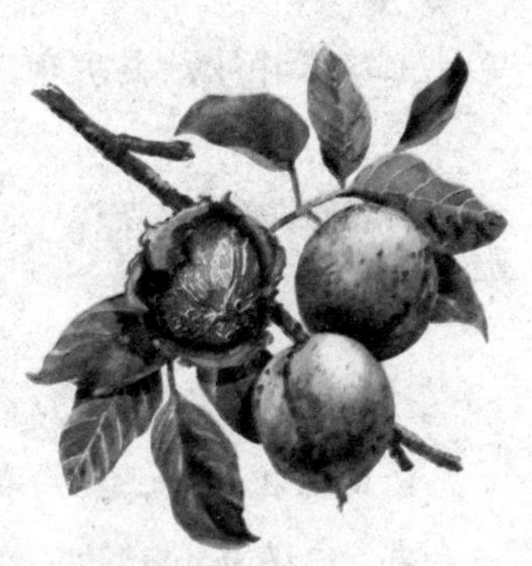

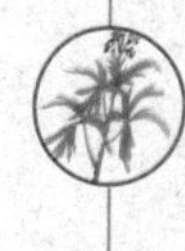

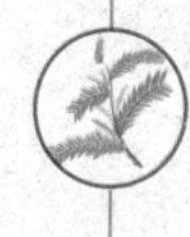

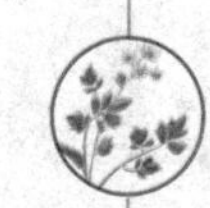

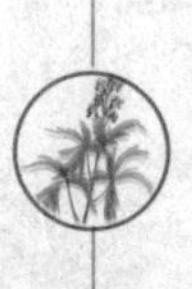

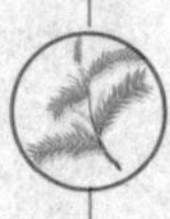

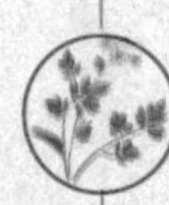

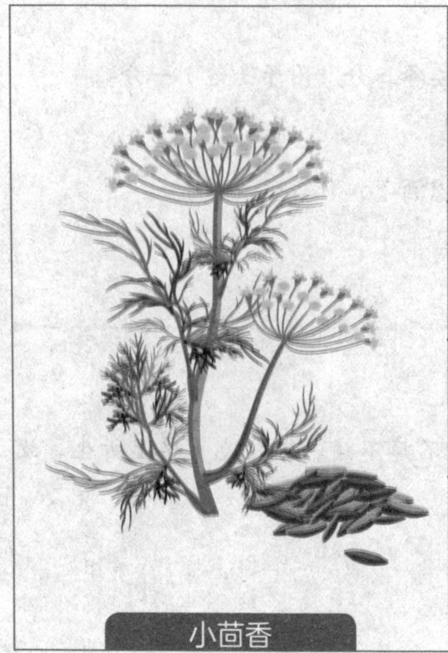

小茴香

形态

茎直立，光滑，为灰绿色或苍白色，有分枝，花较小，为黄色。

别名

怀香、怀香籽、香丝菜、茴香子、谷香。

性味

性温，味辛。

功效

温肝肾、暖胃气、散寒结，主治寒疝腹痛。

华佗治横梁疝药方

此疝小腹有块，直冲心胸，妇人患之居多最难医治。

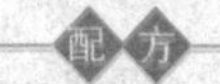

补骨脂一斤　黑胡麻二两。

上二味拌炒，去胡麻，取补骨脂研末，以酒为丸。服三钱，沸汤下。

华佗治诸疝药方

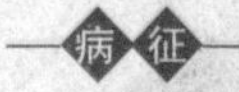

诸疝名状不一，其痛在心腹者凡七：曰厥疝，曰症疝，曰寒疝，曰气疝，曰盘疝，曰腑疝，曰狼疝。痛在睾丸者亦七：曰寒疝，曰水疝，曰筋疝，曰血疝，曰气疝，曰狐疝，曰癞疝。

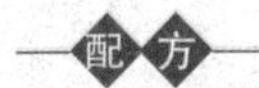

蜀椒四分　桔梗　芍药　干姜　厚朴（炙）　细辛　附子（炮）各二分　乌头（炮）一分。

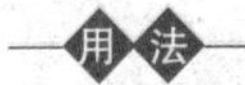

上药末之，蜜和丸如大豆，服三丸，至七八丸，日三服。

华佗治怔忡药方

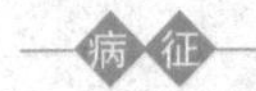

怔忡之症，扰扰不宁，心神恍惚，惊悸不已。此肝肾之虚，心气之弱也。

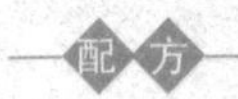

人参　熟地黄　白芍各一两　生枣仁　麦冬各五钱　玄参一两　白术　白芥子各三钱。

水煎服。

华佗治心中嘈杂药方

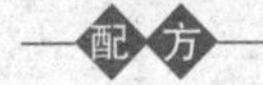

水仙花子　芍药　荷叶。

同捣末，白汤下，颇效。

华佗治癖药方

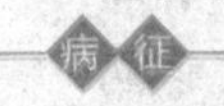

脏腑摄养乖方，则三焦痞膈，肠胃不能宣行，因饮水浆，便令停滞不散，更遇寒气，积聚而成癖。癖者，谓僻侧在于两胁之间，有时而痛者也。

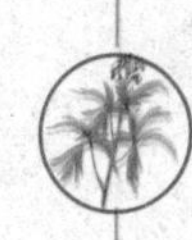

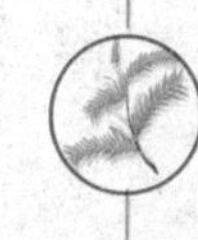

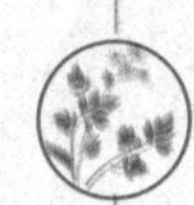

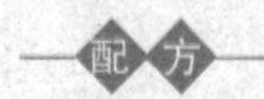

牛膝　枳实（炙）　茯苓　鳖甲（炙）各八分　桔梗　芍药　白术　人参　厚朴（炙）　大黄　桂心　槟榔各六分。

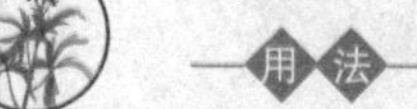

上药捣筛，蜜和丸，空腹温酒，服如梧子二十丸，日二服，渐加至三十丸。

华佗治疗症药方

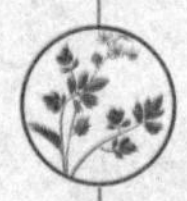

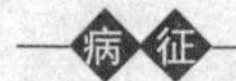

疗症者，由寒温失节，致脏腑之气虚弱，而食饮不消，聚积在内，渐染在生长块段，盘牢不移动，若积引岁月，人则柴瘦，腹转大，遂至于死。

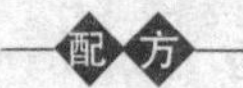

射罔二两（熬）　蜀椒三百粒。

上药捣末，以鸡子白为丸，半如麻子，半如赤小豆，先服如麻子，渐服如赤小豆二丸，不知稍增之，以知为度。

华佗治暴症药方

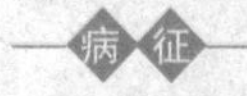

患者腹中卒然有物，坚如石，痛如刺，昼夜啼呼，不疗之，百日死。

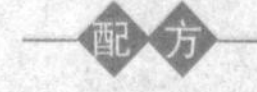

牛膝根二斤　酒一斗。

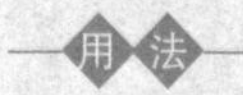

先曝令牛膝根极干，内酒一斗，浸之密器中，封口置热灰中温之，令味出。先服五六合，至一升，以意量多少之。

病征讲堂——暴症

暴症是指因腹部突然长出包块，进而疯狂增长。患该病的人脏腑虚弱，因此应禁止食用生冷的食物。

华佗治米症药方

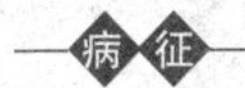

人有好哑米（孙思邈按：哑者饥而思食之义）者，转久弥嗜。哑之若不得米，则胸中清水出，得米便止。米不消化，遂生症结。

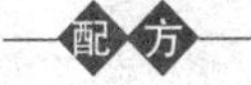

鸡屎一升　白米五合。

合炒，取米焦，捣成散，用水一升，顿服取尽，少时即吐，吐出症如研米汁碎。若无症，即吐白沫痰水，乃憎米不复食之。无所忌。

华佗治肉症药方

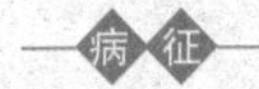

有人卒大能食，乖其常分。因饥值生葱，便大食之，乃吐一肉块，绕畔有口，其病则愈，故谓肉症。

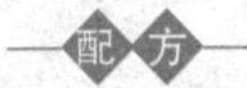

狗矢五升。

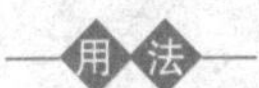

烧灰末之，绵裹以酒浸再宿，滤取分十服，日三服，三日令尽。

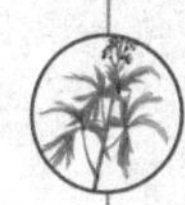

华佗治鳖症药方

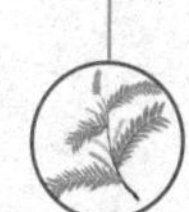

鳖症者，谓腹内症结，如鳖之形状也。有食鳖触冷不消而生者，有食杂冷物不消变化而作者。

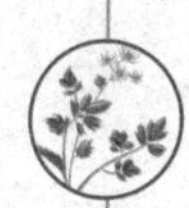

白马尿一升五合。

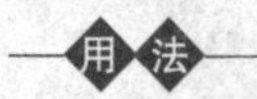

温服令尽差。

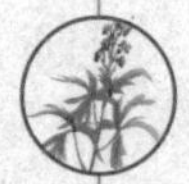

配方二

蟹爪　麝香各三分　生姜四分　附子（炮）　半夏　鳖甲（炙）　防葵各六分　郁李仁八合。

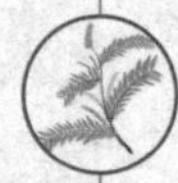

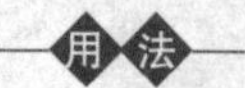

上捣筛，蜜为丸如梧子，空服酒下二十丸，日再服。

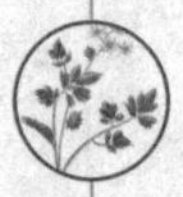

华佗治发症药方

此系饮食内误有头发，随食入胃成症，胸喉间如有虫上下来去者是也。

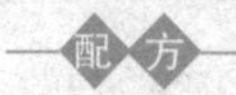

葱　豉。

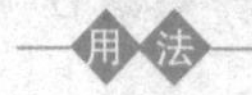

油煎葱豉令香，二日不食，张口而卧，将油葱豉置口边，虫当渐出，徐徐以物引去之。

华佗治虱症药方

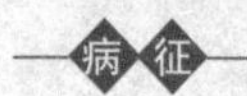

人有多虱，性好啮之，所啮既多，而脏腑虚弱，不能消之，遂生虱症。有虱生长在腹内，有时从下部出。

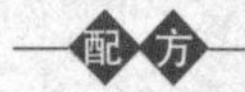

故篦子　故梳子各一枚。

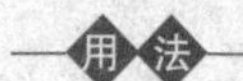

将二物各破为两分，各取一分，烧作灰末之；又取一分，以水五升，煮取一升，用以顿服前末，令尽，少时当病出。无所忌。

华佗治呕吐清水药方

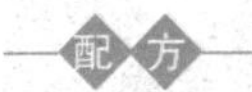

干蕲艾。

煎汤啜之，立愈。

华佗治呕吐酸水药方

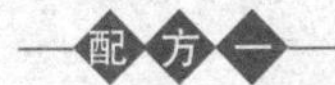

黑山栀三钱。

煎浓汁，入生姜汁少许，和服。

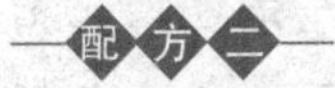

黄连六分　吴茱萸一分。

煎汤饮。

华佗治吐血药方

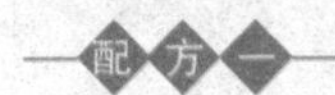

生地　当归各一两　川芎　元参各五钱　黄芩　三七各三钱　甘草　荆芥各一钱。

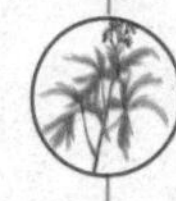

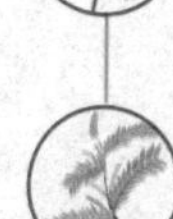

水煎服。

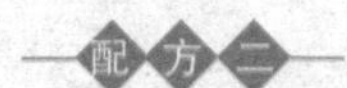

鲜生地汁一碗　三七末三钱　炮姜炭末五分。

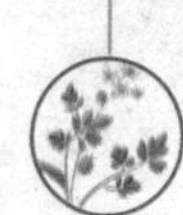

调服一剂，即止血，极神效。

华佗治五膈药方

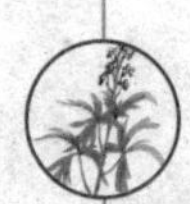

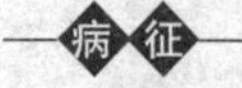

五膈者，谓忧膈、恚膈、气膈、寒膈、热膈是也。

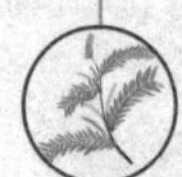

配方

麦门冬（去心）十分　蜀椒　远志　附子（炮）　干姜　人参　桂心　细辛各六分　甘草（炙）十分。

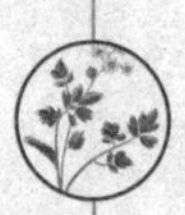

用法

上药捣筛，蜜和丸如弹子。以一枚着牙齿间含，稍稍咽汁，日三服。

华佗治七气药方

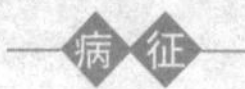

七气者，谓寒气、热气、怒气、恚气、喜气、忧气、愁气是也。此七气为病，皆生积聚，坚牢如杯，心腹绞痛，不能饮食，时去时来，发则欲死。

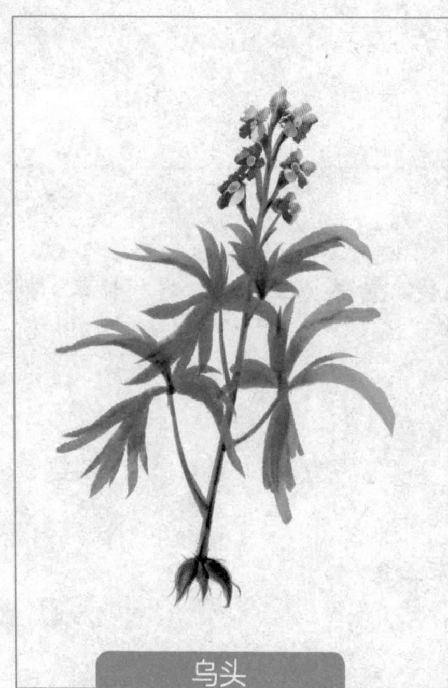

形态

叶片薄，呈五角形，种子为三棱形。

别名

草乌、奚毒、即子、鸟喙等。

性味

性热，味辛、苦，有大毒。

功效

祛风除湿、散寒止痛，主治风湿痹痛等。

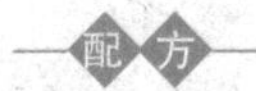

紫菀　前胡　半夏　细辛　丹参　茯苓　芎䓖　桃仁（去皮尖）　吴茱萸　桂心　桔梗　石膏各三分　干姜　蜀椒各二分　人参　甘草　防葵各四分　乌头（炮）　大黄各三分　菖蒲三分。

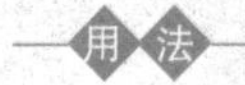

上药捣筛为末，蜜和丸，酒服如梧子三丸，日三。加至十丸。一方去半夏加甘遂三分。

华佗治五噎药方

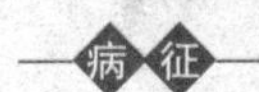

五噎，谓气噎、忧噎、食噎、劳噎、思噎等是也。皆由阴阳不和，三焦隔绝，津液不行，忧恚嗔怒所生。谓之噎者，言噎塞而不通也。

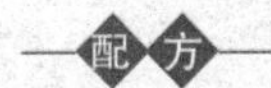

干姜　蜀椒　食茱萸　人参　桂心各五分　细辛　白术　茯苓　附子（炮）各四分　橘皮六分。

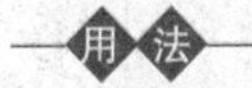

上药捣筛，以蜜和为丸，如梧子，酒下三服，日再服。

华佗治痞疾药方

皂矾六两（醋炒九次）　没药三两（炒去油）。

共为末，枣肉为丸，空腹汤下七丸，七日有效。

五灵脂　香附各一斤　黑白丑各二两。

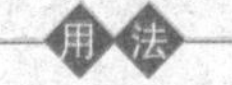

共捣末，半炒熟，半生用，醋和丸，日服三钱。

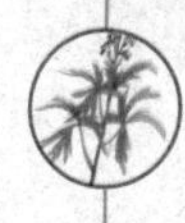

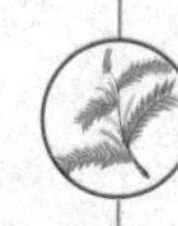

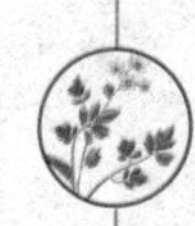

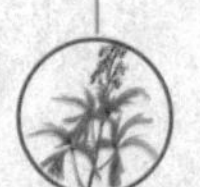

华佗治痞积药方

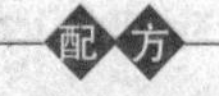

配方

桔梗　枳壳等份。

用法

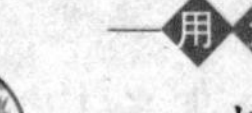

水煎温服，有效。

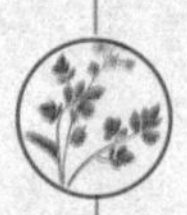

紫苏
叶对生，呈阔卵形或圆形，背面或两面带紫色，可入药，具有发汗、镇咳、镇痛、镇静、解毒等功效。
茎呈方形，带紫色，可入药，具有平气、安胎的功效。

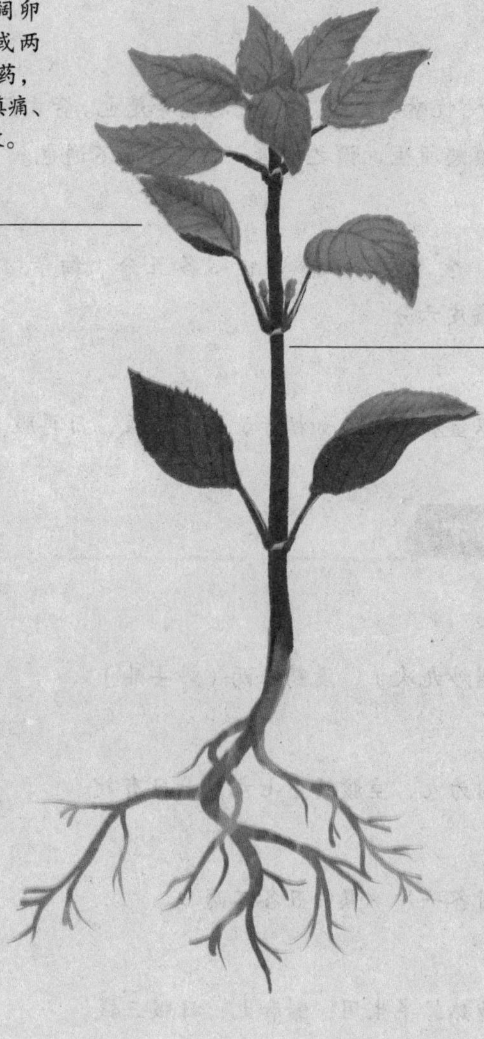

华佗治呃逆药方

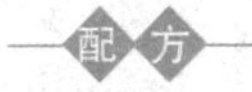

黄连一钱　紫苏叶八份。

水煎服。极神效。

华佗治阴寒呃逆药方

乳香　硫黄　陈艾各二钱。

上药捣末，以陈酒煎数沸，乘热嗅之。外以生姜擦当胸，极效。

华佗治消渴药方

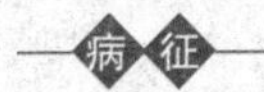

消渴者，谓渴而不小便也。由少服五石诸丸散，积久经年，石势结于肾中，使人下焦虚热，及至年衰血气减少，不能制于石，石势独盛，则肾为之燥，故引水而不小便也。

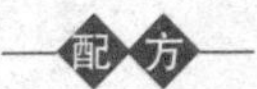

麦门冬　茯苓　黄连　石膏　葳蕤各八分　人参　黄芩　龙胆各六分　枳实五分　升麻四分　生姜　枸杞子　栝楼根各十分。

上药为末，蜜丸如梧子大，以茆根一升，粟米三合，煮汁服十丸，日再。若渴则与此，饮大麻亦得。

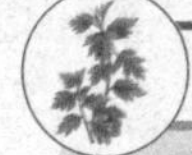

病征讲堂——消渴

消渴的临床特征为多饮、多食、多尿、形体消瘦。该病起病多缓慢，病程较长，若久治不愈，会出现头痛剧烈、腹痛呕吐等症状。

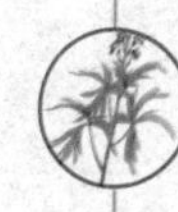

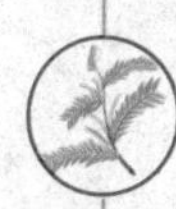

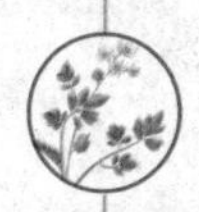

华佗治内消药方

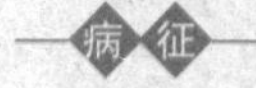

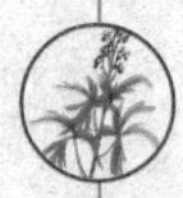

本症之原因，当由热中所致，小便多于所饮，令人虚极短气，食物皆消作小便，而又不渴。此病虽稀，极属可畏。

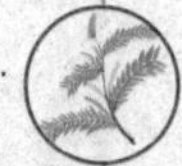

枸杞枝叶一斤　栝楼根　黄连　石膏各三两　甘草（炙）二两。

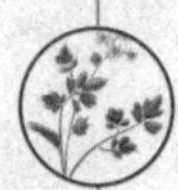

上五味，以水一斗，煮取三升，去滓，分温五服，日三夜五。困重者多合，渴即饮之。若恐不能长愈。

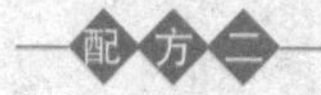

铅丹二分（熬别研入）　栝楼根　甘草（炙）各十分　泽泻五分　胡粉二分（熬研入）　石膏　白石脂　赤石脂各五分。

上药捣研为散，水服方寸匕，日三服。少壮人一匕半。患一年者服之一日瘥；二年者二日瘥；丸服亦佳，一服十丸，以瘥为度。此方用之如神。

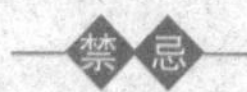

忌海藻、菘菜。

华佗治寒泻药方

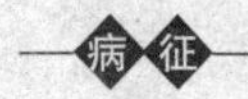

寒泻一名鹜溏。其原为脾气衰弱，及寒气在下，遂致水粪并趋大肠，色多青黑。

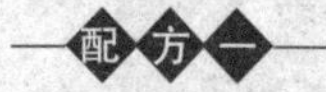

川桂枝　白芍药　白术各半两　甘草（炙）二钱。

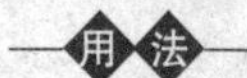

水煎服。秋冬宜用此方。

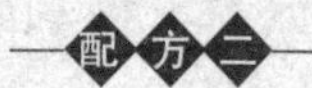

白芍药　白术各三钱　干姜（炮）半两　甘草（炙）二钱。

水煎服。甚者则除去干姜，加附子三钱。

华佗治热泻药方

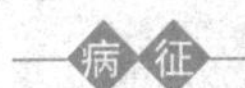

热泻者，夏月热气，乍乘太阴，与湿相合，如水之注，故一名暴泄。其候腹痛自汗，烦渴面垢，脉洪数或虚，肛门热痛，粪出如汤。

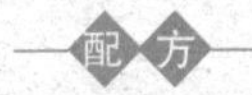

香薷一斤　白扁豆半斤（微炒）　厚朴（去皮姜汁炙熟半斤）。

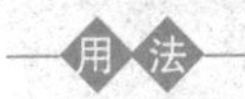

上药研末，每服三钱，水煎服。

华佗治久泻药方

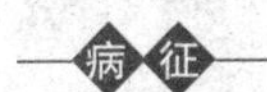

久泻不止，由于有陈积在肠胃之间，积一日不去，则泻一日不止。治宜先去陈积，而后补之。

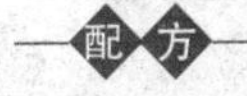

厚朴　干姜　甘草　桂心　附子各二两　大黄四钱。

上药细锉，先以前五味用水二升半煎八合，并将大黄切碎，水一碗渍半日，煮汤与前汁相合，再煎取六合，去滓，分三服，一日服尽。

华佗治肾泄药方

肾泄者，五更溏泄也。其原为肾阳虚亏，既不能温养于脾，又不能禁固于下。故遇子后阳生之时，其气不振，阴寒反胜，则腹鸣奔响作胀，泻去一二行乃安。此病藏于肾，宜治下而不宜治中。

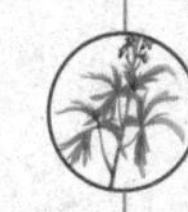

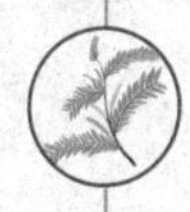

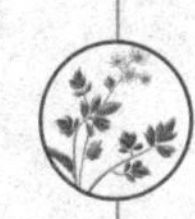

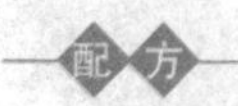

配方

肉豆蔻　五味子各二两　吴茱萸一两　补骨脂四两　生姜八两　红枣一百枚。

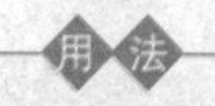

用法

上药捣末，以蒸熟枣肉和丸，如梧子大。每服五七十丸，空心或食前热汤下，晚食前更进一服。

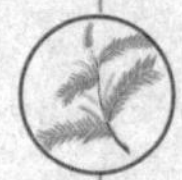

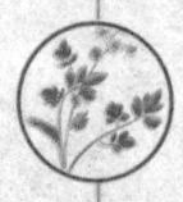

华佗治飧泄药方

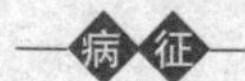

病征

飧泄者，完谷不化也。脾胃气虚，不能熟腐水谷，故食物完出也。

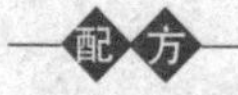

配方

人参　茯苓　川芎　官桂　当归　白芍　白术各等份。

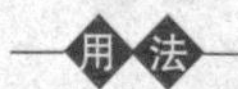

用法

每服二钱，加粟米百粒，与水一升同煎取七合，去滓，空腹温服。若虚劳嗽，加五味子；有痰，加半夏；发热，加柴胡；有汗，加牡蛎；虚寒，加附子或干姜。

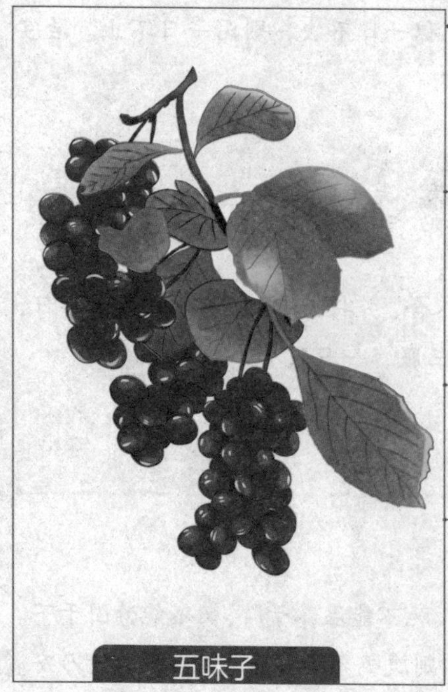

形态

幼枝为红褐色，老枝为灰褐色，常起皱纹。

别名

玄及、会及、五梅子、山花椒、壮味、五味、吊榴。

性味

性温，味酸、咸。

功效

敛肺、滋肾、生津、固涩，主治口干作渴、自汗、盗汗等。

华佗治肛门肿痛药方

配方

马齿苋叶　三叶酸草各等份。

用法

水煮汤熏洗，一日二次，极有效。

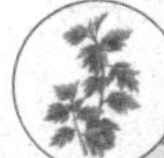

病征讲堂——肛门肿痛

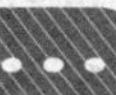

肛门肿痛是肛肠病中的一种症状，主要临床症状为肛门周围肿胀、疼痛，同时伴有渗液。

华佗治九虫药方

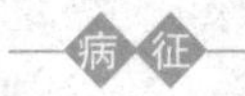

病征

九虫者：一曰伏虫，二曰蛔虫，三曰白虫，四曰肉虫，五曰肺虫，六曰胃虫，七曰弱虫，八曰赤虫，九曰蛲虫。此诸虫皆依肠胃之间，若脏腑气实不为害，虚则能侵蚀。

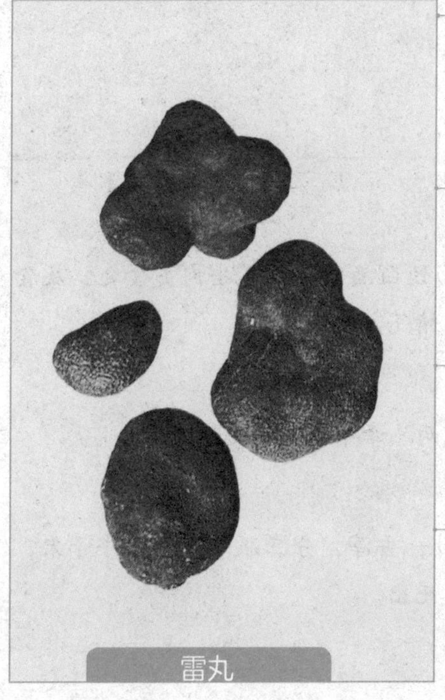

雷丸

颜色：为类球形或不规则团块，表面黑褐色或灰褐色。

别名：竹苓、雷实、竹铃芝。

用法：性寒，味微苦。

功效：主治绦虫病、钩虫病、蛔虫病、小儿疳积。

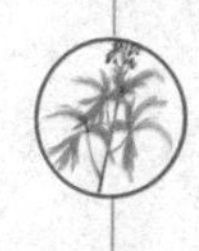

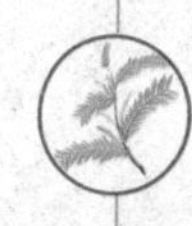

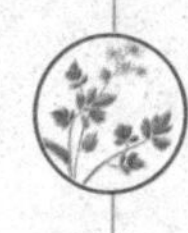

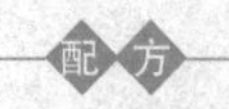

贯众　石蚕各五分　狼牙四分　藜芦二分　蜀漆（炙）六分　僵蚕三分　雷丸六分　芜荑四分　厚朴三分　槟榔六分。

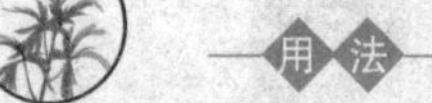

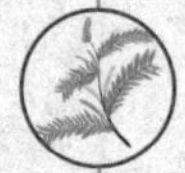

上药捣末，蜜为丸，空腹暖浆水下三十丸，日三服。不治，稍稍加之。

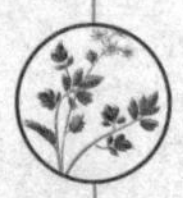

华佗治蛔虫药方

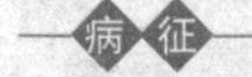

蛔虫长一尺，亦有五六寸者，发动时腹中作痛，口多涎沫，及吐清水，贯心则杀人。

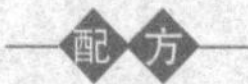

酸石榴根（东引入土五六寸者）二升　槟榔十枚。

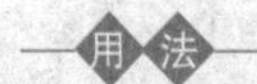

上药以水七升，煮取二升半，去滓。着少米煮稀粥，平旦空腹食之，少间虫即死。

华佗治寸白虫药方

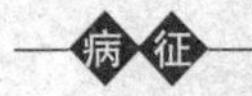

寸白虫，长一寸而色白，形小褊，乃饮白酒以桑枝贯牛肉炙食之，及食生鱼后，即饮乳酪而生者。其发动则损人精气，腰脚疼弱。

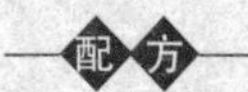

酸石榴根（东引者）一大握　芜荑三两　牵牛子半两（熬末）。

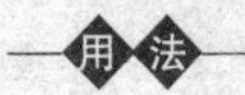

上药以水六升，先煮前三味，得二升，去滓，分三服。别和牵牛子末，每服如人行五里，更服尽，快利，虫亦尽死出。

华佗治蛲虫药方

蛲虫形甚小，状如菜虫，居胴肠之间，多则为痔，剧则为癞，因入疮处，即生诸痈疽癣瘘瘑疥，无所不为。

芜荑　狼牙　雷丸　桃仁。

上药捣为散，宿勿食，平旦以饮服方寸匕，当下虫也。

华佗治关格不通药方

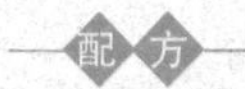

吴茱萸（熬）一升　干姜　大黄　桂心　当归　甘草（炙）　芎䓖各二两　雄黄三分（研）　珍珠一分（研）　人参　细辛各四两　桃白皮一握。

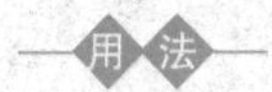

上药以水一斗，煮取三升，去滓，纳雄黄、珍珠末，酒一升，微火煮三沸。服一升，得下即止，不必尽也。每服如人行十里久进之。

华佗治小便不通药方

本症之原因，为膀胱之气化不行，其候少腹胀气急，甚者水气上逆，令人心急腹满，乃至于死。

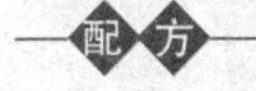

人参　莲心　茯苓　车前子　王不留行各三钱　甘草一钱　肉桂三分　白果二十枚。

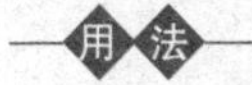

水煎服，一剂即如注。

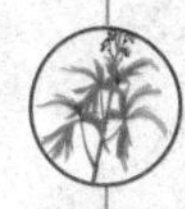

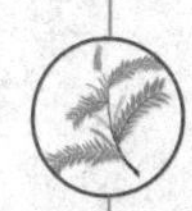

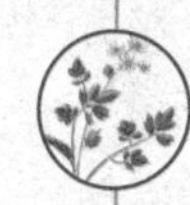

华佗治老人尿闭药方

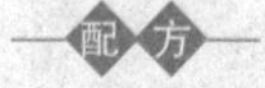

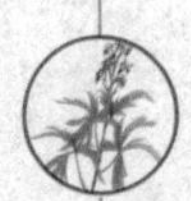

黄芪（蜜炒）二钱　陈皮（去白）一钱　甘草八分。

水一升半，煎八合，顿服。有效。

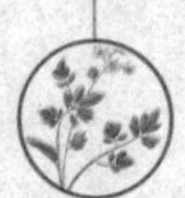

华佗治小便频数药方

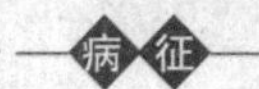

本症之原因，为膀胱与肾俱虚，有客热乘之所致。

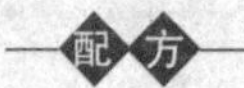

黄连　苦参各二分　麦门冬（去心）一两　土瓜根　龙胆各一分。

上药捣筛，蜜丸如梧子，每服十丸，加至二十丸。

华佗治小便过多药方

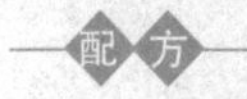

补骨脂（酒蒸）十两　茴香（盐炒）十两。

共为末，酒糊丸，梧子大，盐汤下百丸，颇效。

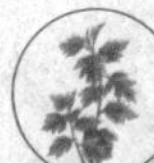

病征讲堂——小便过多

小便过多是一种症状，而不是一种疾病。该病是肾虚的表现，导致小便过多的原因有很多，其中包括病后体虚、寄生虫病、肾气不固、膀胱约束无能等。

华佗治小便不禁药方

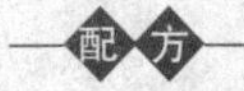

菟丝子（酒浸）二两　蒲黄　黄连各三两　硝石一两　肉苁蓉二两　五味子　鸡膍胵　中黄皮（炙）各三两。

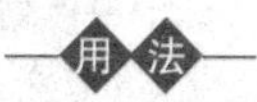

上药捣筛为散，每服方寸匕，日三服。每服如人行三四里，又服。

华佗治遗尿药方

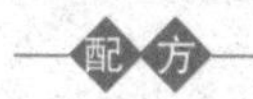

羊肚。

用羊肚系盛水令满，急系两头，熟煮，开取水，顿服之，立瘥。

华佗治溺血药方

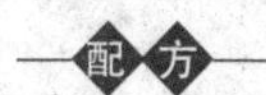

菟丝子　蒲黄　干地黄　白芷　荆实　葵子　败酱　当归　茯苓　芎䓖各二两。

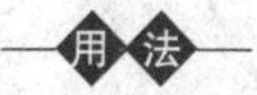

上药捣为末，白蜜和丸如梧子，饮服二丸，不治加至五六丸。

华佗治诸淋药方

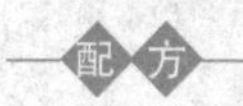

䗪虫（熬）五分　斑蝥（去足熬）二分　地胆（去足熬）二分　猪苓三分。

上药为末，每服四分匕，小麦汁下，日三夜二。有热者，去猪苓。服药二日后，以器盛小便，当有所下。肉淋则下碎肉；血淋下如短绳，若如肉脓；气淋下如羹上肥；石淋下石或下砂。剧者十日即愈。

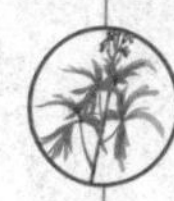

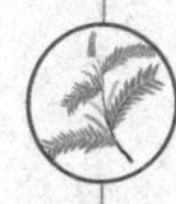

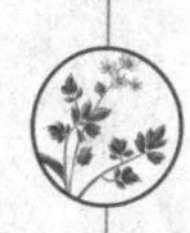

华佗治石淋药方

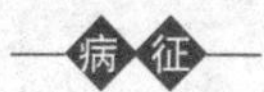

石淋者，淋而出石也。其症小便则茎里痛，溺不能卒出，痛引小腹膀胱，

里急，砂石从小便导出，甚者塞痛，令闷绝。

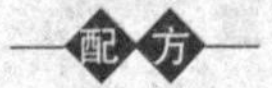

柏子仁　芥子　滑石各等份。

捣为末，以米汁饮服方寸匕，三服当效。

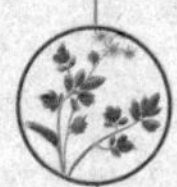

华佗治热淋药方

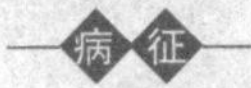

热淋者，三焦有热气，搏于肾，流入于胞而成淋也。

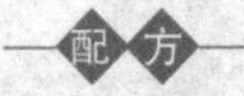

滑石二两　栝楼三两　石苇（去毛）二分。

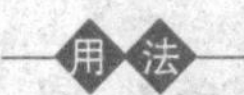

上药为散，以大麦粥清服方寸匕，日三服。

华佗治血淋药方

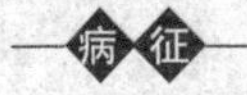

血淋者，热在下焦，令人淋闭不通，热盛则搏于血脉，血得热而流溢，入于胞中，与溲便俱下，故为血淋也。

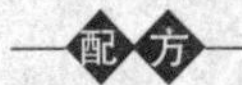

白茅根　芍药　木通　车前子各三两　滑石　黄芩各一两五钱　乱发（烧灰）　冬葵子（微炒）各五钱。

上八味捣筛，每服三钱。水煎温服，日三服。

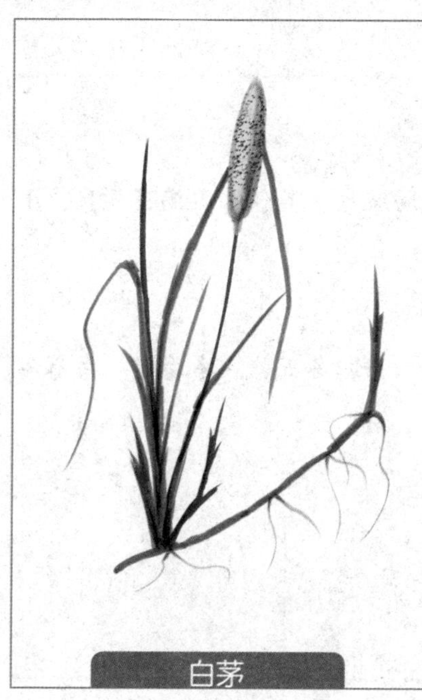

形态

叶鞘聚集于秆基，圆锥形花序比较稠密。

别名

茅草、茅草根。

性味

性寒，味甘。

功效

具有凉血止血、清热通淋、利湿退黄、疏风利尿、清肺止咳的功效。

华佗治劳淋药方

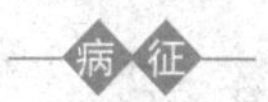

劳淋者，谓劳伤肾气而生热成淋也。其状尿留茎内，数起不出，引少腹痛，小便不利，劳倦即发，故云劳淋。

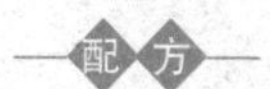

滑石三分　王不留行　冬葵子　车前子　桂心　甘遂　通草各二分　石苇（去毛）四分。

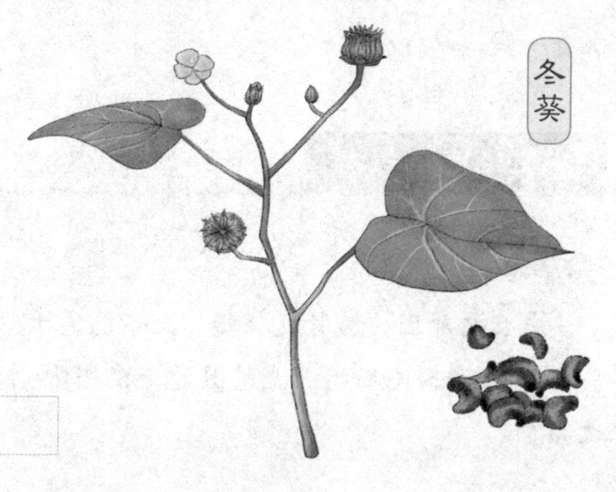

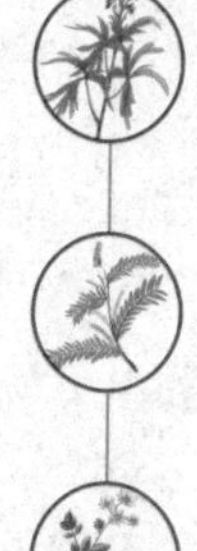

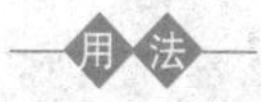

上药为散，以麻子粥和服方寸匕，日三服，尿清瘥。

华佗治气淋药方

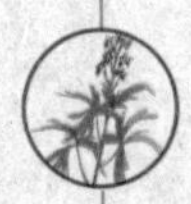

气淋者，气闭不能化水，病从肺而及于膀胱也。其候小腹满，气壅，小便涩而有余沥。治宜以清肺金为主。

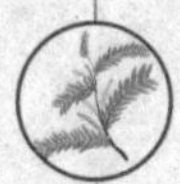

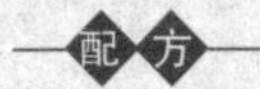

沉香　石苇（去毛）　滑石　王不留行　当归各五钱　冬葵子　白芍各七钱五分　橘皮　甘草各二钱五分。

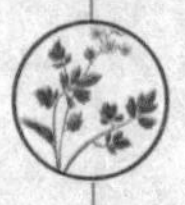

用法

上药为散，每服二钱，煎大麦汤下。

华佗治膏淋药方

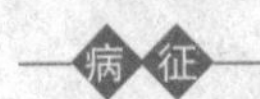

膏淋者，小便肥浊，色若脂膏，故名。一名肉淋，其原因由于肾血不能制于肥液，故与小便俱出也。

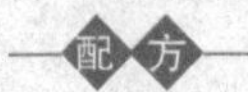

磁石（火煅醋淬三七次）　肉苁蓉（酒浸切焙）　泽泻　滑石各一两。

上药为末，蜜丸梧子大，每服三十丸，温酒下不拘时。如脐下妨闷，加沉香一钱，以行滞气。

华佗治遗精药方

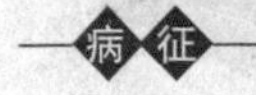

本症之原因，为肾气耗竭，上不能通于心，中不能润于肝，下不能生于脾土，以致玉关不闭，无梦且遗。法当大剂补肾，而少佐以益心益肝益脾之品。

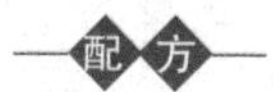

配方

熟地一两　枣仁　薏苡仁各五钱　山茱萸四钱　茯苓　白芍　当归各五钱　茯神二钱　北五味　白芥子各一钱　肉桂　黄连各三分。

用法

水煎服，一剂即止，十剂痊愈。

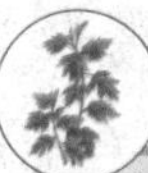

病征讲堂——遗精

遗精是一种生理现象，患有尿道炎、前列腺炎的患者常有此症状。中医认为，该病是由肾虚不藏精、精关不固所导致的。

华佗治心虚遗精药方

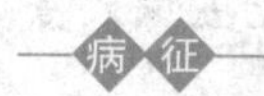

病征

本症之外表，虽属于肾火之虚，然究其根原，实不得不推原于心君之虚。故宜心肾交补，乃能水火相济。

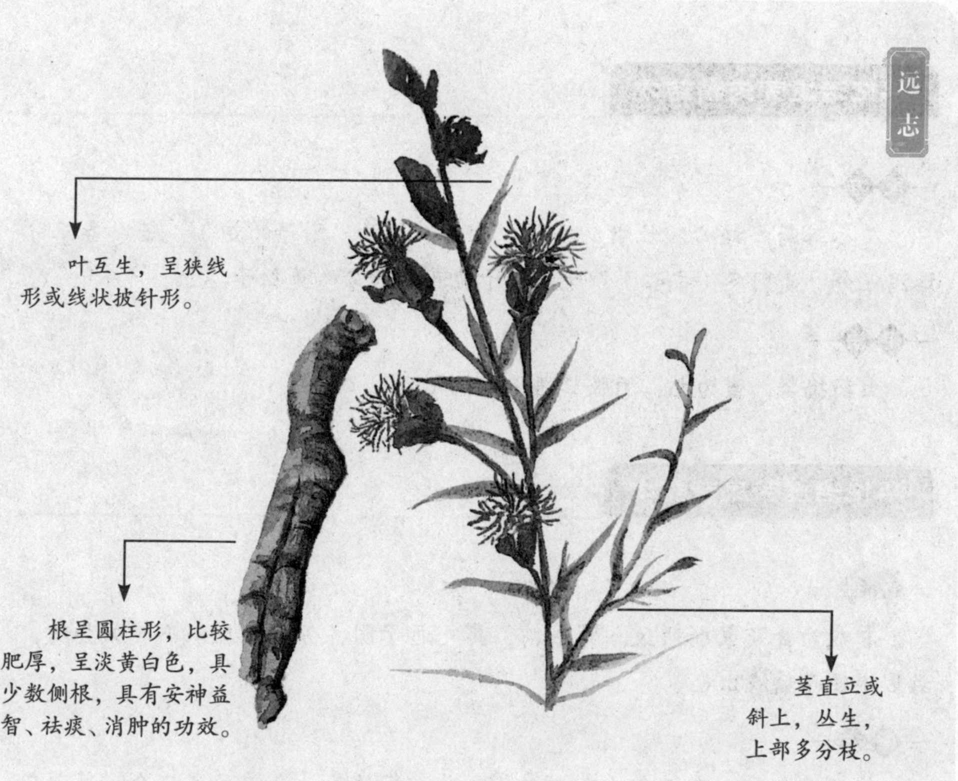

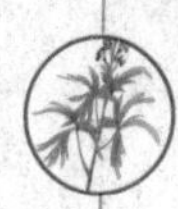
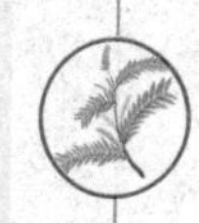
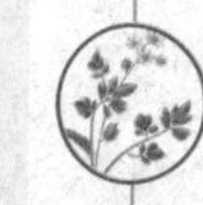
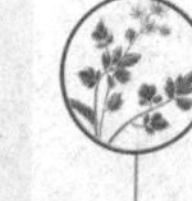

熟地八两　山药　山茱萸　白术各四两　人参　茯苓　麦冬　巴戟天　肉苁蓉各三两　肉桂　北五味　远志　枣仁（炒）　柏子仁　杜仲　补骨脂各一两　砂仁五钱　附子一枚　鹿茸一副　紫河车一具。

上药捣末，蜜和丸，汤下二三十丸，日再服。

华佗治阴虚梦遗药方

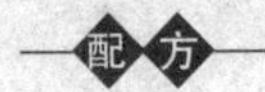

熟地　山药　芡实　白术各八两　山茱萸　炒枣仁各四两　北五味　麦冬　车前子　茯苓各三两　远志一两。

用法

上药末之，蜜和丸，热汤下一两，日一次。

华佗治虚劳失精药方

配方

人参二两　桂心　牡蛎　薯蓣　黄柏　细辛　附子（炮）　苦参各三分　泽泻五分　麦门冬（去心）　干姜　干地黄各四分　菟丝子二分。

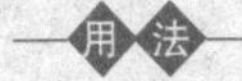

上药捣合，蜜为丸，酒服如梧子大三丸。

华佗治虚劳尿精药方

本症为肾气衰弱所致。肾藏精，其气通于阴，劳伤肾虚，不能藏其精，故因小便而精液出也。

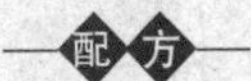

韭子（熬）　麦门冬（去心）各一升　菟丝子　车前子各二合　芎䓖二两　白龙骨三两。

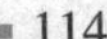

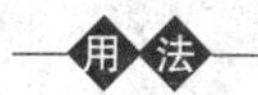

上药捣末，酒服方寸匕，日三。不知稍稍增之，甚者夜一服。

华佗治强中药方

强中者，谓强阳不倒也。此虚火炎上，而肺金之气不能下行故也。

元参　麦冬各三两　肉桂三分。

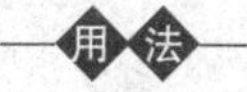

水煎服即愈。他日并可重整戈矛，再圆欢合。

华佗治阴痿药方

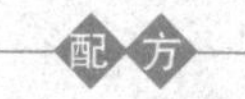

熟地一两　白术五钱　山茱萸四钱　人参　枸杞子各三钱　肉桂　茯神

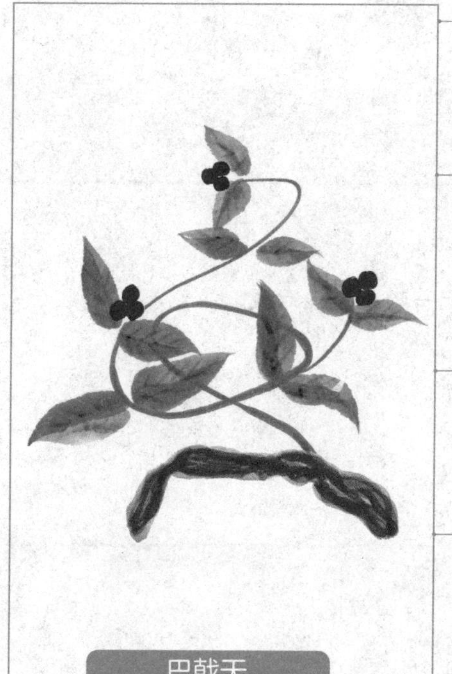

巴戟天

形态

根肉略紫红色，干后紫蓝色。

别名

鸡肠风、鸡眼藤、黑藤钻、兔仔肠、三角藤、糠藤。

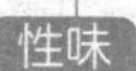

性味

性微温，味辛、甘。

功效

主治阳痿遗精、宫冷不孕、月经不调、少腹冷痛、风湿痹痛。

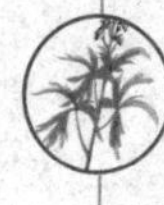

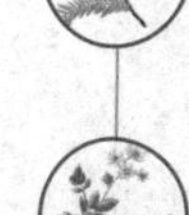

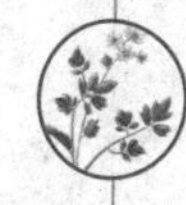

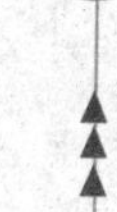

各二钱　远志　巴戟天　肉苁蓉　杜仲各一钱。

水煎服，一剂起，二剂强，三剂妙。

华佗治脱精药方

男女交感乐极，一时精脱，不能制止。此时切不可离炉，仍然搂住，男脱则女以口哺送热气，女脱则男亦如之，则必能阳气重回。

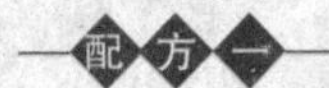

人参数两　附子一钱。

用法

煎汁，乘热灌之。后再用下方治之。

配方二

人参　黄芪　熟地　麦冬各一两　附子　北五味各一钱。

用法

水煎服。

华佗治阳缩药方

配方

人参　干姜各五钱　白术三两　附子一两　肉桂六钱。

用法

急以水煎汁服之，立效。

华佗治阴肿药方

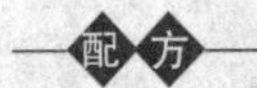

雄黄一两（研碎，绵裹）　甘草一斤。

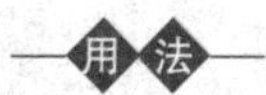

水二升，煮取二升，洗之。

华佗治阴囊湿痒药方

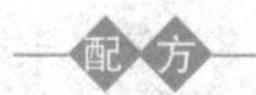

乌梅十四枚　钱四十文　盐三十撮。

上三味，以苦酒一升，于铜器中浸九日，洗之，效。

华佗治囊痈药方

本症由肝肾阴虚，湿热下注所致。虽与疝气相类，惟痈则阴囊红肿，内热口干，小便赤涩；疝则小腹痛，牵引肾子，少热多寒，好饮热汤，此其异耳。初起时即宜用此方。

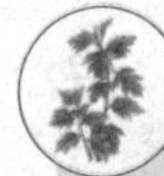

病征讲堂——囊痈

囊痈的特点为阴囊红肿疼痛、寒热交作，发病部位为睾丸以外的阴囊处，与现代医学中的阴囊脓肿、阴囊蜂窝织炎极为相似。

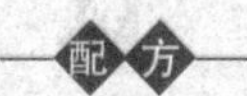

川芎　当归　白芍　生地　柴胡　胆草　栀子　天花粉　黄芩各一钱　泽泻　木通　甘草各五分。

清水二碗，煎取一碗，食前服之。

华佗治子痈药方

子痈者，谓肾子作痈，溃烂成脓，不急治愈，有妨生命。

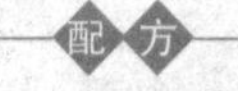

川楝　秦艽　陈皮　赤芍　甘草　防风　泽泻各一钱五分　枸橘一枚。

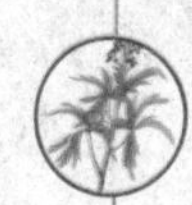

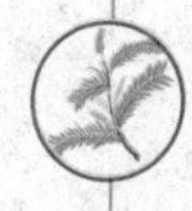

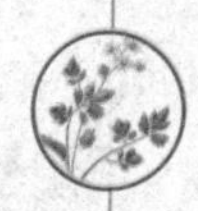

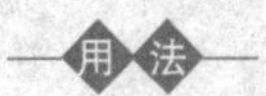

水煎服，一剂即愈。

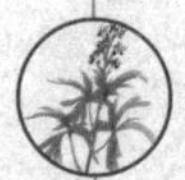

华佗治头风药方

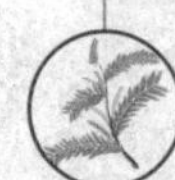

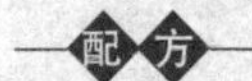

附子一枚（炮裂）　盐一撮如附子大。

用法

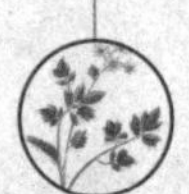

二味作散，沐头毕，以方寸匕摩顶，日三服。或服愈风散，亦效。

华佗治头疼药方

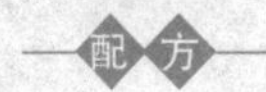

蔓荆子　白芷　甘草　半夏　细辛各一钱　川芎五钱。

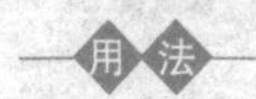

以酒煮，一醉即愈，不知再服。

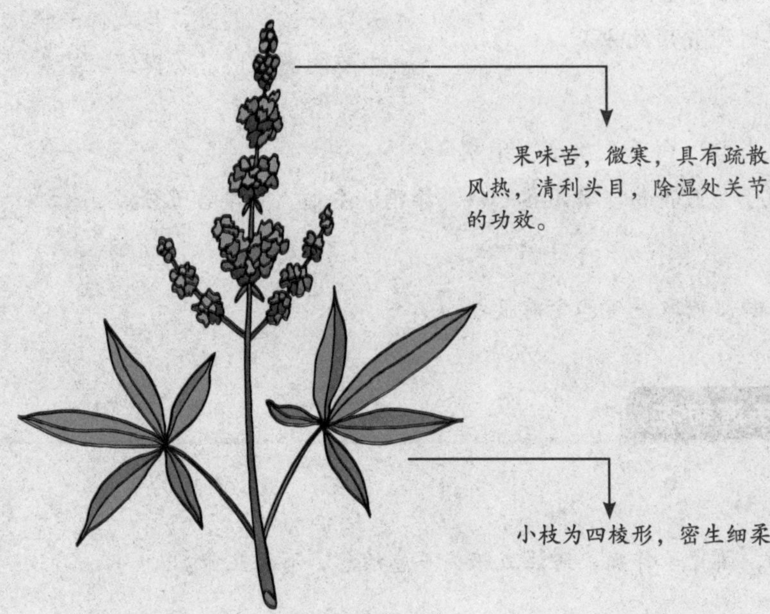

华佗治脑痛药方

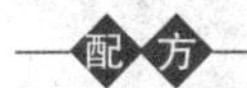

柴胡　郁李仁　麦冬各五钱　辛夷　桔梗各三钱　白芍三两　甘草一钱。

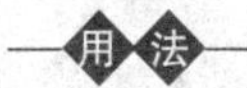

水三碗，煎汁，加陈酒一升，乘热饮之，以醉为度。

华佗治偏头痛药方

川芎　朱砂（水飞内一两为衣）　石膏　龙脑各四两　人参　茯苓　甘草（炙）细辛各二两　生犀角　栀子各一两　阿胶（炒）一两半　麦冬（去心）三两。

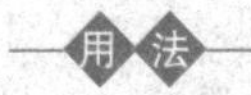

为末，蜜丸弹子大，酒下一丸，神效。

华佗治雷头风药方

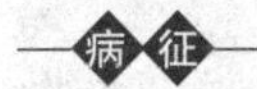

本症因头痛而起核块，或头中如雷之鸣，盖为邪风所客，风动则有声也。

轻则用下方治之：

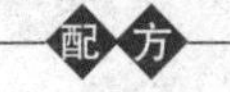

连翘　黄芩　黑山栀　犀角　牛蒡子各一钱　薄荷七分　桔梗五分。

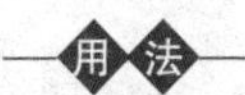

等散之。

重则用下方治之：

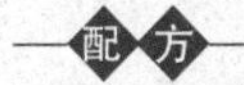

瓜蒂　好茶各等份。

共为末，每服二钱，荠汁调，空心服，取吐。

并用下方：

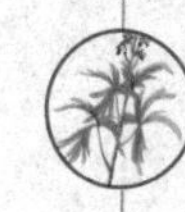

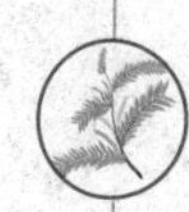

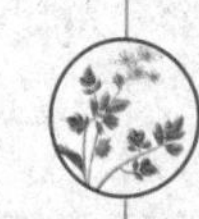

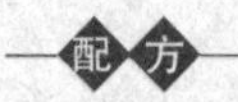

大黄　黄芩各二两　牵牛　滑石各四两　黄连　薄荷叶　川芎各半两。

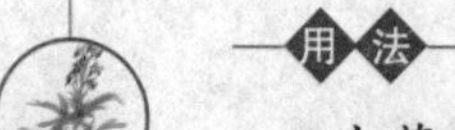

上药为末，水为丸，梧子大，食后温汤下五十丸。

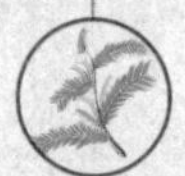

华佗治风热头痛药方

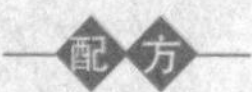

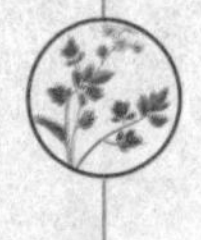

菊花　石膏　川芎。

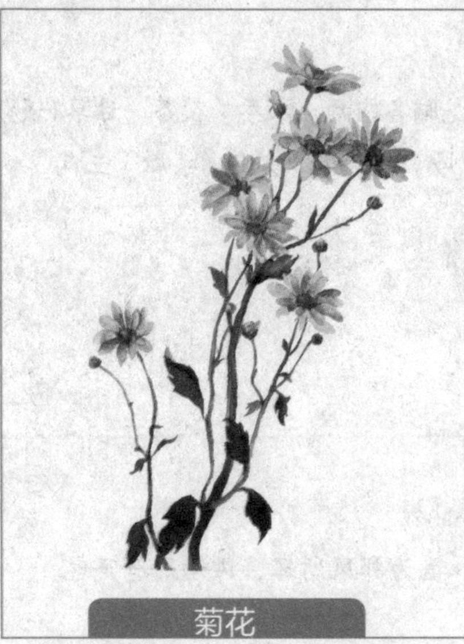

菊花

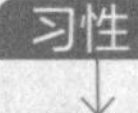

习性

喜阳光，忌荫蔽，较耐旱，怕涝。

别名

寿客、金英、黄华、秋菊。

性味

性微寒，味苦、甘。

功效

主治风热感冒、头痛眩晕、目赤肿痛、眼目昏花、疮痈肿毒等。

用法

上等份为末，每服钱半，茶调下。

华佗治湿热头痛药方

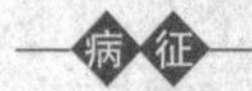

症因湿与热合，交蒸互郁，其气上行，与清阳之气相搏，则作痛也。

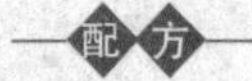

羌活　防风各一两　柴胡七钱　川芎五钱　甘草（炙）一两半　连翘（炒）一两　黄芩（一半炒，一半酒制）三两。

上药为末，每服二钱，入茶少许，汤调如膏，抹在口内，少用白汤送下。

华佗治眩晕药方

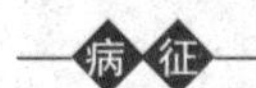

本症由血气虚，风邪入于脑，而引目系故也。盖脏腑之精气，皆上注于目，血气与目并上为系，上属于脑，后出于项，中缝身之虚，则为风邪所伤，入脑则脑转，而目系急，故成眩也。

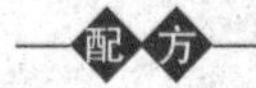

人参　当归　防风　黄芪　芍药　麦门冬各一两　独活　白术　桂心各二两。

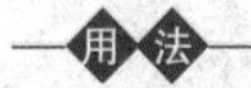

上药以水一斗，煮取三升，分三服。

华佗治头鸣药方

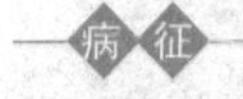

患者头部觉如虫蛀，其名曰天白蚁。

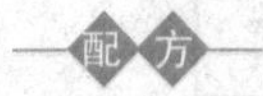

桑叶　黑芝麻　牡丹皮　栀子。

上药各等份捣末，蜜和丸，梧子大，陈细茶煎汤下二十丸。不治稍稍加至四十丸。

华佗治口臭药方

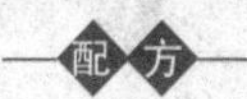

桂心　甘草　细辛　橘皮各等份。

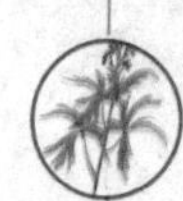

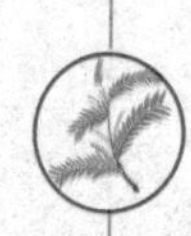

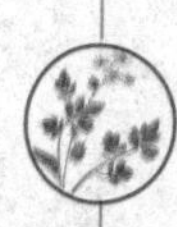

上四味捣筛，以酒服一钱匕，瘥止为度。

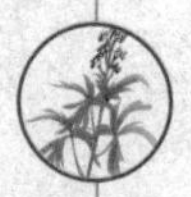

华佗治口干药方

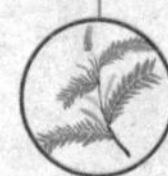

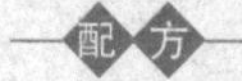

酸枣（去核）一升　酸石榴子五合　干葛三两　乌梅（去核）五合　麦门冬（去心）四两　覆盆子三合　甘草（炙）　栝楼各三两。

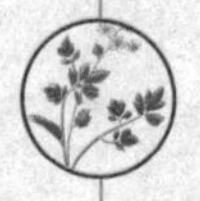

用法

上八味，捣，以蜜为丸，如枣核大，以润为度。

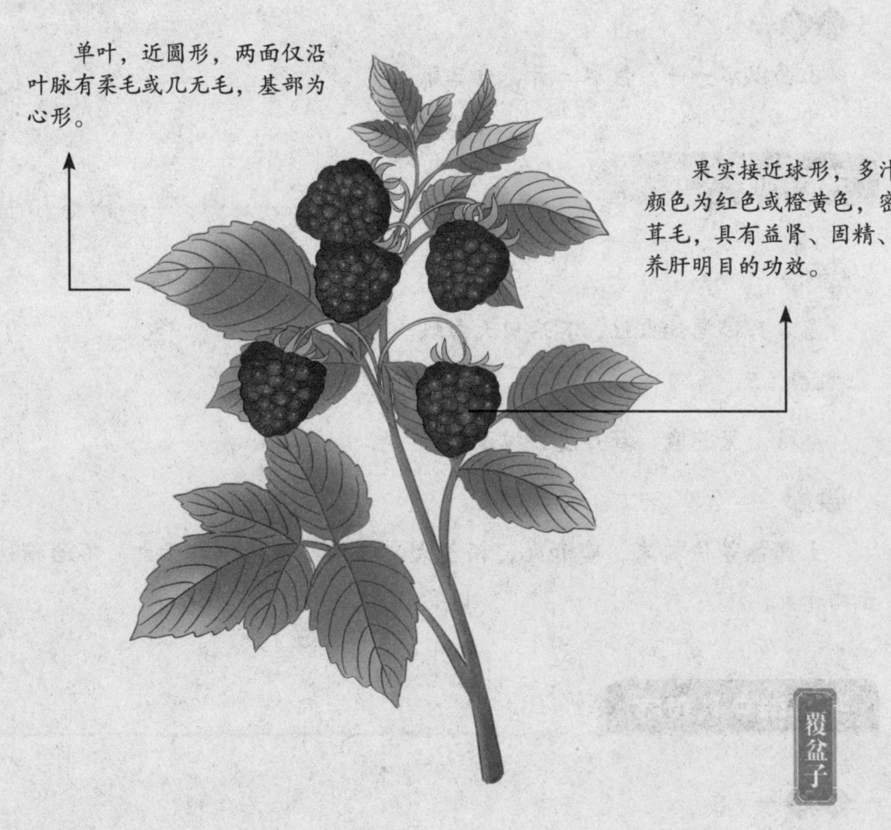

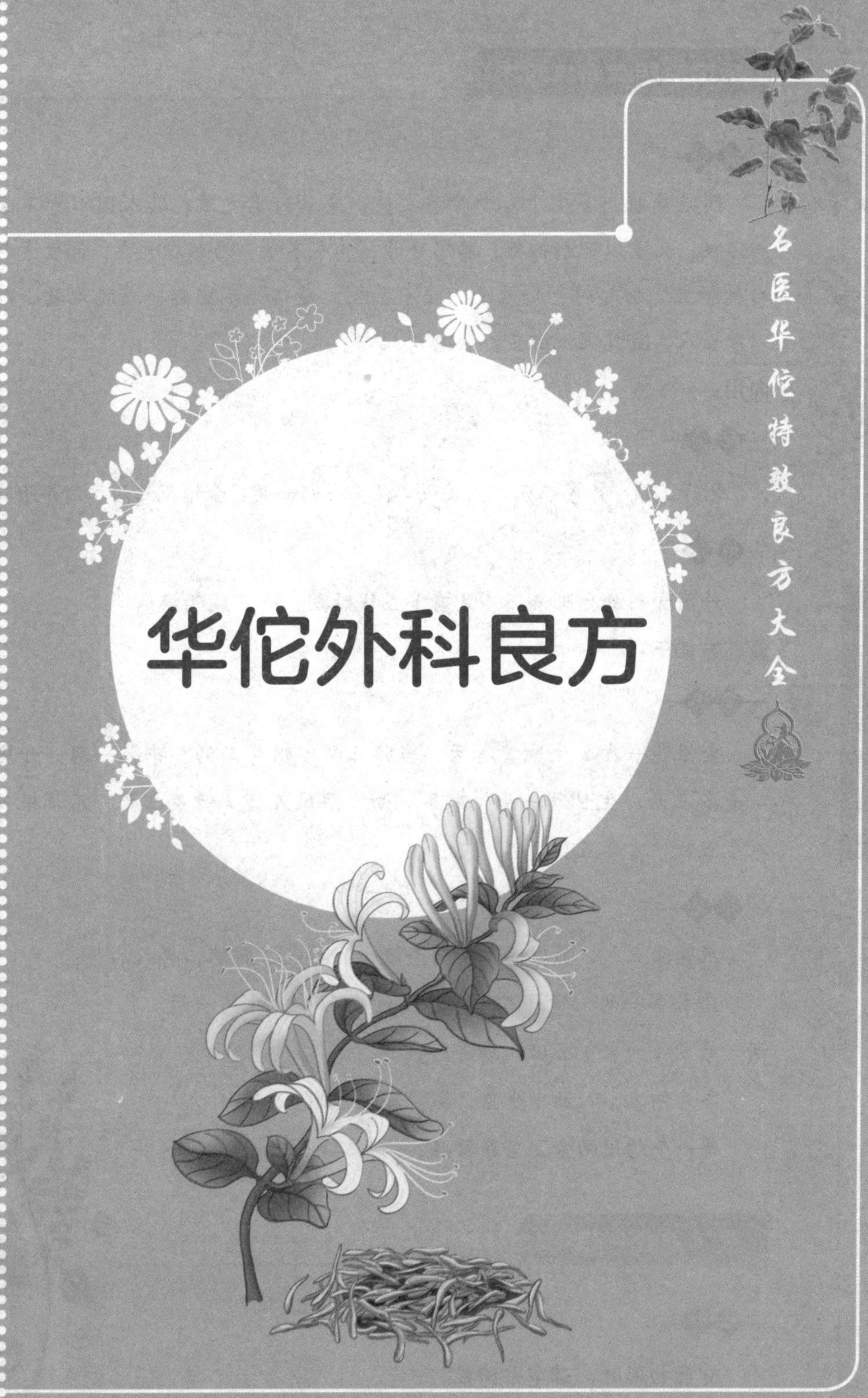

华佗外科良方

名医华佗特效良方大全

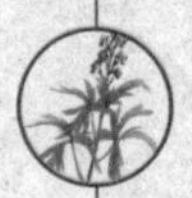
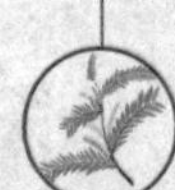
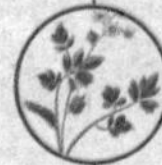

华佗治阴症痈疽药方

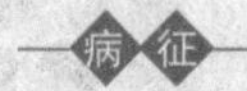

阴症痈疽，多生于富贵膏粱之徒，急功好名之辈，其人因心肾不交，阴阳俱耗，又重以忧愁抑郁，拂怒呼号，其气不散，乃结成大毒，任生于何部，均属险症。初起时色必黑暗，痛不甚剧，疮口亦不突起，或现无数小疮口，以欺世人，且觉沉沉身重。宜急用此方。

内用：

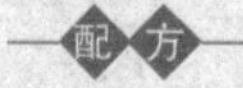

附子三钱　人参三两　生黄芪二两　当归一两　金银花三两　白芥子二钱。

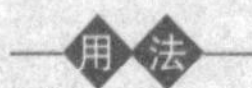

外用膏药加生肌末药（见前）五钱贴之，一日须两换。

膏药方如下：

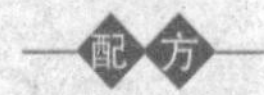

金银花一斤　生地黄八两　当归三两　川芎二两　牛膝一两　丹皮一两　麦冬三两　生甘草一两　荆芥一两　防风五钱　黄芪三两　茜草根五钱　人参五钱　玄参五钱。

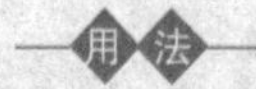

用麻油五斤，煎数沸，将药渣漉出，再熬，将珠，再入后药：

广木香一两　黄丹二斤（炒飞过去砂）　没药一两　乳香一两　血竭一两　象皮（为末）五钱　麝香一钱。

各为细末，入油中少煎，藏瓷罐内候用。

每一个约用两余，若系背疽，须用二两以上。

华佗治背痈药方

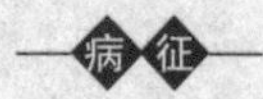

背痈初起时，若审系阳症。

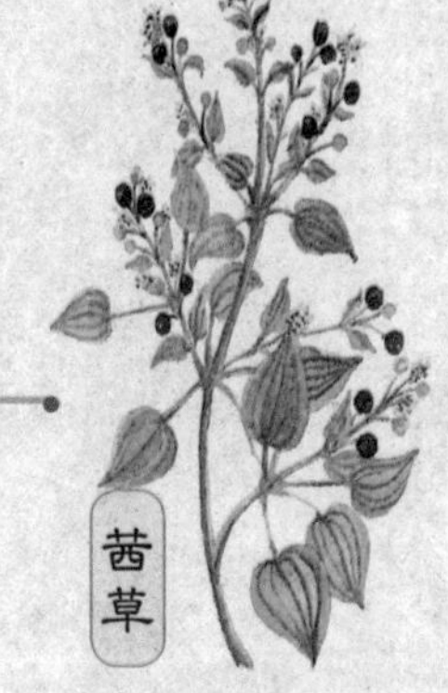

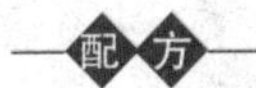

忍冬藤二两　茜草三钱　紫花地丁一两　贝母三钱　甘菊花三钱　黄柏一钱　天花粉三钱　桔梗三钱。

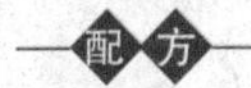

水煎服。一剂轻，二剂消，三剂痊愈。

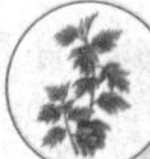

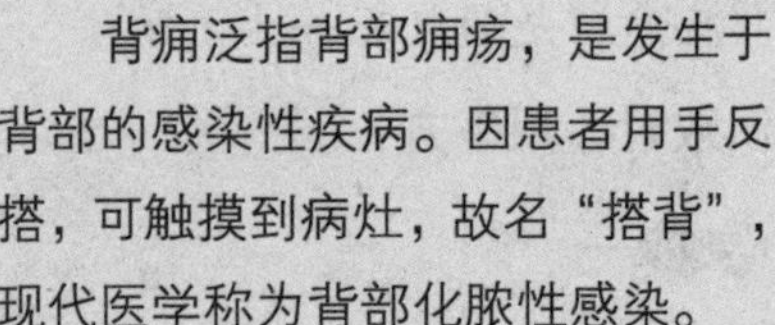

病征讲堂——背痈

背痈泛指背部痈疡，是发生于背部的感染性疾病。因患者用手反搭，可触摸到病灶，故名“搭背”，现代医学称为背部化脓性感染。

若系阴症，则用下方：

配方

人参二两　黄芪二两　金银花半斤　附子一钱　荆芥三钱（炒黑）　柴胡二钱　白芍一两　天花粉五钱　生甘草五钱。

水十余碗，煎汁二碗，分前后二次服之。则阴必变阳而作痛，再剂而痛消，数剂而痊愈矣。

若已溃烂，洞见肺腑，疮口不收，百药敷之，绝无一验，此方治之神效。

再用下方：

配方

麦冬一两　熟地二两　山茱萸一两　人参五钱　肉桂一钱　当归一两　忍冬藤一两　白术五钱。

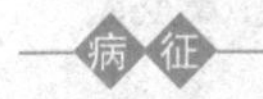

水煎服，五剂痊愈。

华佗治脑痈药方

病征

脑痈发于泥丸宫，在头顶之上，倘色如葡萄之紫，疮口不一，或如碎栗，四围坚硬，疮顶色红赤不黑，是为阳痈，尚可医疗；若色紫而黑暗无光，神情闷乱，不知人事者，是为阴症，十死其十，百死其百。必须以五日之前以火剂煎饮，或尚有生机，过此则生死难言矣。

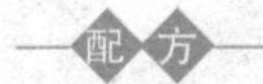

金银花八两　玄参三两　黄芪四两　麦冬三两　人参二两。

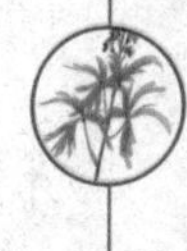

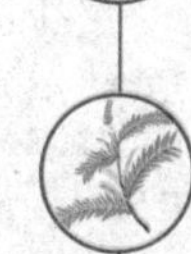

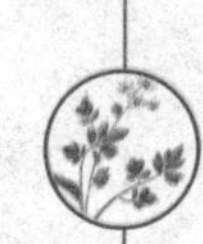

先用水十大碗，将金银花煎汤，再煎前药二碗，一日服二次，连服四日，其痈渐愈。改用十全大补汤，重四两与之，又改用八味地黄汤，恣其酣饮，可获痊愈，是为九死一生之治法。

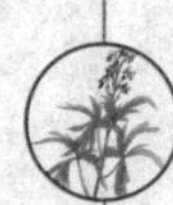

未溃败时，用下方：

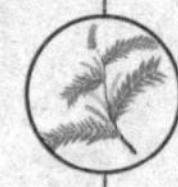

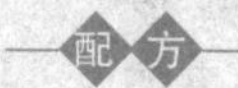

川芎一两　玄参二两　金银花二两　山茱萸一两　麦冬一两　贝母三钱　蔓荆子二钱。

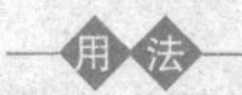

用水三大碗，煎服之，即消，最多两剂痊愈。

华佗治脑后痈药方（一名落头疽）

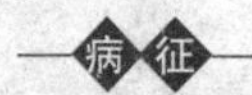

脑后痈生于玉枕部，亦有阳症阴症之别。其为患虽较脑痈为轻，然医不得法，即腐烂落头而死，故有落头疽之名。凡属阳症，其形高突红肿。

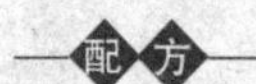

金银花二两　蒲公英一两　生甘草三钱。

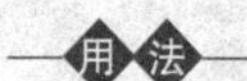

用水三碗煎八分，服下。未破者，一剂即消；已破者，必须三服，始脓尽肉生。

若系阴症：

则其旁必有无数小疮，先痒后痛，遂至溃烂，肿而不甚高突，色必黑暗，身体沉重困倦欲卧，呻吟无力。

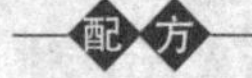

人参一两　生黄芪一两　当归一两　金银花二两　白芥子三钱　肉桂一钱　炒白术一两。

用水煎服，一剂血止，二剂肉生，三剂口小，四剂皮合，又二剂痊愈。

华佗治腰痛药方

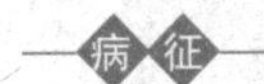

腰痛发于软肋下，近腰之部，宜合阴阳两性治之。

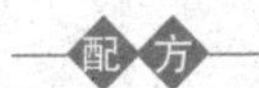

白术一两　杜仲一两　当归一两　金银花三两　防己一钱　豨莶草三钱。

水煎服。

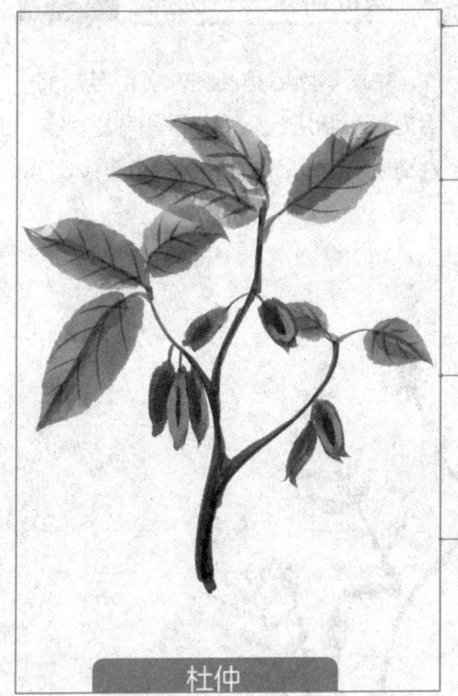

形态

小枝光滑，淡黄、褐色，叶卵圆形。

别名

川杜仲、丝连皮、扯丝皮等。

性味

性平、温，味辛、甘。

功效

补肝肾、治腰膝酸疼。

杜仲

华佗治肺痈药方

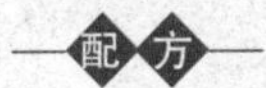

玄参二两　麦冬三两　生甘草五钱　金银花十两。

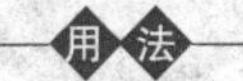

水煎服，一剂痛减，二剂内消。

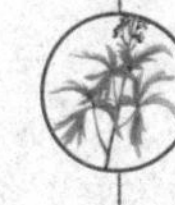

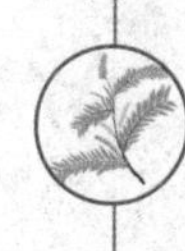

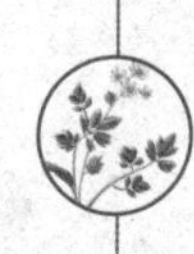

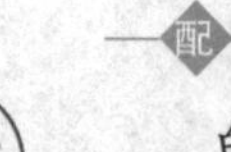

华佗治肝痈药方

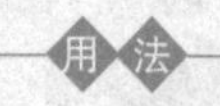

配方

白芍三两　当归二两　炒栀子三钱　生甘草三钱。

用法

水煎服，约二剂而愈。

华佗治肠痈药方

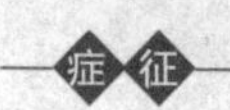

症征

肠痈生于大小肠之间，其症口渴，小便如淋，时时汗出，小腹肿痛，手不可按；又生于大肠者，右足屈而不伸；生于小肠者，左足屈而不伸。

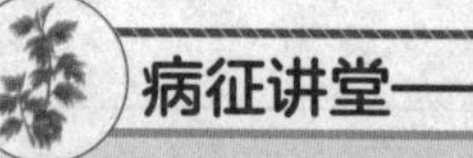

病征讲堂——肠痈

中医诊断名称肠痈，多由湿热邪毒内壅于肠所致。现代医学称之为急性阑尾炎，是外科最常见的急腹症。

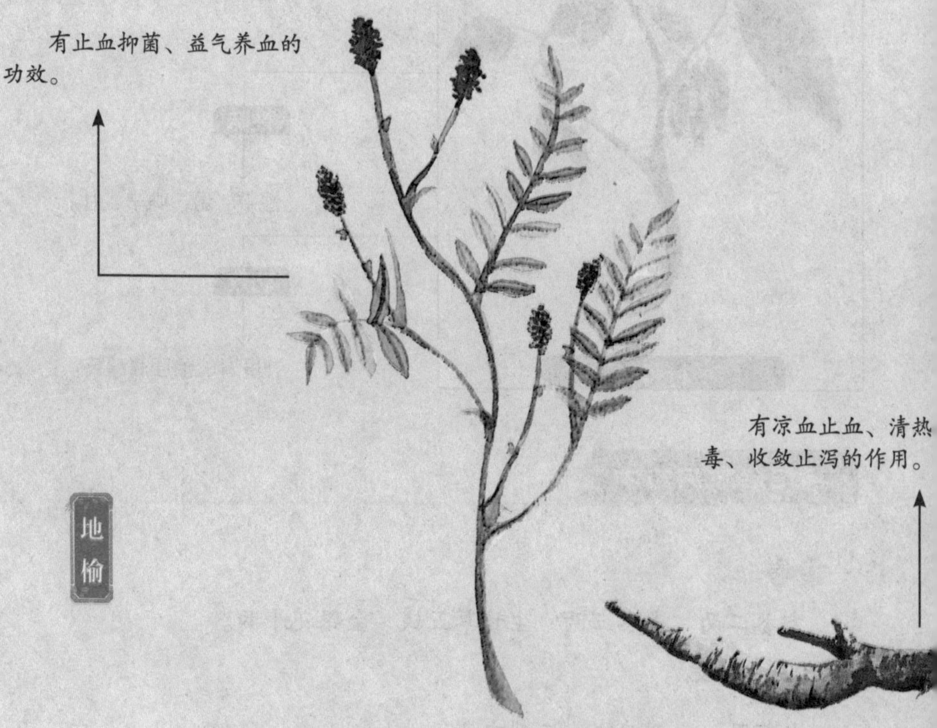

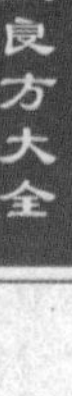

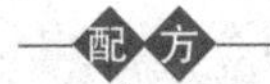

金银花八两　地榆一两　薏苡仁五钱　当归一两。

先将金银花煎水二碗，余药用水十余碗，煎作二碗，同金银花分作二服，上午一服，临睡一服，二剂而愈。

凡肠痈必须内消，而火邪甚急，非杯水可救，必须大剂始效，然大剂败毒，恐伤元气，惟金银花败毒而又补阴，故可重用，若用之过少，反无效矣。

华佗治脐后痈药方

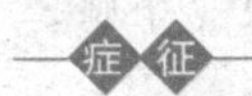

脐后痈发于背下命门之穴，与脐正对，其症为真水衰弱，邪火炽盛，非大补其水，则邪火不散，毒无自消，初发之时，尚未溃败。

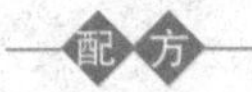

金银花五两　豨莶五钱　熟地一两　白术一两　黄柏三钱　车前子三钱。

先用水十碗，煎金银花四碗，乃分之为二，先以两碗煎前药得一碗，空腹饮之，少顷再将前汁两碗，更煎药滓得一碗服之，连服二剂。

若已溃烂者，宜改用：

人参三两　白术五两　肉桂三钱　附子一钱　山茱萸一两　北五味子三钱　金银花三两　茯神三钱。

水十碗，煎汁一碗，服之。

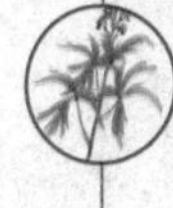

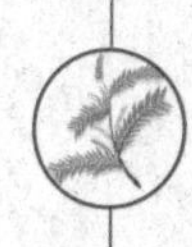

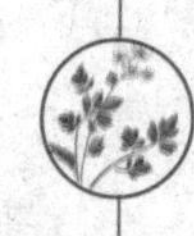

华佗治悬痈药方

悬痈一名骑马痈，俗名偷粪老鼠。多因嗜色忍精而发。

金银花四两　蒲公英二两　人参一两　当归一两　生甘草一两　大黄五钱　天花粉二钱。

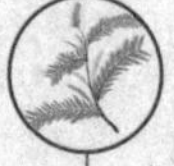

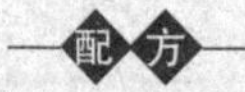

水煎服，一剂即消，二剂痊愈。

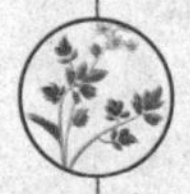

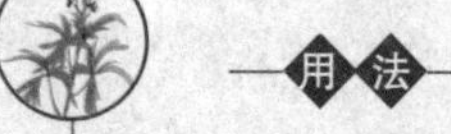

华佗治牛头痈药方

生于膝上，红肿而痛，一名膝痈。

配方

生黄芪四钱　当归一两　金银花一两　茯苓三钱　薏苡仁五钱　牛膝三钱地榆一钱　白术三钱　天南星一钱　生地黄五钱。

用法

水数碗，煎一碗，空腹服之。

形态
小枝细长，藤为褐色至赤褐色，卵形叶子对生。
别名
金银藤、银藤、二色花藤等。
性味
性寒，味甘。
功效
清热解毒、补虚疗风。

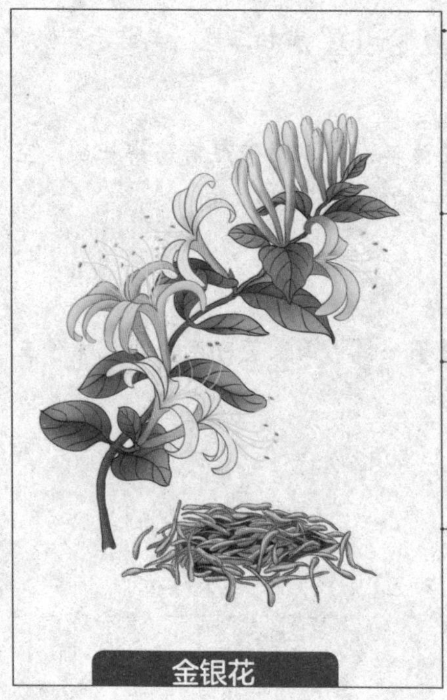

金银花

华佗治痈肿无头药方

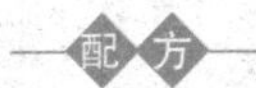

蛇蜕　猪油。

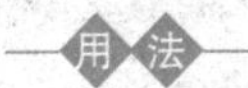

以蛇蜕烧灰，和猪油涂之，极效。

华佗治石疽药方

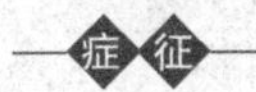

此症肿不变色，漫肿疼痛，坚硬如石。

生商陆根。

捣生商陆根，加盐少许敷之，极效。

华佗治瘭疽药方

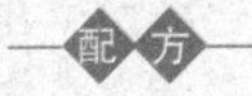

射干　甘草　枳实　升麻　干地黄　黄芩各八分　麝香二分　前胡三分　犀角六分　大黄一钱。

以水煎之，约三剂可愈。

病征讲堂——瘭疽

瘭疽指体表的一种急性化脓性感染，随处可生，常见于指端腹面，现代医学称为化脓性指头炎。起因多为外伤感毒，脏腑火毒凝结。

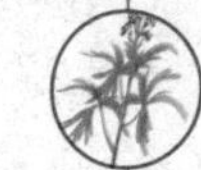

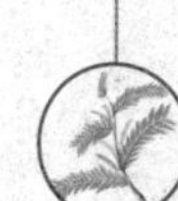

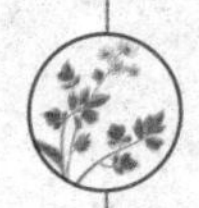

华佗治甲疽药方

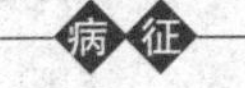

本症之发生，原于剪甲伤肌，或甲长伤肉，致使气血阻遏不通，久之腐

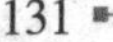

溃而生疮泡，或赤肉突出，指甲肿痛。治法易剔去指甲，则不药而愈。

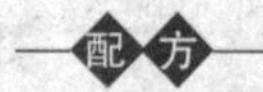

草乌五钱　白丑一两　龙骨二钱五分。

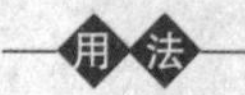

共捶碎，再用全文蛤四两，同炒至焦黑色，以五倍子为末，用麻油敷之，湿则干掺。

华佗治乳痈药方

本症初起时发寒热，先痛后肿。

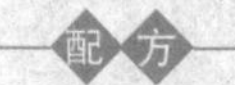

贝母三钱　天花粉一钱　蒲公英一两　当归一两　生甘草二钱　穿山甲一片（为末）。

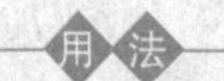

水煎服，一剂即消。

华佗治井疽药方

井疽发于胸部，此症必须早治，若下入于腹必死。

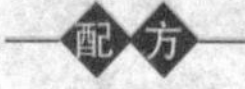

人参一两　茯苓五钱　麦冬五钱　熟地一两　山药一两　芡实一两　甘菊花五钱　芍药五钱　忍冬藤二两　远志三钱　天花粉三两　王不留行三钱。

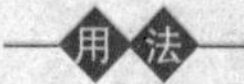

水数碗，煎一碗，一气饮之，二剂必愈。倘已溃烂，必须多服。

华佗治缩脚疽药方

生于大腿外侧。

外用：

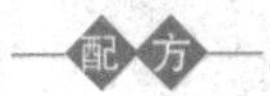

大戟　甘遂。

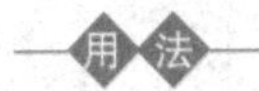

研末，用白蜜调敷。

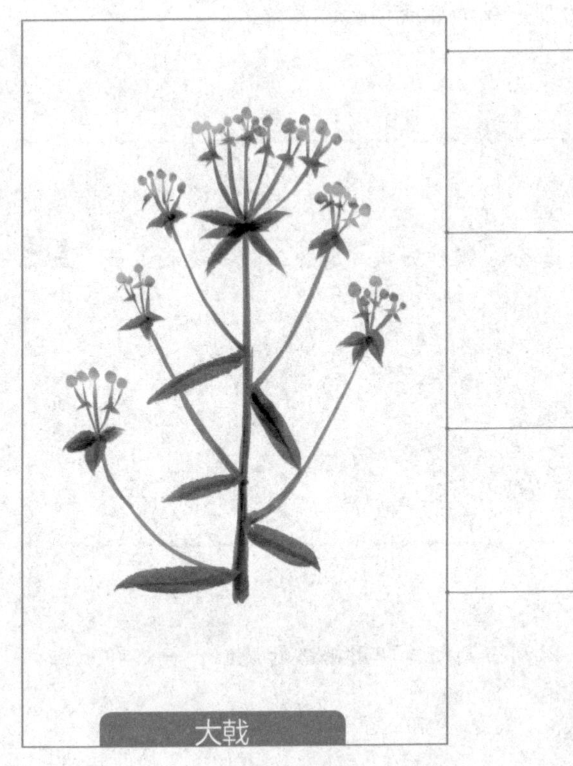
大戟

形态

茎直立，枝叶互生，蒴果三棱状球形。

别名

京大戟、湖北大戟。

性味

性寒，味苦，有毒。

功效

泻水逐饮、散结消肿。

内用：

熟地一两　鹿角胶三钱　肉桂一钱　甘草一钱　麻黄五分　炮姜五分。

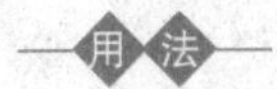

水煎服，四五剂可愈，不可开刀，若开刀则必成缩脚。.

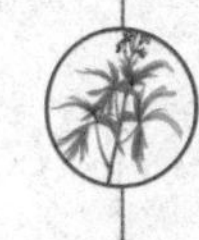

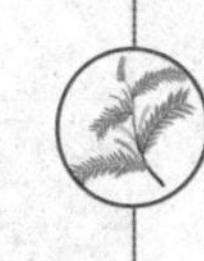

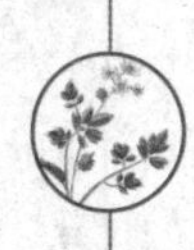

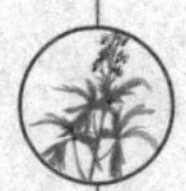
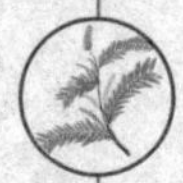
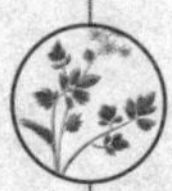

华佗治腋下瘿瘤药方

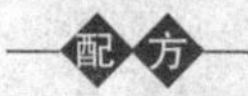

长柄壶卢。

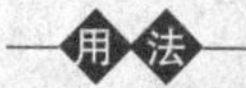

烧存性，研末搽之，以消为度。或加麻油调敷，尤效。

华佗治肉瘤药方

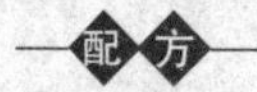

水银一钱　儿茶一钱　冰片三分　硼砂一钱　麝香三钱　黄柏五钱　血竭三钱。

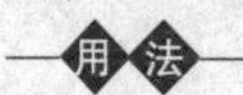

共为细末，擦其根部，随擦随落。

华佗治血瘤药方

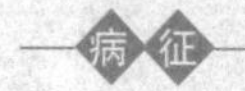

血瘤小者如胆，大者如茄。以利刃割断，即用银烙匙烧红，一烙即止血，且不溃，并不再生。

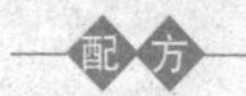

水银　轻粉　潮脑　镜锈　贝母各一钱　黄柏三钱　儿茶一钱　冰片三分。

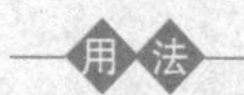

共为细末，擦之即落。

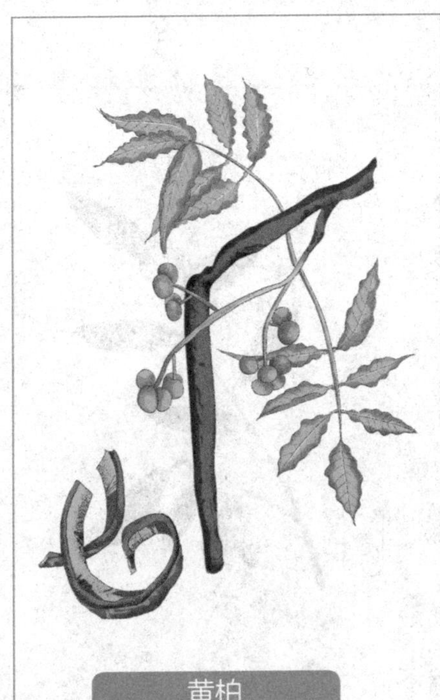

黄柏

形态

树皮具厚木栓层，软木质，小枝黄色，叶对生。

别名

黄檗、檗木。

性味

性寒，味苦。

功效

清热燥湿、泻火解毒。

华佗治骨瘤药方

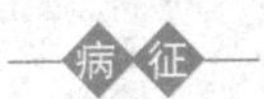

病征

骨瘤生于皮肤之上，按之如有一骨，生于其中，不可外治。

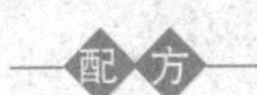

配方

乌贼鱼骨一钱　白石英二分　石硫黄二分　钟乳三分　紫石英二分　干姜一钱　丹参八分　琥珀一钱　大黄一钱　附子三分　朝燕屎一钱　石矾一钱。

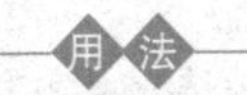

用法

水煎服，十剂全消。

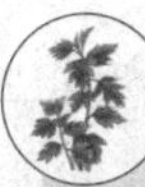

病征讲堂——骨瘤

骨瘤，又名骨肿瘤、外生骨疣，指发生于骨骼或者其附属组织的一种肿瘤。只要是发生在骨骼内，或起源于各种骨组织成分的肿瘤，均统称为骨肿瘤。临床大多数原发骨肿瘤都是属于良性的。

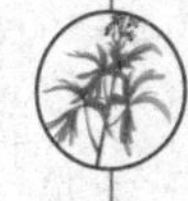

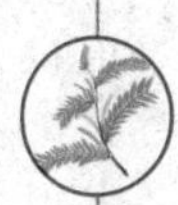

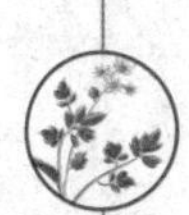

华佗治气瘤药方

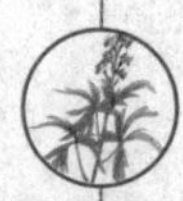

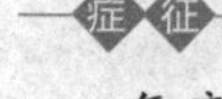

气瘤无痛无痒，时大时小，随气为消长，气旺则小，气弱反大，气舒则宽，气郁则急。治法必须补其正气，开其郁气，则瘤自散。

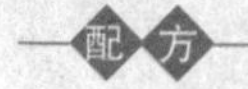

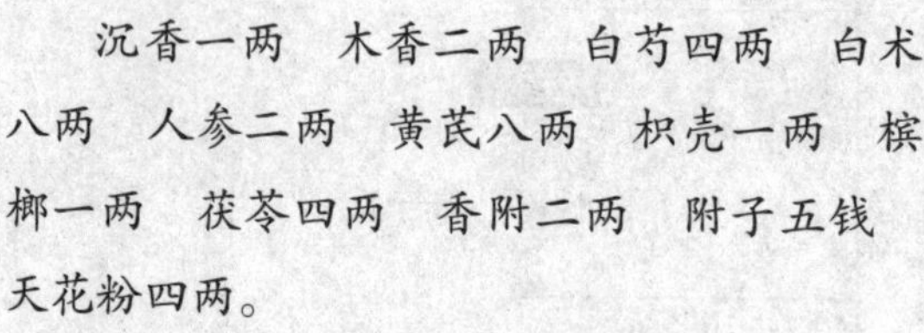

沉香一两　木香二两　白芍四两　白术八两　人参二两　黄芪八两　枳壳一两　槟榔一两　茯苓四两　香附二两　附子五钱　天花粉四两。

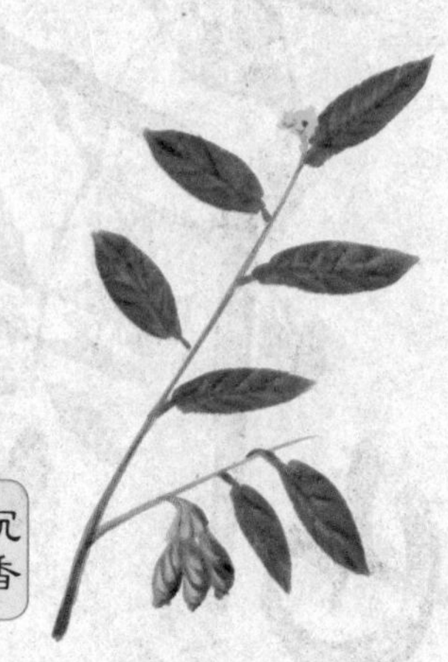

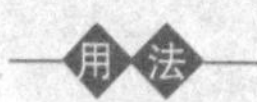

各为细末，蜜为丸，每日服三钱，一料全消。

华佗治五疔药方

疔疮之生，膏粱人居其半，皆因营卫过度，火毒外发所致。名称虽有多种，地位亦无一定。其实可赅之为心、肺、肝、脾、肾五种；即色赤者为心疔，色白者为肺疔，色青紫者为肝疔，色黄者为脾疔，色黑者为肾疔也。初起时可用。

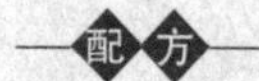

紫花地丁一两　甘菊花一两。

水煎服，六剂痊愈。

外用：

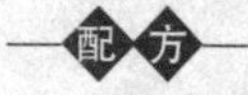

丝瓜叶十片　明矾　雄黄（末）各二钱。

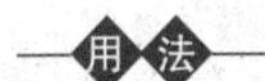

捣丝瓜叶极烂，取汁调二味来，以鸟羽敷疔上，随干随润，数日即消。或以白菊花叶连根捣汁一杯，沸酒冲服，毒甚者须多服，渣敷患处，留头不敷。覆被令汗出，其毒自散。无时可用甘白菊花四两代之，少则不效。

华佗治疔疮走黄药方

其原因为食豚肉所致，患此者多不治。

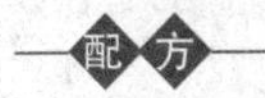

芭蕉根。

捣汁，服之即解。

华佗治疔疮不破药方

蝉衣　僵蚕。

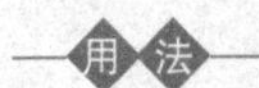

上药等份为末，醋调敷四周，候根出，拔去，再涂即愈。

华佗治疔根不出药方

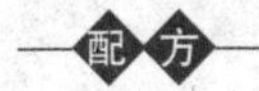

铁粉一两　轻粉一钱　麝香少许。

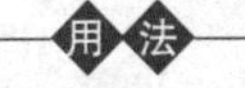

上药为末，针画十字，以点药入内，醋调面糊敷之，极效。

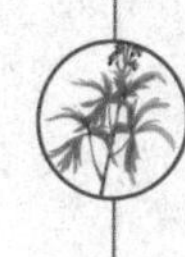

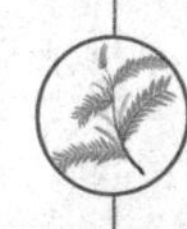

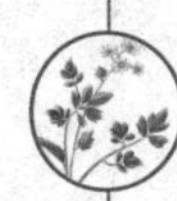

华佗治红丝疔药方

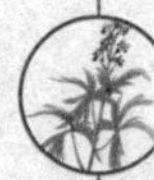

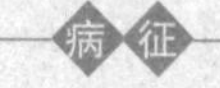

红丝疔属心疔类，其形缕缕如丝线，周身缠绕，如在手足上，则入心即死。宜用松针刺去其血，忌食热物。

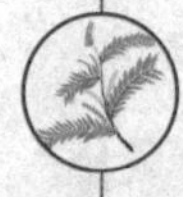

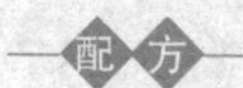

白菊花根叶　雄黄钱许　蜒蚰二条。

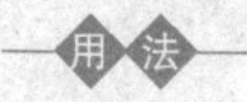

共捣极烂，从疔头敷至丝尽处为止，以绢条裹紧，越宿即消。

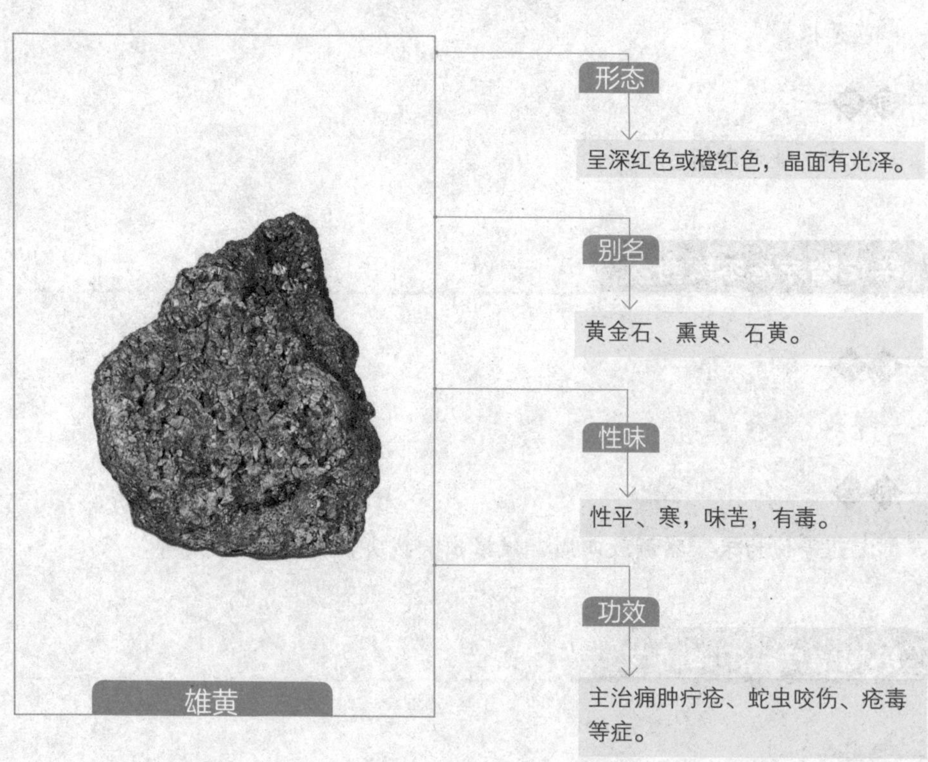

华佗治刀镰疔药方

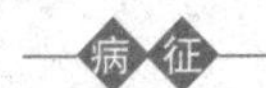
病征

疔头如韭叶，长一二寸，色紫黑，忌针刺。急用此方。

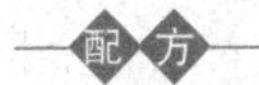
配方

明矾三钱（研末） 葱白七个（捣烂）。

用法

分为七剂，每剂以热酒送下，服下即卧，覆被取汗。如无汗，须再服葱白，外涂以溏鸡粪，迟则不治。

华佗治蛇头疔药方

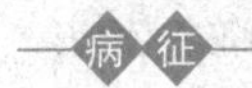
病征

生于手指尖，肿若蛇头，痛楚连心，寒热交作。初起时急用。

配方

雄黄 朴硝。

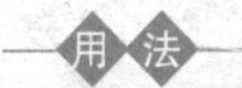
用法

等份研末，以豚胆汁少许加香油调涂。

或内用蟾酥丸：

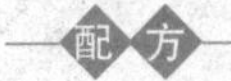
配方

蟾酥二钱（酒化） 轻粉五分 枯白矾 寒水石（煅） 铜绿 胆矾 乳香 没药 麝香各一钱 雄黄一钱 朱砂三钱 蜗牛二十一个。

用法

于端午日午时，在净室中，先将蜗牛研烂，同蟾酥和匀稠黏，再将各药研末，与蜗牛蟾酥相和为丸，如绿豆大。每服三丸，用葱白五寸，患者自嚼烂，吐于男左女右手心，包药在内，无灰热酒送下，覆被静卧，至发汗为止。甚者再进一服。

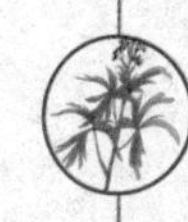
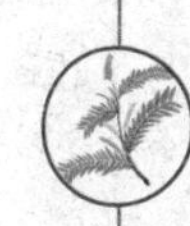
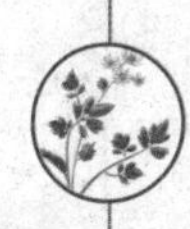

华佗治螺疔药方

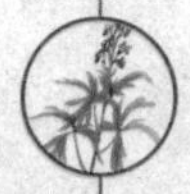

位置

生于手指之间。

配方

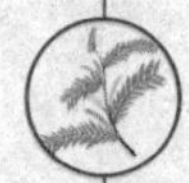

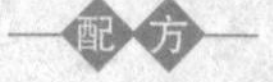

槲鸡根　马齿苋茎。

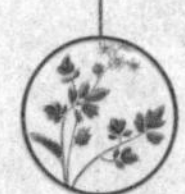

用法

加酒酿捣烂敷之，极效。凡遇患处起红点者，用红马齿苋；白点者，用白马齿苋。

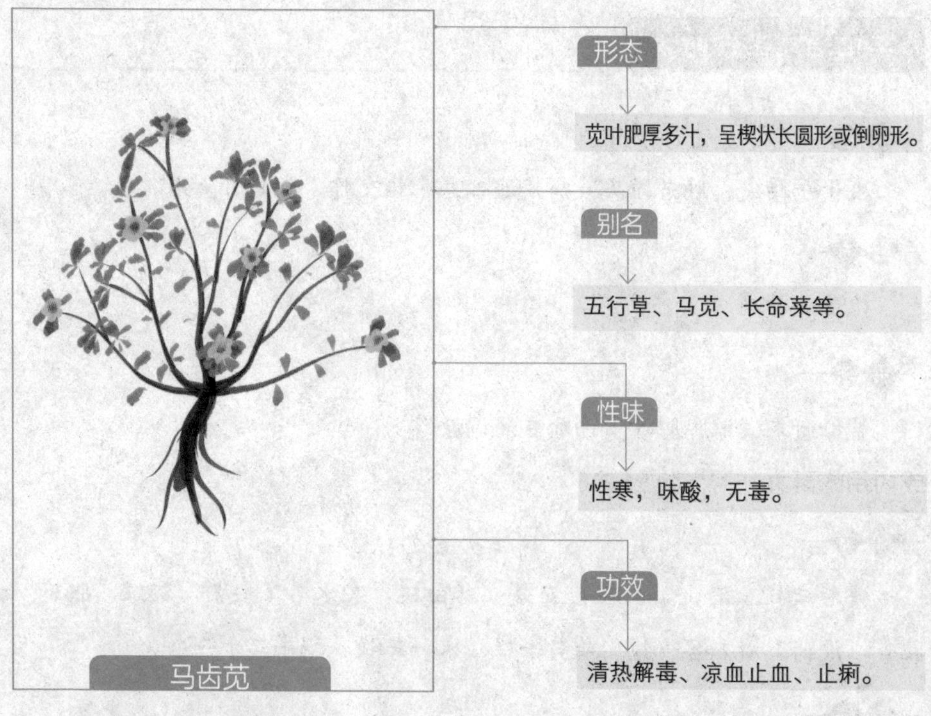

形态
苋叶肥厚多汁，呈楔状长圆形或倒卵形。
别名
五行草、马苋、长命菜等。
性味
性寒，味酸，无毒。
功效
清热解毒、凉血止血、止痢。
马齿苋

华佗治瘰疬药方

病征

瘰疬得病之原因有九：一因怒，二因郁，三因食鼠食之物，四因食蝼蛄、蜥蜴、蝎子等所伤之物，五因食蜂蜜之物，六因食蜈蚣所游之物，七因大喜饱

餐果品，八因纵欲伤肾，饱餐血物，九因惊恐失忧，气不顺。其治之之法有三：

一为治肝胆郁结之瘰疬：

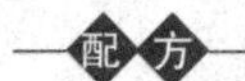

白芍五钱　当归二钱　白芥子三钱　柴胡一钱　甘草八分（炙）　全蝎三个　白术三钱　茯苓三钱　郁金三钱　香附三钱　天葵草三钱。

用法

水煎服，连服十剂，自愈。

二为治脾胃多痰之瘰疬：

配方

人参二两　白术十两　茯苓六两　甘草一两（炙）　紫苏八钱　半夏二两　姜虫二两　陈皮六钱　白芷七钱　木通一两　金银花十两　天花粉三两。

用法

各为末，蜜为丸，饭后服三丸，一料痊愈。然必须戒色欲三月。

三为治心肾不交之瘰疬：

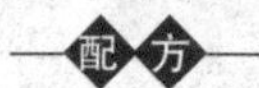

大龟二个（一雄一雌）　远志二两　麦冬三两　山茱萸四两　肉桂一两　白术五两　苍术二两　熟地十两　玄参十两　茯神四两　何首乌十两　桑葚四两　紫花地丁四两　夏枯草五两。

先将大龟蒸熟，焙干为末，次将各药研末和匀，以蜜为丸，日服三次，每服三钱，一料可痊愈。

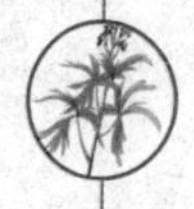

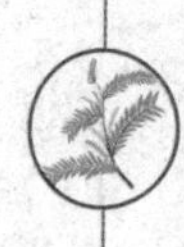

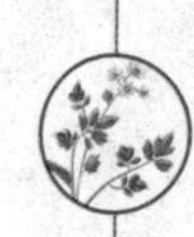

华佗治各种瘰疬不消药方

猫头蹄骨一具（炙酥为末）　昆布一两五钱　海藻一两五钱（上二药须洗去盐水晒干）　连翘　黄芩　金银花　穿山甲　枳壳　香附各一两　皂角五钱。

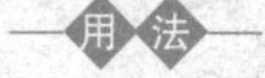

共为细末，以玄参为丸，大如桐子，每服七八十丸，日凡三次，以姜汁送下。

华佗治蚯蚓瘘药方

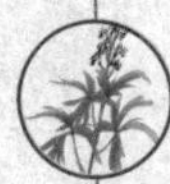

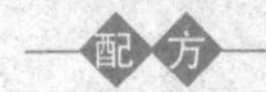

鸡屎　蚯蚓屎。

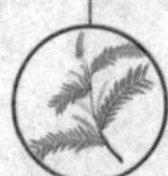

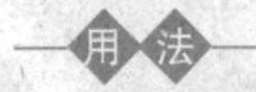

等份为末，用牡猪下颌骨髓和敷之。

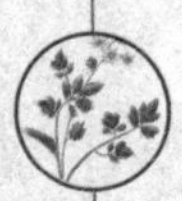

华佗治雀瘘药方

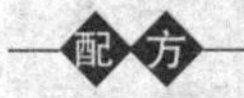

母猪屎（烧灰）　腊月豚脂。

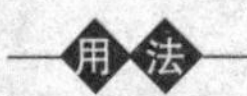

调敷，当有虫出如雀形。

华佗治九子疡药方

生于颈上，连续得九数。

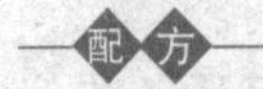

鸡卵一个　麝香一分　冰片五分。

先将鸡卵蒸熟后，剖之为二，去黄存白。掺二药于疡上，自初生第一疡起，覆以鸡卵；外用干艾烧之，以痛为度，痛极暂止。痛止更烧，且随时更换鸡卵，日夜约烧五六度，次日更换冰麝，烧灼如前，俟愈为止。

内用下方治之：

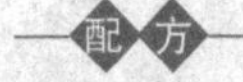

蒲公英　夏枯草　金银花各二钱　甘草节一钱。

用法

水煎服数剂，功效极伟。

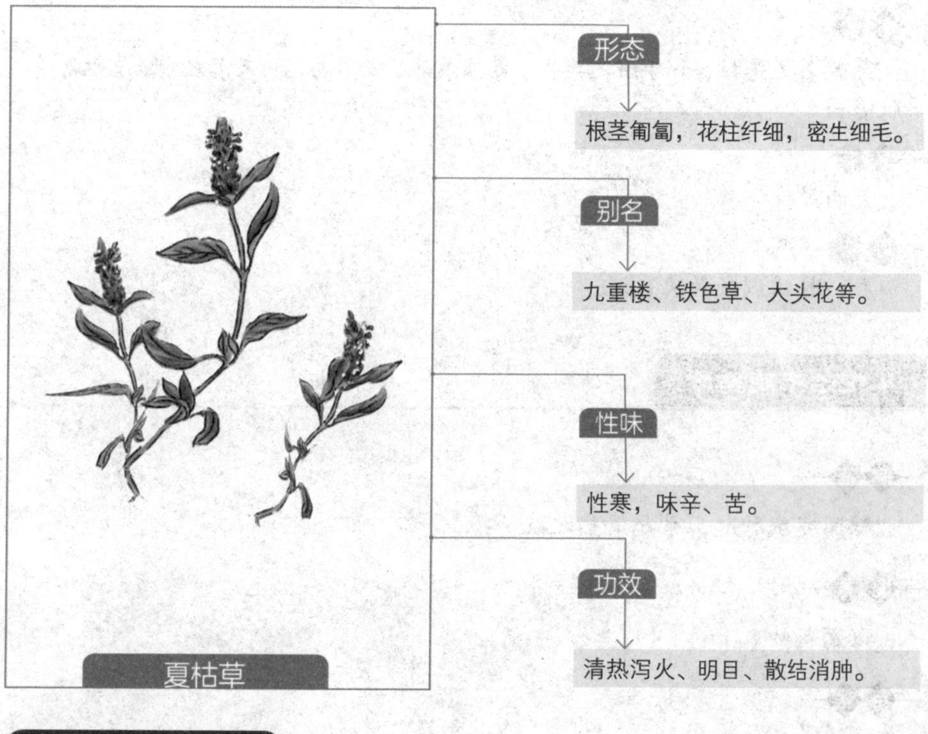

华佗治流注药方

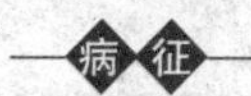

病征

流注者，谓先发于背，后旋流串，散走于腰背四肢，或来或去，或痛或不痛，无一定之部位也。治法宜用去风去火之剂，兼散其毒。

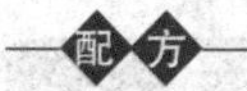

配方

升麻一钱　当归五钱　黄芩一钱　栝楼二钱　金银花一两　甘草二钱（炙）　连翘三钱　秦艽二钱　苍耳一钱　马兰根一钱　牛膝一钱　牵牛一钱。

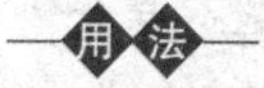

用法

水三碗，煎服数剂，自愈。

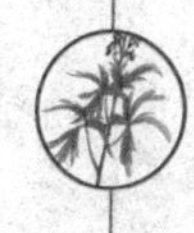
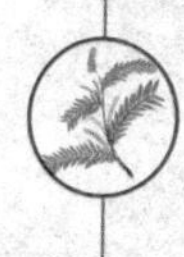
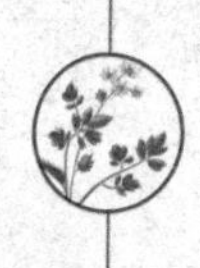

华佗治瘰核药方

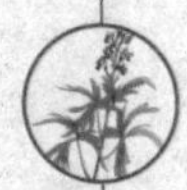

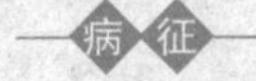

大者谓之恶核，小者谓之瘰结，毒根最深，极不易治，未溃之前，忌贴凉膏，忌服凉药。

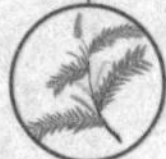

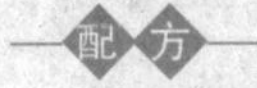

天南星。

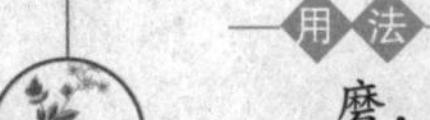

磨，酸醋调敷数次自消。

华佗治痄腮药方

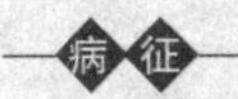

腮间突然肿起，系属风热之症。

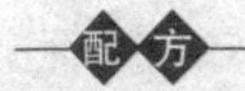

野菊花叶。

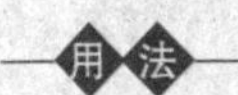

捣烂，四围敷之，其肿自消。或以蜗牛同面研敷之，亦有效。

华佗治天泡疮药方

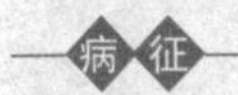

天泡疮生于头面及遍身手足之间，以夏日居多。治法宜补气而佐之以解暑，则火毒自消，疮亦易愈。

内用：

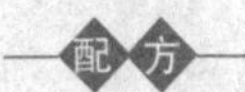

香薷　天花粉　生黄芪　炙甘草　黄芩各一钱　白术　茯苓　麦冬各二钱　桔梗一钱五分　人参　厚朴各五分　陈皮三分。

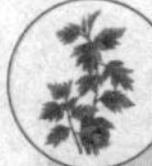

病征讲堂——天泡疮

天泡疮，即天疱疮，是一种自身免疫性皮肤病，病因尚不完全明确。典型表现为皮肤或黏膜（如口腔或生殖器）出现疼痛性水疱和溃疡。

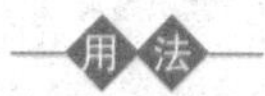

水煎服，数剂自愈。

外用：

淀粉五钱（煅） 轻粉五分 雄黄三钱。

三者共研成细末，用丝瓜叶捣汁半杯，调搽疮上，其效如神。

若在小儿：

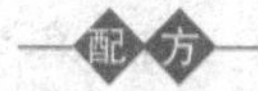

香炉盖上烟脂三钱 黄连 青黛各二钱 冰片二分。

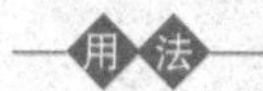

各为细末，用鸡子清或猪胆汁调敷极效。

华佗治人面疮药方

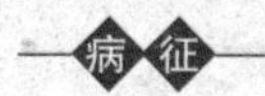

此疮非生于膝上，即生于肘，其形颇似人面，重者有口鼻眼目，皆能运动，状似愁苦，口中与以肉食，则即能化尽。

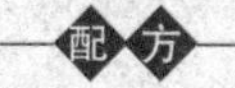

雷丸三钱 轻粉一钱 白茯苓一钱。

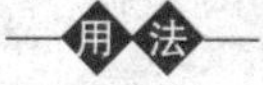

研极细，和匀，敷上即消。

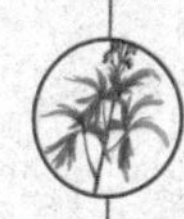

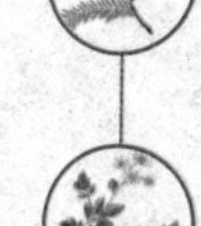

华佗治血风疮药方

血风疮多生于两腿里外之臁上，下达于踝骨，其原起于好饮，初生时小而痒，久则大痒。治法先须戒酒，然后用内药补其气血，兼消风湿。外用膏药敷之，不久即愈。

内用：

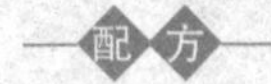

白术　当归　柞木枝　薏仁各五钱　茯苓　生甘草　萆薢　泽泻各二钱　肉桂　红花各一钱　黄芪一两。

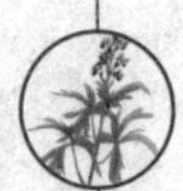

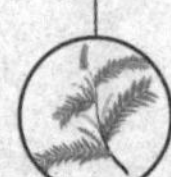

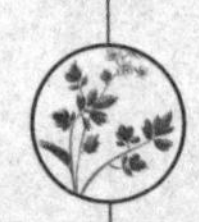

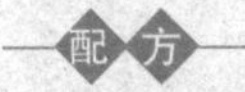

水煎服，愈多愈佳。

外用：

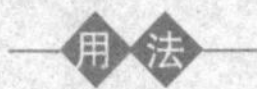

蚯蚓粪　马齿苋各一两　黄柏五钱　朱砂四钱　血竭　乌桕根　胡粉各三钱　潮脑二钱　轻粉一钱　麝香三分。

用法

共为末，以豚脂调为膏，贴于油纸上，视疮之大小贴之，外用包扎，任其出水，换药膏时，先以金银花煎汤温洗，不数日即愈。

华佗治翻花疮药方

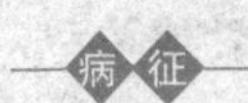

翻花疮，疮口内肉突出，如菌如蕈，故有此名。虽无痛苦，然久流鲜血，则易致虚损。治宜滋肝补血，益气培元。

外用：

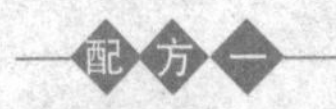

乌梅。

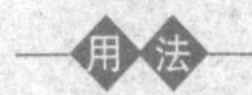

煅灰，敷之。

马齿苋。

煅灰，豚脂调敷。

剧者用下方治之：

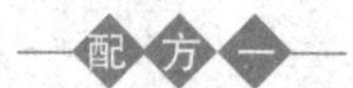

铜绿　铅粉。

等份，研细，香油调敷。

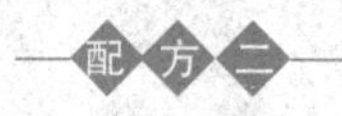

苍耳叶。

捣汁，日涂数次，亦有效。

华佗治内外臁疮药方

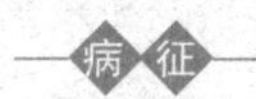

臁疮有内外之异，因脏腑内蕴有湿毒，乃外发为疮，亦有因打扑抓磕，或遇毒虫恶犬咬破损伤，因而成疮者。治法首宜节欲慎房。

内用：

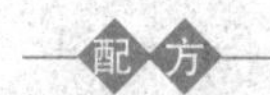

人参二钱　白术三钱　茯苓　当归　生黄芪各二钱　生甘草　柴胡　半夏各一钱　金银花五钱　陈皮　升麻各五分。

水煎服，连用四剂。

外用：

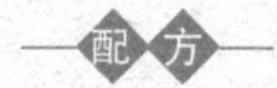

龙骨二钱　乳香　没药各一钱　血竭　轻粉各五分　阿魏二分。

研成细末，再以水飞净黄丹一两，生芝麻一合（捣末），香油三两，共入锅熬数沸，加入各药粉末；临起锅时，再加冰片、麝香各一分，搅匀。用甘草煮油纸两面，将药膏摊于其上，临用时先以葱二条，将疮口洗净，再将内用药滓用水煎之，洗疮口一次，乃贴药膏于其上，数日可愈。

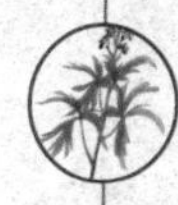

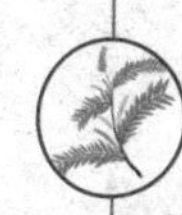

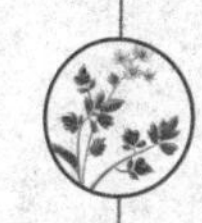

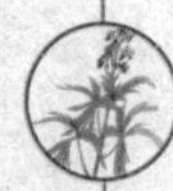

华佗治黄水疮药方

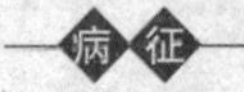

黄水疮又名滴脓疮，言脓水所到之处，即成疮也。治法宜内用除湿清热之药，佐以凉血之剂。

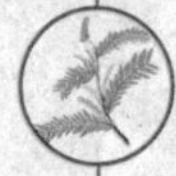

内服：

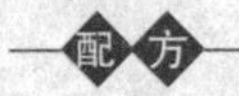

茯苓三钱　苍术　荆芥　蒲公英各二钱　防风　黄芩　半夏各一钱　当归五钱。

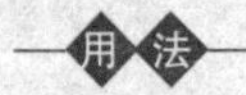

水煎服四剂。

外用：

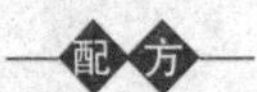

雄黄　防风各五钱　荆芥　苦参各三钱。

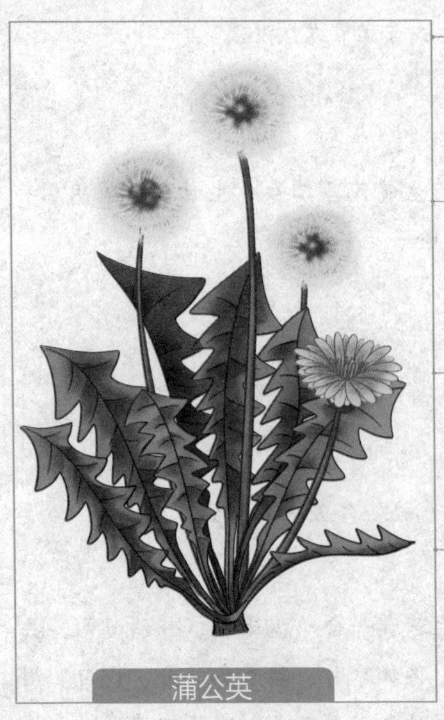

形态

叶波状齿或羽状深裂，头状花序。

别名

黄花地丁、婆婆丁、华花郎。

性味

性寒，味苦、甘。

功效

清热解毒、消肿散结、利尿通淋。

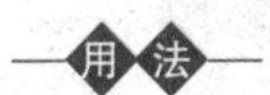

水煎汤，取二碗，洗疮即愈。

华佗治瓜藤疮药方

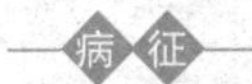

此疮一生十余个，极易滋蔓。

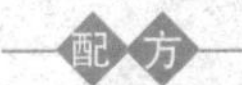

尖尾芋　茄子叶　五月艾　葱　姜。

共捣烂，醋煮涂敷。

华佗治天蛇疮药方

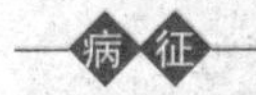

此疮生于肌肤，似癞非癞，由草中花蜘蛛螫伤所致。

内用：

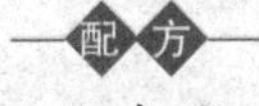

秦艽。

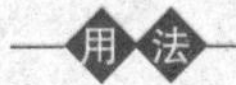

煎汤，饮之。

外用：

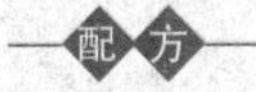

蜈蚣一条。

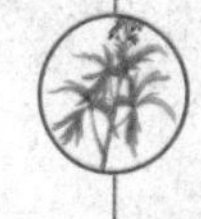

研末，和猪胆汁，调涂之。

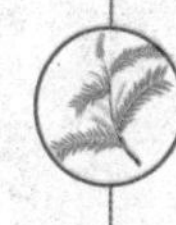

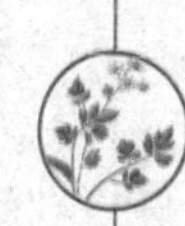

华佗治蜘蛛疮药方

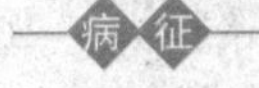

形如蛛网，痒不能忍，先用苎麻丝搓疮上令水出。

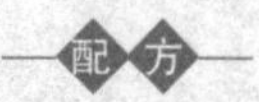

雄黄　枯矾。

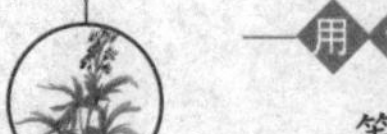

等份，为末，干擦之极效。

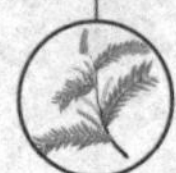

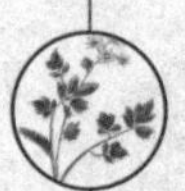

华佗治蛇形疮药方

形如蛇故名。

内用：

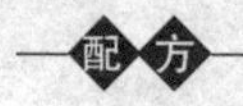

雄黄。

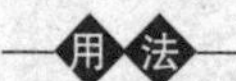

冲酒服。

外用：

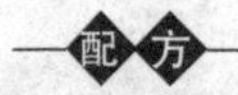

雄黄。

麻油调敷，颇效。

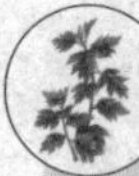

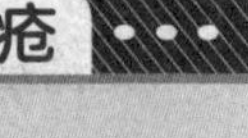

病征讲堂——蜘蛛疮

蜘蛛疮，在临床中称为带状疱疹，又名“蛇串疮”“缠腰龙”，患处皮肤出现成群水疱，淡红而痛，状如蜘蛛。其是由水痘—带状疱疹病毒感染所引起的一种皮肤病。

华佗治蜂窝疮药方

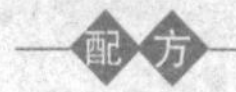

胡粉　朱砂。

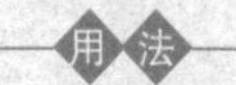

等份为末，白蜜调敷，极效。

华佗治鱼脐疮药方

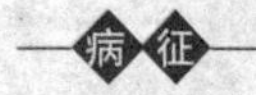

生于肘肚与小腿肚间，极疼痛。初起一二日，先用灸法，极易解散。

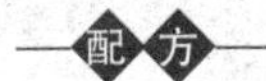

金银花一两　当归　黄芪各五钱　生甘草　青黛　地榆各二钱　白矾一钱。

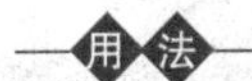

水煎服。

华佗治鱼脊疮药方

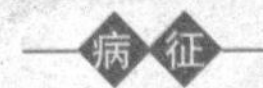

多生筋骨间，坚凝作痛，初起时为白色小泡，渐长成鱼脊状，久则溃流黄水。

初起时用：

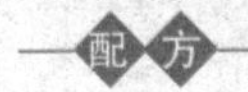

老蒜。

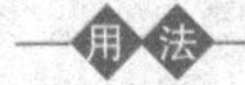

切片如三文钱厚，置疮上，再以艾一团，如豆大，安蒜片上烧之。蒜坏再换，痛定乃止。

内用：

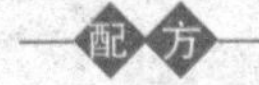

人参　白术　茯苓　川芎　金银花　当归各一钱　白芷　皂角刺　桔梗　甘草各五分。

水二碗，煎八分，食后服。脾弱者去白芷，倍用人参。

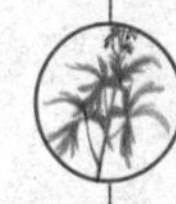

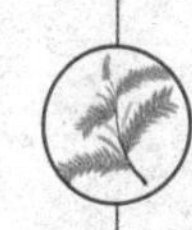

华佗治猫眼疮药方

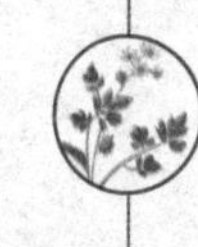

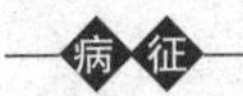

形似猫儿眼而有光彩，故名。无脓无血，时痛时痒，一名寒疮。

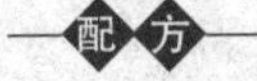

生草乌三两　生姜二两　煨白芷　炒南星各一两　肉桂五钱。

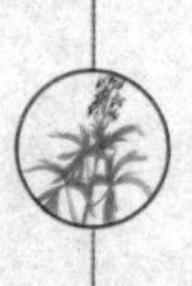
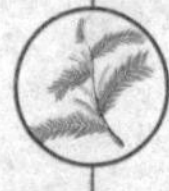
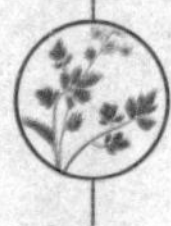

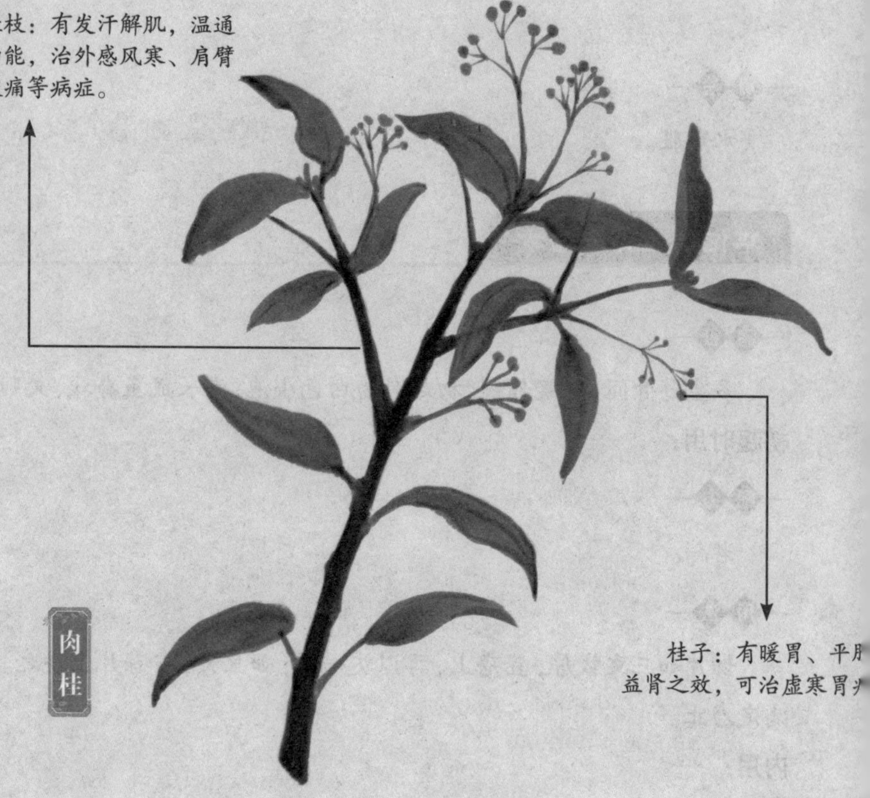

共为末，烧酒调敷，多食鸡、鱼、蒜、韭，忌用鲇鱼、虾蟹。

华佗治缠腰龙药方

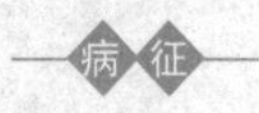

生腰下，长一二寸，或碎如饭，或红肿坚硬。

雄黄。

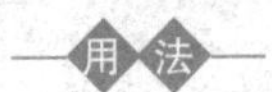

研末，醋调敷，极效。

华佗治卷毛疮药方

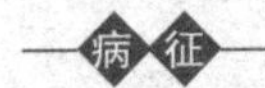

生于头上，状如葡萄。

黄柏一两　乳香二钱五分（共为末）　槐花（煎浓汁）。

用法

二者调作饼，贴疮口。

并用：

配方

吴茱萸。

用法

研末，醋调，敷两足心，即愈。

华佗治寒毛疮药方

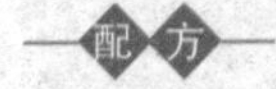

豆腐渣滓。

炒热，敷患处，用布包紧，冷则更易，一宿即愈。

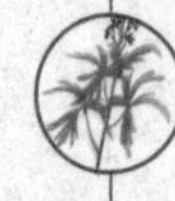

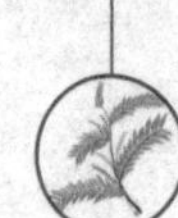

华佗治对口疮药方

生后颈正中处。

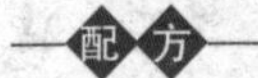

鲜茄子蒂十四枚　生何首乌二两。

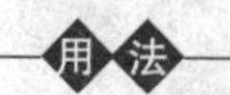

煎服二三剂，未破即消。已破拔脓生肌，虽根盘八九寸宽，大者亦效。

外用：

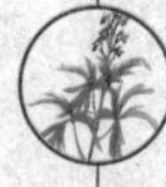

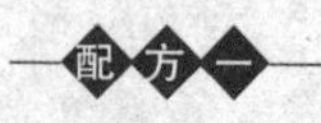

贝母。

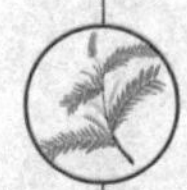

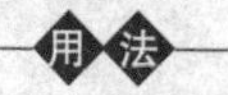

研末，敷之。

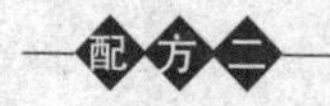

韭地蚯蚓。

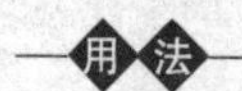

捣烂，以凉水调敷。

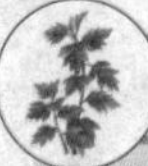

病征讲堂——口疮

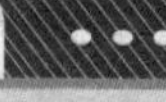

口疮，临床称口腔溃疡，是一种最常见的口腔黏膜溃疡性疾病，多见于唇内侧、舌头、牙龈等部位。病因复杂，可能是多种因素综合作用的结果，大多数口腔溃疡会在一两周内自愈。

华佗治骨羡疮药方

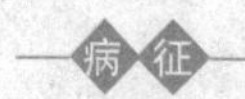

生于神堂二穴，或膈关、隔俞之穴上，此疮不痛而痒，痒极必搔爬，愈搔爬而愈痒，终至皮破肉损，骨乃尽见。

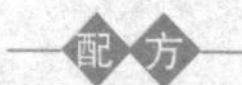

人参五钱　当归　黄芪各一两　金银花二两　茯苓　贝母各三钱。

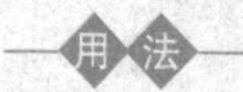

水煎服，数剂后，即痒止而愈。

华佗治羊胡疮药方

生于下唇及颌下，宜内用除湿清热之剂。

内用：

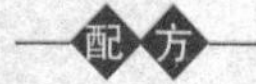

茯苓二钱　天花粉一钱五分　炙甘草　白术　苍术　蒲公英　泽泻　猪苓各一钱　白芷　羌活各五分。

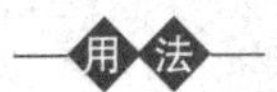

水煎服。

外用：

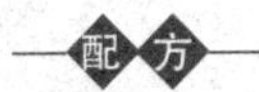

轻粉一钱　黄丹三钱　儿茶　炒黄柏各三钱　枯矾五分　冰片三分。

各为细末，湿则干糁；干则香油调敷，数日即愈。

华佗治坐板疮药方

生于臀上，痒而兼痛。

内用：

白术五钱　茯苓三钱　泽泻二钱　猪苓　黄柏各一钱　肉桂二分。

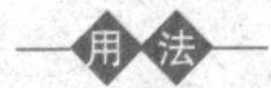

水煎服。

外用：

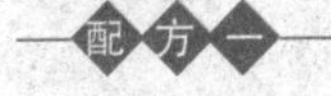

萝卜种一两。

火煅存性为末，敷于新瓦上，煨微热，坐于其上，数次自愈。

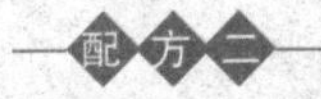

松香五钱　雄黄一钱。

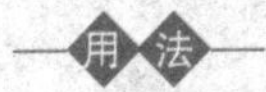

研末，湿痒加苍术三钱，以棉纸捻成条，豚脂浸透，烧取油搽上立愈。

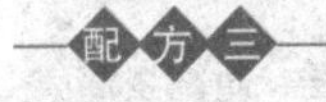

灰苋。

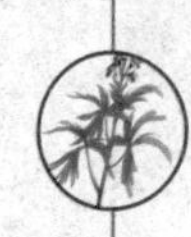

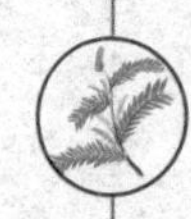

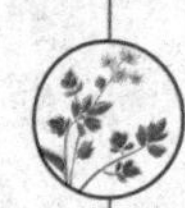

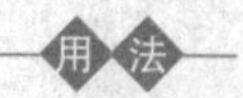

用法

烧为末，掺于疮上，亦效。

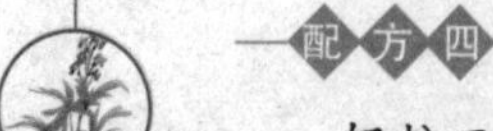

配方四

轻粉二钱　石膏六钱。

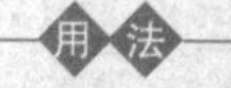

用法

共为末，灯油调敷，即愈。

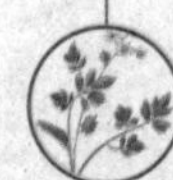

华佗治蛇窠疮药方

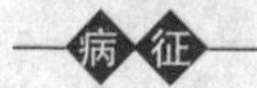

病征

生于脐腹，上下左右无定处，其形如蛇，重者溃深，轻者腐浅，或有皮肉，蠕蠕暗动，欲行而不可得者。

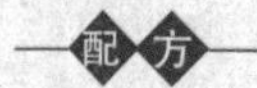

配方

蜈蚣十条　雄黄　生甘草各三钱。

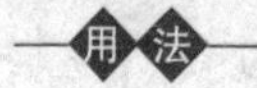

用法

研为末，浸于香油二两中，随浸随涂，极效。

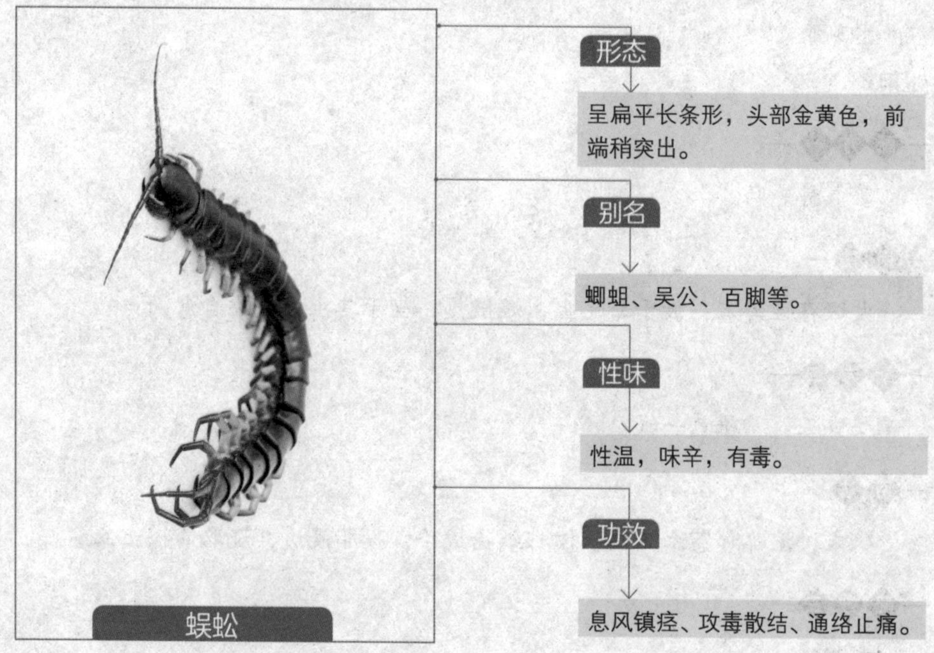

蜈蚣

华佗治石疖药方

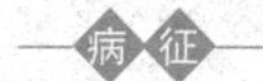

病征

疡之小者曰疖，其根硬者曰之石疖。

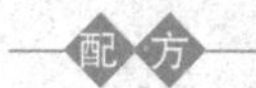

配方

白菊花叶。

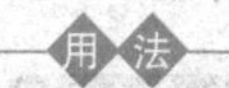

用法

捣汁，调白蜜敷之。更以渣敷四围，留头不敷，俟毒水流尽，即消。

华佗治软疖药方

配方

代赭石　虢丹　牛皮胶等份。

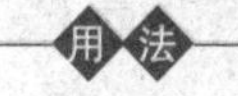

用法

为末，陈酒一碗冲之，俟澄清后服下。更以渣外敷，干则易之。

华佗治疖药方

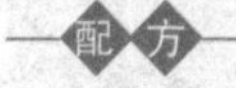

配方

古旧瓦片。

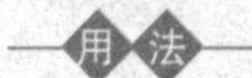

用法

火煅、醋淬，凡七次为末，香油调敷。

华佗治痔疮作痒药方

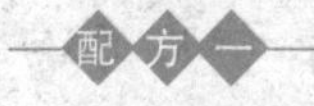

配方一

水银　枣膏各二两。

用法

同研，绵裹纳下部，翌日虫出痒止。

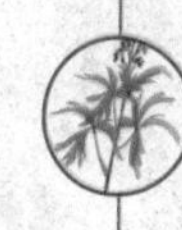

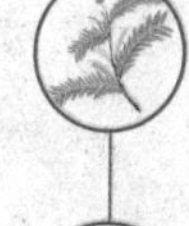

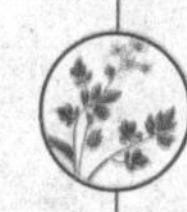

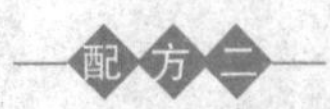

猪大肠六两　蚯蚓十余条。

煮融，去蚓食肠，极效。

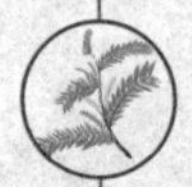

华佗治痔疮出血药方

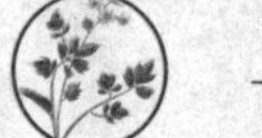

内用：

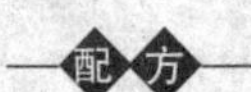

当归尾一钱五分　生地二钱　赤芍一钱　黄连二钱　枳壳一钱　炒黄芩一钱　炒槐角三钱　炒地榆二钱　炒荆芥一钱　升麻五分　天花粉八分　甘草五分　生侧柏二钱。

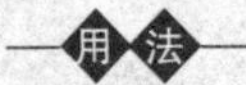

水煎服,三四剂后,即痛止肿消。

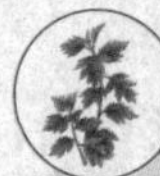

病征讲堂——痔

痔，俗称痔疮。是一种位于肛门部位的常见疾病，是肛门直肠底部及肛门黏膜的静脉丛发生曲张而形成的一种慢性疾病。痔的病因尚未完全明确，任何年龄都可发病，但随着年龄增长，发病率逐渐增高。

外用：

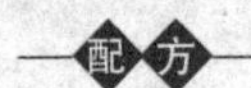

地骨皮　槐花　韭菜根　朴硝各二两　白矾　苏叶各五钱　葱头七个。

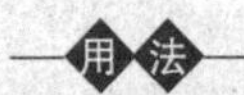

用水十五大碗，煎百沸，倾净桶内，令患者坐之，四周密闭，勿令泄气，先熏后洗，俟痔出黄水为度。

华佗治久远痔漏药方

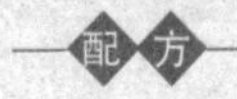

墙上生之绿苔（刮下之，需五钱，火焙干为细末）　羊蹄壳五副　炒白术　白芷各一两　茯苓二两　槐花五钱。

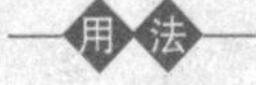

共为细末，米饭为丸，每日临卧，先服一钱，后压之，美膳一月即愈。

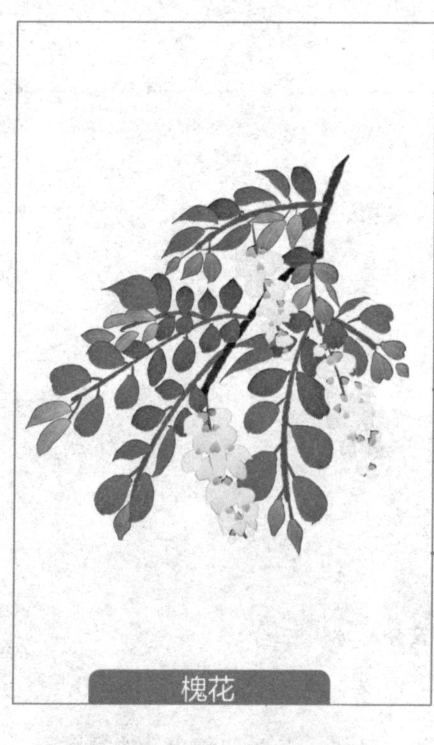

槐花

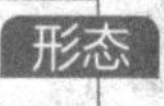

形态

多皱缩而卷曲，花萼钟状，呈黄绿色。

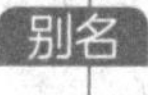

别名

槐蕊等。

性味

性微寒，味苦。

功效

凉血止血、清肝泻火。

华佗治痔疮肿痛药方

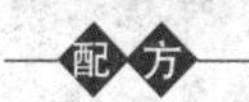

配方

以壁上背包蜒蚰一个。

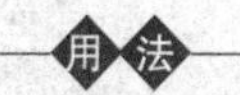

用法

捣为泥，入冰片、薄荷少许，同敷极效。

华佗治内外痔药方

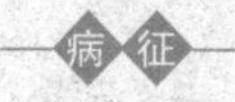

病征

在肛门内外皆有之，遇大便即出血疼痛者是。

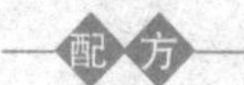

配方

胡黄连五钱　血竭　儿茶各二钱　熊胆三钱　冰片一钱　麝香三分。

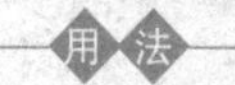

用法

共研细，水调敷，日凡三四次。

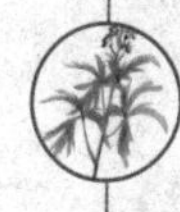

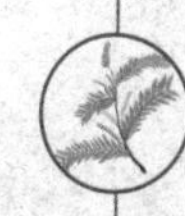

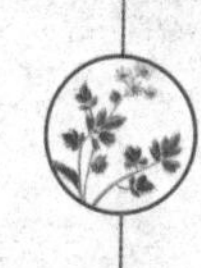

华佗治内痔药方

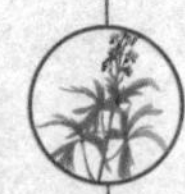
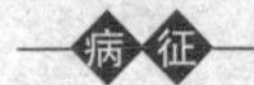

病征

在肛门之内，大便时则出血，便毕以手按之，良久乃入。

内用：

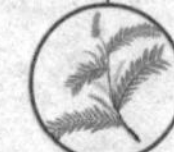
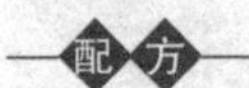

配方

生枳壳三两　陈皮一两。

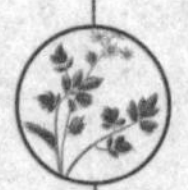
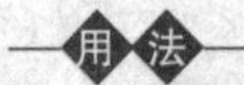

用法

水煎服。

外用：

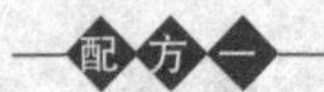

配方一

生草乌尖一钱　刺猬皮末三钱　枯矾五分　冰片三分。

用法

各为细末，用葱汁调药，送入肛门，约一时许，其痔即翻出，洗净之。

配方二

鸡粪四两（取公鸡母鸡各一，饿之二日，次早以猪胰子切碎，拌糯米粉一二合，喂之，凡越六七日，得粪四两，晒干候用）　雌黄　雄黄各六钱　明矾　皮硝各一两　胆矾五钱。

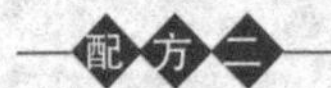

用法

共为末，倾入银罐内，火煅出青烟为度。加：乳香、没药各三钱，冰片五分。用唾津调敷，七日后其痔自脱。再用珍珠散敷之，使收口。内用收肛散。

珍珠散方如下：

珍珠　石膏　赤石脂　轻粉各一钱　白龙骨三钱　孩儿骨五分　冰片三分。共为末。

收肛散方如下：

陈皮三两　枳壳一两。水二碗，煎一碗服。

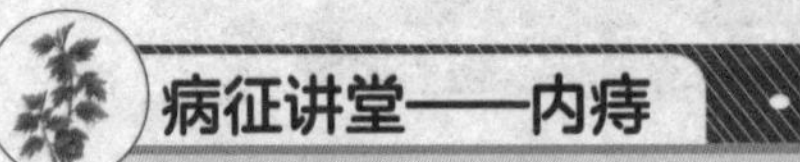

病征讲堂——内痔

内痔发生在肛门齿线以上，是由曲张的血管团形成的病变。内痔以出血和脱出为主要症状，多为无痛软性肿块，若长期反复出血，可引起严重的贫血。内痔是诸痔中发病率最高的。

华佗治外痔药方

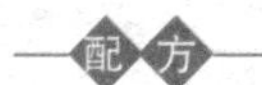

金脚砒二钱　白矾一两。

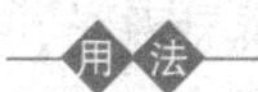

共为末，倾银罐内，煅至烟尽为度。再加蝎尾七个，生草乌。研末和入前药，涂疮上，凡七日而根脱。

华佗治鸡冠痔药方

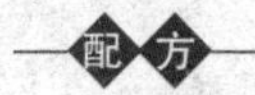

黄连末。

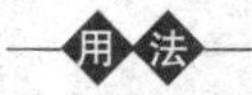

敷之，加赤小豆末尤效。

华佗治翻花痔药方

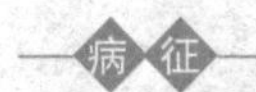

肛门周围翻出如碗，肉色紫黑，疼痛异常，时流血水。

内用：

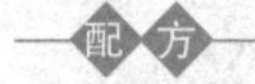

缸砂一两(水浸半月，微煅)　条芩二两(每斤用皂角、柏子仁、侧柏各四两，水煎煮半日，汁干为度)　黄连　槐角各二两　栀子　黄花地丁各一两　青黛五钱。

共为末，用柿饼肉为丸，大如梧子，每服四五十丸，空心清汤送下。

外用：

药水熏洗(见华佗治痔疮出血药方)。后再用药线扎之。

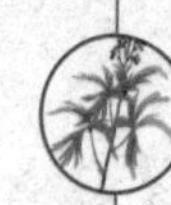

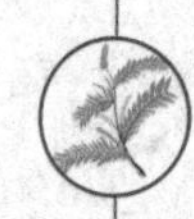

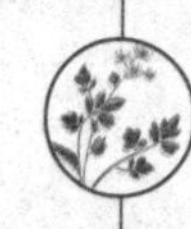

药线制法如下：

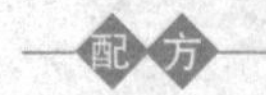

鲜芫花根一钱　雷丸一钱　蟾酥一钱　草乌三钱。

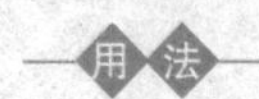

水二碗，煎一碗，去渣取汁，以生丝一钱，入药汁内，以文火熬汁将干，取出晒干，再浸再晒，以汁尽为度，收藏候用，至六七月，取露天蛛丝合成药线。

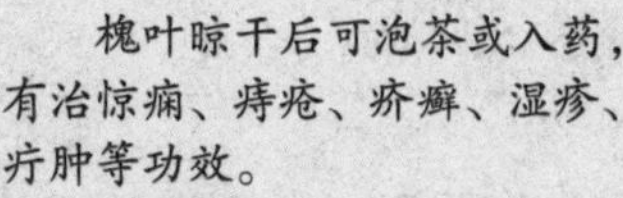

槐叶晾干后可泡茶或入药，有治惊痫、痔疮、疥癣、湿疹、疔肿等功效。

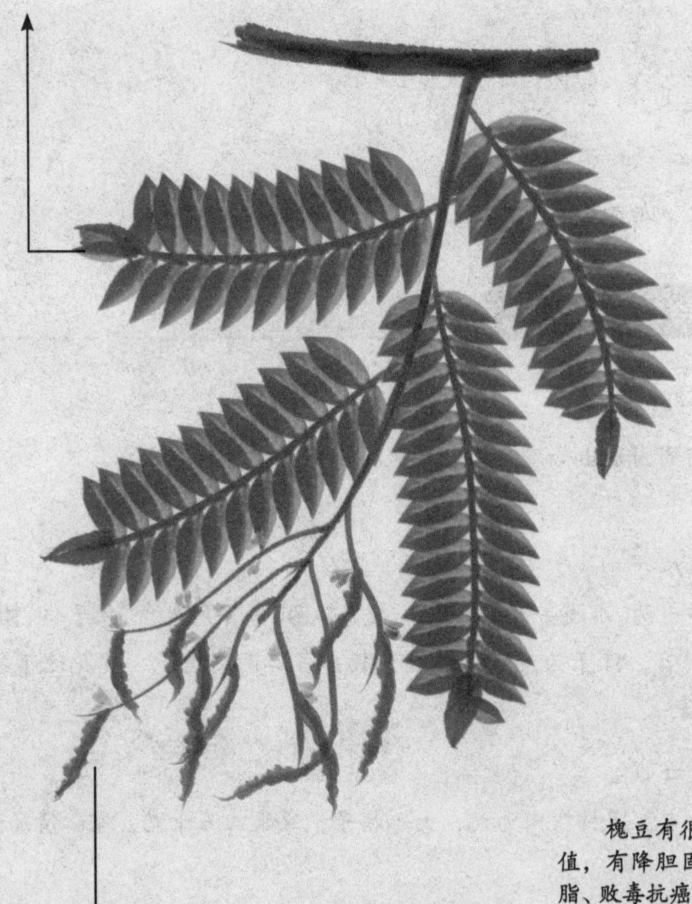

槐豆有很高的药用价值，有降胆固醇、降低血脂、败毒抗癌、凉血止血、消炎退肿、润大肠等功效。

华佗治血箭痔药方

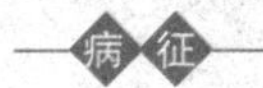
病征

与内痔同，但无痛痒耳。大便时不问粪前粪后，俱射血如箭。

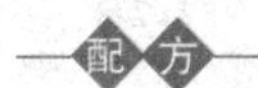
配方

百草霜四两　黄芩　栀子各一两　黄连　槐花　地榆各五钱。

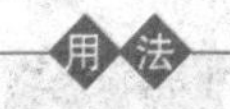
用法

共为末，糊为丸，每服三钱，清汤下。

华佗治无名肿毒药方

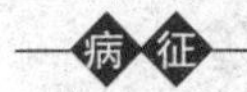
病征

无名肿毒者，以其随处而生，不按穴次，不可以命名也。非速行医治，常有生命之虞。

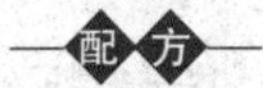
配方

朱砂　雄黄　硼砂　血竭　苦葶苈　没药（去油）各二钱　乳香（去油）　蟾酥（人乳浸）　牛黄　冰片　沉香各一钱　麝香　珍珠　熊胆各六分。

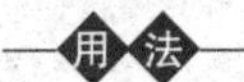
用法

先将诸药研成细末，次以人乳浸透蟾酥，研入诸药中和匀，为丸如梧子大，金箔为衣。凡遇有无名肿毒及各种疮毒，可用药一丸，压舌根底，含化，随津咽下。药尽，用葱白与酒，随量饮之，覆被取汗，极有效验，合药宜秘，三七日更妙。

华佗治无名恶疮药方

配方

硼砂　黄丹　硇砂　巴豆（去油）　人言各一钱　朱砂二钱　斑蝥　蟾酥　乳香　血竭　没药各三钱　麝香　半夏各五分。

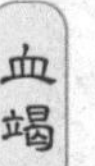

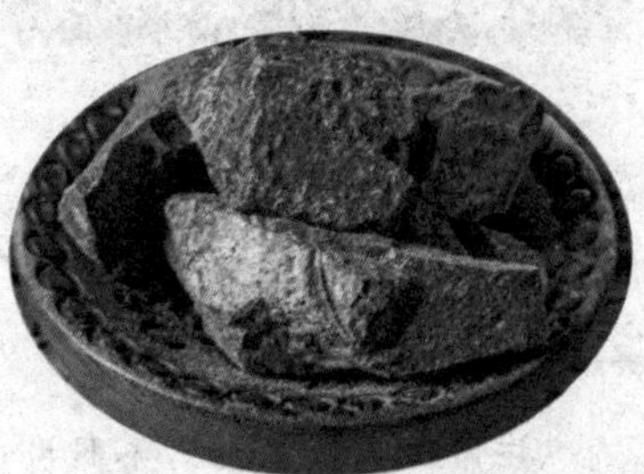

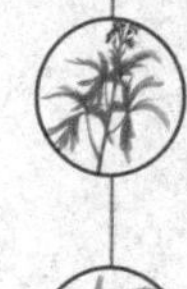
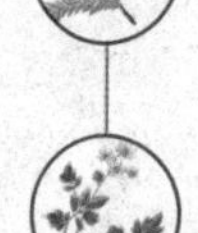
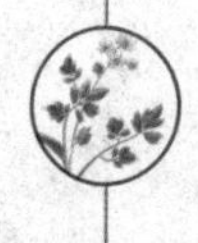

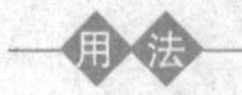

共研细末，用第一次生小儿乳汁捣蜗牛为丸，如绿豆大，每服五七丸，各随症饮送下，亦分上下前后服之。

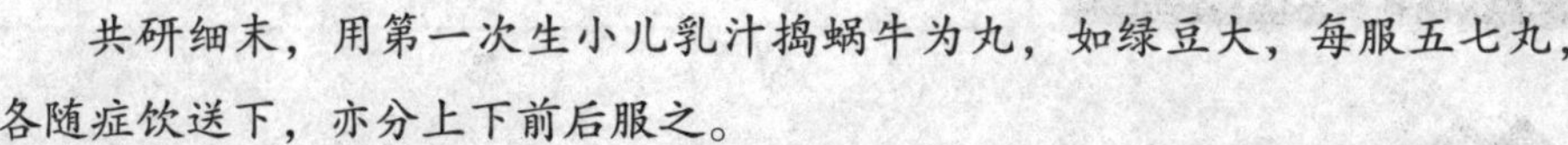

华佗治一切风毒药方

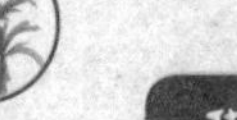

凡肩背、腰俞、臂、腿、环跳、贴骨等处，感受风寒湿气，致漫肿无头，皮色不变，酸痛麻木者，是名风毒。可急用此方。

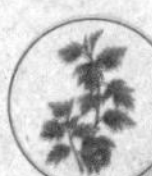

病征讲堂——风毒

风毒，临床称为风疹，又称三日麻疹。是由风疹病毒引起的急性传染性疾病，以低热、全身皮疹为临床特点，常伴有特征性耳后、枕部淋巴结肿大。有较强的传染性。

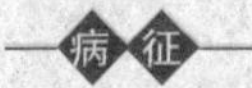

沉香　丁香　木香各五分　乳香六分　麝香一分。

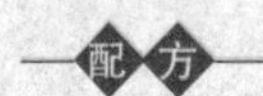

共研匀，将大核桃壳半个，内容药末至将满，敷痛处，外炙以艾团一二壮，不觉热，十余壮，稍觉痛，即愈。

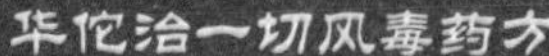

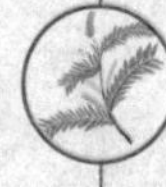

华佗治诸疮不破头药方

硇砂二钱五分　白丁香　轻粉各一钱五分　巴豆五分。

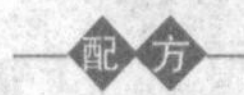

共为细末，以醋调涂疮上，头自破。

华佗治毒疮不收口药方

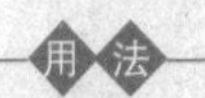

轻粉　铅粉各一两　珍珠一钱　飞辰砂四分　冰片二分。

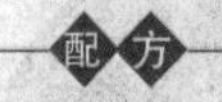

共为末，擦疮上，不日即收口。

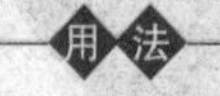

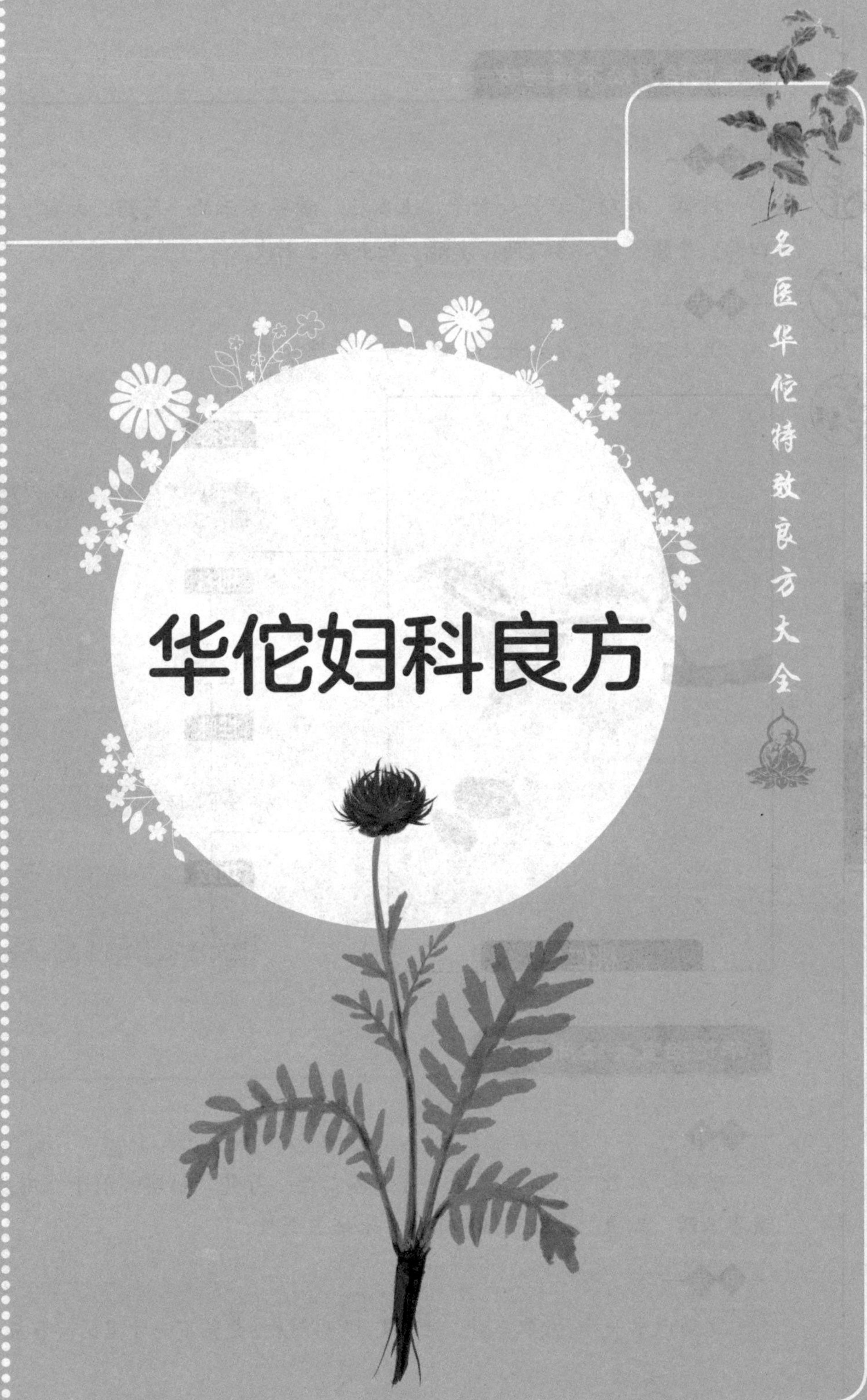

华佗妇科良方

华佗治月经不通药方

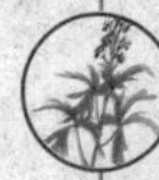

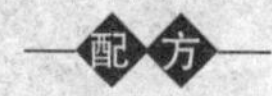

配方

桃仁　朴硝　牡丹　射干　土瓜根　黄芩各三两　芍药　大黄　柴胡各四两　牛膝　桂心各二两　水蛭　虻虫各七十枚。

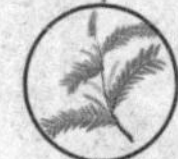

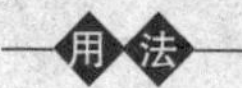

用法

上十三味，以水九升，煮取二升，去滓分三服。

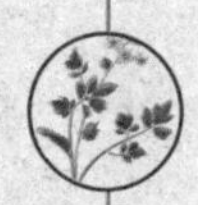

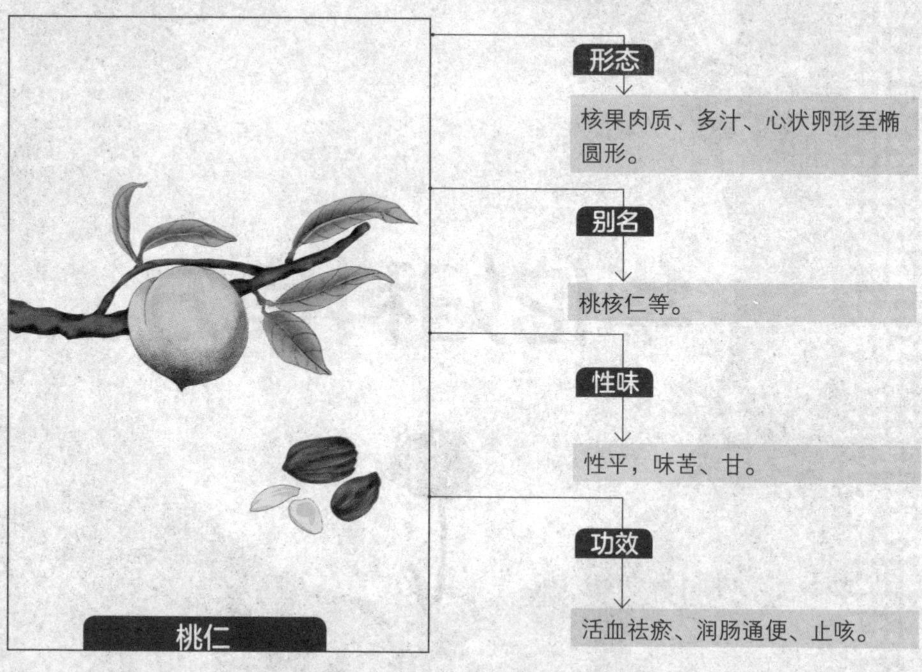

形态

核果肉质、多汁、心状卵形至椭圆形。

别名

桃核仁等。

性味

性平，味苦、甘。

功效

活血祛瘀、润肠通便、止咳。

桃仁

华佗治室女经闭药方

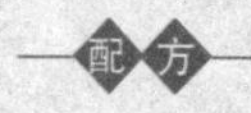

配方

黄芩　牡丹　桃仁　瞿麦　芎䓖各二两　芍药　枳实　射干　海藻　大黄各三两　虻虫七十枚　蛴螬十枚　水蛭五十枚。

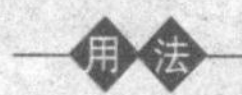

用法

上药以水一斗，煮取三升，分三服。服两剂后，灸乳下一寸黑圆际各五十壮。

华佗治经行不止药方

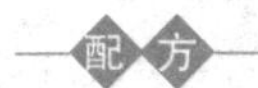

金毛狗脊（去黄毛）　威灵仙　良姜　赤芍药各一两　熟艾二两（醋熬焙干为末）　附子（炮）半两。

上共为末，以药一半，同醋煮面糊，和余一半药末为丸，如桐子大，每服十丸，食前空腹温酒下。

华佗治月经逆行药方

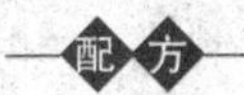

犀角　白芍　丹皮　枳实各一钱　黄芩　橘皮　百草霜　桔梗各八分　生地一钱　甘草三分。

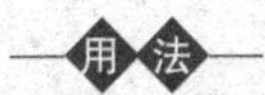

水二升，煎取八合，空腹服下，数剂自愈。又或以茅草根捣汁，浓磨沉香服五钱，并用酽醋贮瓶内，火上炙，热气冲两鼻孔，血自能下降。

华佗治痛经药方

妇人行经时，腹痛如绞，谓之痛经。其症有郁热与虚寒之异，郁热者宜用。

黄连（酒煮）八两　香附（炒）六两　五灵脂（半炒半生）三两　当归尾二两。

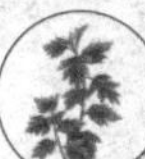

病征讲堂——痛经

痛经是指女性在月经期出现下腹部疼痛、坠胀，伴有腰酸或其他不适，是最常见的妇科症状之一。痛经分为原发性痛经和继发性痛经两类。原发性痛经指生殖器官无器质性病变的痛经；继发性痛经指由盆腔器质性疾病，如子宫内膜异位症、子宫腺肌病等引起的痛经。

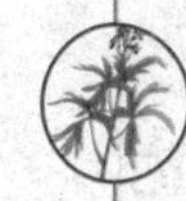

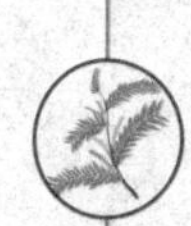

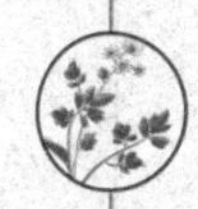

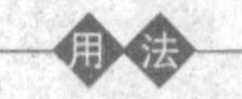

上捣筛，粥为丸，空腹汤下三四钱，服久自愈。

若系虚寒，则用：

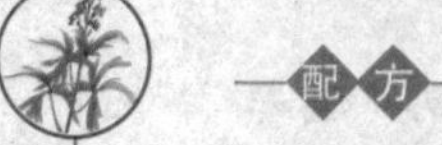

人参　黄芪　当归　白术各一两　肉桂一钱　附子（炮）一枚。

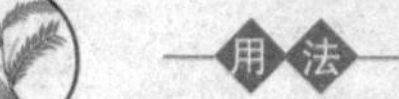

水煎，服至二三十剂当愈。

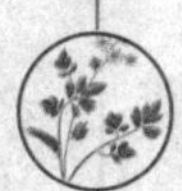

华佗治经前腹痛药方

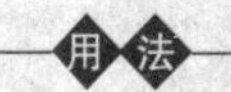

当归尾　川芎　芍药　丹皮　香附（制）　元胡索各一钱　生地黄　红花各五分　桃仁二十五粒。

用法

水煎服，瘠体加黄芩、黄连各一钱，肥体加枳壳、苍术各一钱。

华佗治经后腹痛药方

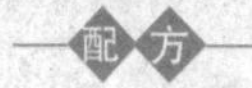

人参　香附　白术（醋炒）　茯苓　当归　川芎　白芍　生地黄各一钱　甘草（炙）　木香各五分　青皮七分。

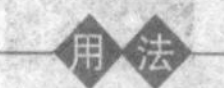

姜枣为引，水煎服。

华佗治经来呕吐药方

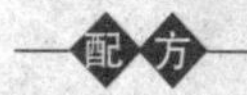

白术一钱　丁香　干姜各五分。

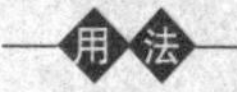

上捣，筛为散，空腹米汤下。

华佗治经来色绿药方

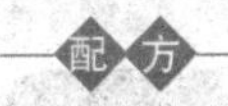

附子三钱　鹿茸一钱　山药　肉苁蓉　肉桂　蒲黄（炒）　当归　萸肉各五钱　白芍一两　熟地一两五钱　乌骨鸡肉（去皮油，酒蒸）三两。

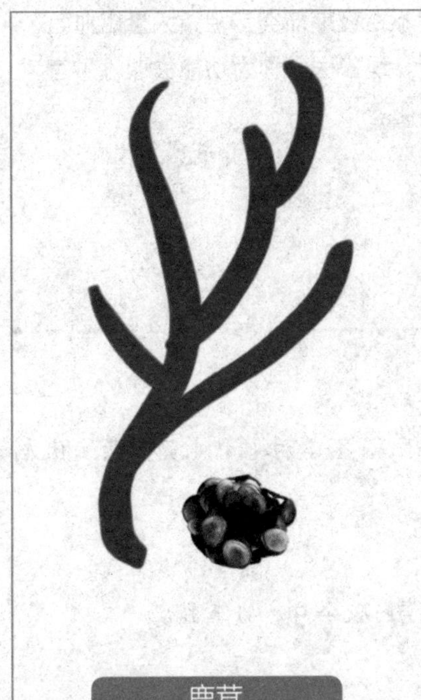
鹿茸

形态

鹿茸呈圆柱状分枝，顶端钝圆而微弯。

别名

斑龙珠等。

性味

性温，味甘、咸。

功效

补肾阳、益精血、强筋骨、调冲任、托疮毒。

共捣，米糊为丸，空腹酒下一百丸。

华佗治经来色黄药方

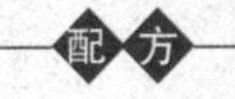

当归　乌药　川芎　元胡索　茴香　白芍各八钱　熟地黄一钱。

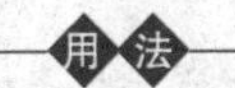

姜枣引，水煎空腹服。

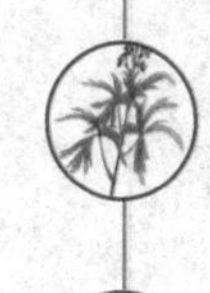

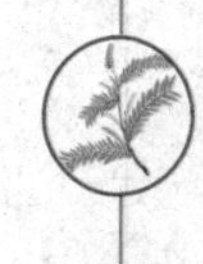

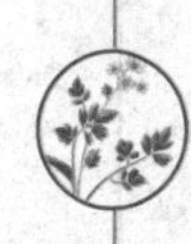

华佗治崩中药方

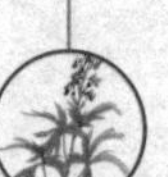

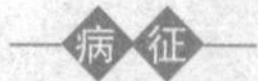

妇人崩中，昼夜十数行，各药不效。宜急用此方。

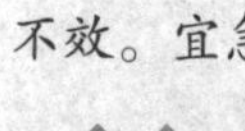

芎䓖八两。

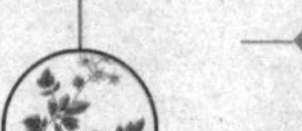

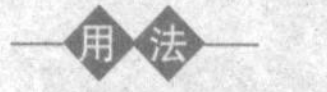

以酒四升，煎取三升，分三服，不饮酒者，水煮亦得。

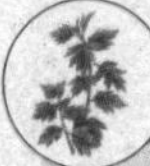

病征讲堂——崩中

崩中简称崩，又名血崩，指妇女不在经期而突然阴道大量出血之症。现代医学称为功能失调性子宫出血。

华佗治白崩中药方

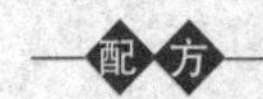

芎䓖　阿胶（炙）　桂心　赤石脂　小蓟根各二两　干地黄四两　伏龙肝（鸡子大）七枚。

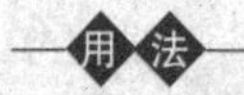

上药以酒六升，水四升，煮取三升，去滓内胶令烊，日三服。

华佗治崩中去血药方

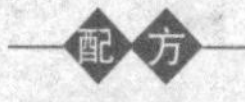

龙骨　赤石脂各六分　乌贼鱼骨　牡蛎粉　肉苁蓉各五两　鳖甲（炙）　芍药　续断各八分。

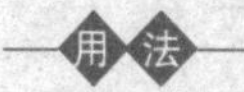

上药捣散，饮服方寸匕，日三服，渐加之。

华佗治崩中赤白不绝困笃药方

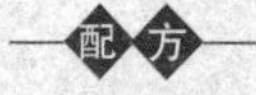

禹余粮五两　白马蹄十两　龙骨三两　鹿茸二两　乌贼骨一两。

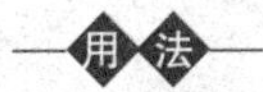

上药捣末，蜜丸梧子大，酒下二十丸，日再，以知为度。

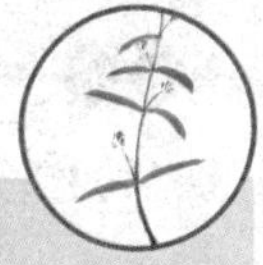

本文惟久崩困笃者宜之，若瘀血固结，小腹坚满者，则又未可轻试之。（孙思邈注）

华佗治漏下不止药方

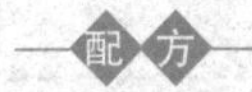

鹿茸　阿胶各三两　乌贼骨　当归各二两　蒲黄一两。

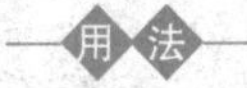

上药制下筛，空腹酒服方寸匕，日三夜二。

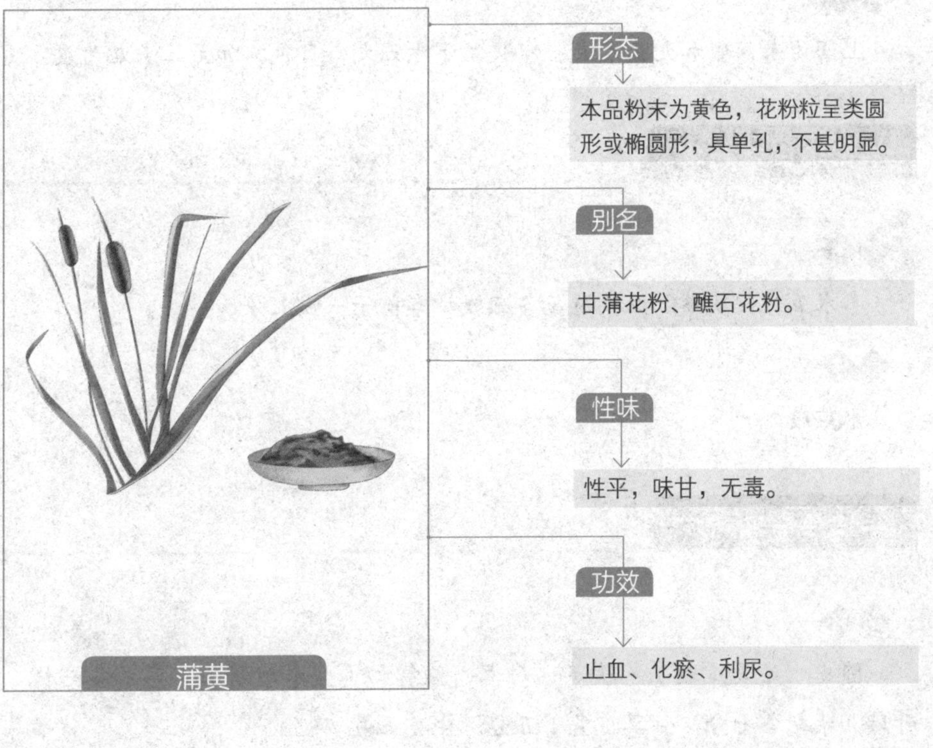

华佗治带下药方

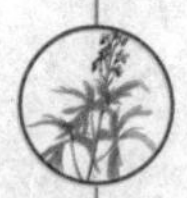

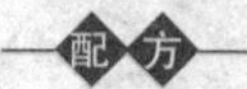

枸杞一升　生地黄五升。

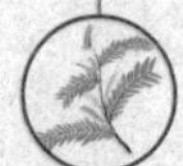

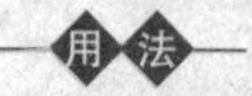

以酒一斗，煮取五升，分三服。

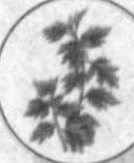

病征讲堂——带下

带下，是指妇女阴道分泌物明显增多，色、质、气味异常的症状。带下的发生多与外邪侵袭、禀赋不足、饮食不节、劳倦过度、情志失调等因素相关。

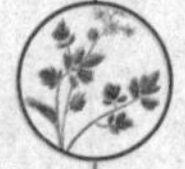

华佗治赤白带下药方

禹余粮　当归　芎䓖各一两半　赤石脂　白石脂　阿胶　龙骨　石苇各一两六钱　乌贼骨　黄柏　白蔹　黄芩　续断　桑耳　牡蛎各一两。

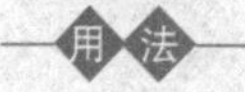

上药为末，蜜和丸梧子大，空腹饮下十五丸，日再，加至三十丸为度。

华佗治白带药方

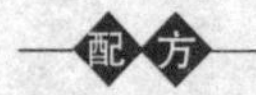

冬术五钱　茯苓　红鸡冠花各三钱　车前子一钱五分。

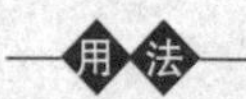

水煎服。

华佗治白浊药方

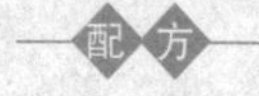

陈皮　半夏（制）　茯苓　白术　益智仁（盐水炒研）　苍术各一钱　升麻　柴胡各七分　甘草（炙）五分　生姜五片。

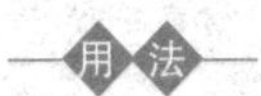

上药以水煎服。

华佗治白淫药方

是为男精射入后，不能摄收，即随小便而出者。

配方

风化石灰一两　茯苓三两。

用法

研末，糊丸如梧子大，空腹米饮下二三十丸。

华佗治白沃药方

妇女经水不利，子脏坚僻，中有干血，即下白物如浆，是名白沃。

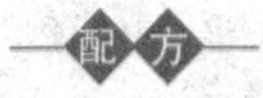

矾石（烧）　杏仁各一分。

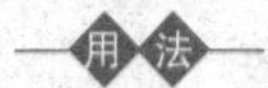

捣末，蜜和丸枣核大，内子脏中，日一易。

华佗治带下有脓药方

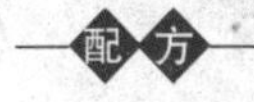

白芍　白矾各五钱　白芷一两　单叶红蜀葵二两。

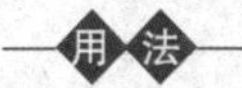

上为末，蜡和丸梧子大，空腹及食前各服十丸，脓尽自愈。

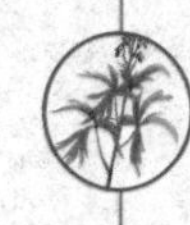

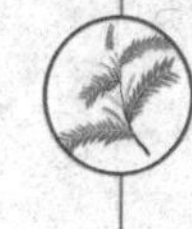

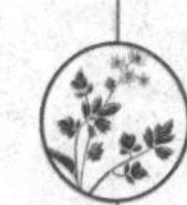

华佗治妇人不孕药方

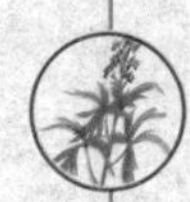

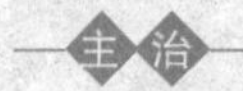

凡妇人立身以来，全不生产，及断续久不生产三十年者，服此必能生子。

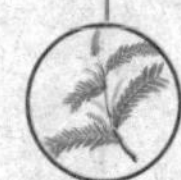

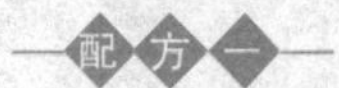

朴硝　牡丹　当归　大黄　桃仁各三铢　厚朴　桔梗　人参　茯苓　桂心　甘草　牛膝　橘皮各二铢　附子六铢　虻虫　水蛭各十铢。

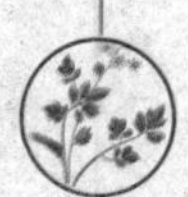

用法

上以清酒、水各五升，合煮取三升，日三夜一，分四服。每服相去三时，更服如常，覆衣取少汗。在冬日围着火笼子，必下积血及冷赤脓如赤小豆汁，本为妇人子宫内，有此恶物使然，是为冷血，能使不受胎，故必忍之，使此冷血下尽始良。

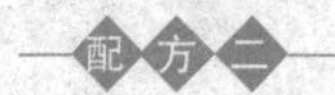

皂荚　萸肉　当归各一两　细辛　五味子　干姜各二两　大黄　矾石　戎盐　蜀椒各五钱。

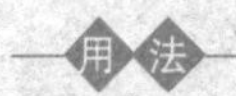

上药为末，以绢制袋，大如指，长三寸，盛药令满，内妇人阴中，坐卧任便，勿急于行走，小便时去之。则一日以后必下青黄冷汁，可幸御自有子。若未见病出，亦可安之十日。

并用：

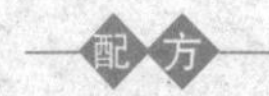

紫石英　天门冬各三两　当归　紫葳　芎䓖　卷柏　桂心　乌头　干地黄　牡荆　禹余粮　石斛　辛夷　人参　桑寄生　续断　细辛　厚朴　干姜　食茱萸　牡丹　牛膝各三十铢　柏子仁　薯蓣　乌贼骨　甘草各一两半。

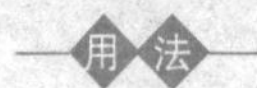

上二十六味为末，蜜和丸如梧子大，酒服十丸，日三服，渐渐增三十丸，以腹中热为度。不禁房室，夫行不在，不可服。

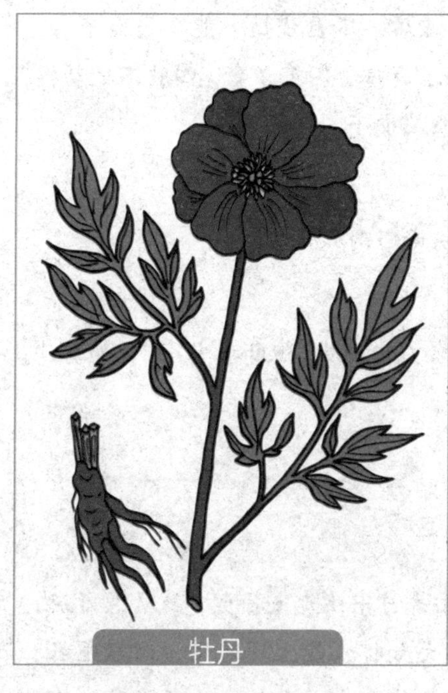

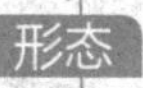

肉质根，茎木质丛生，叶互生，花型多变。

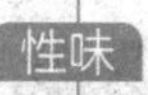

木芍药、花王、鼠姑等。

性味

性微寒，味苦、辛。

功效

清热凉血、活血化瘀。

华佗治妇人黄瘕药方

本症之原因，为妇人月水始下，若新伤坠，血气未止，卧寝未定，脏腑虚弱，因向大风便利，是生黄瘕。其候四肢寒热，身重淋露，卧不欲食，左胁下有气结牢，腰背相引痛，月水不利，善令人不产。

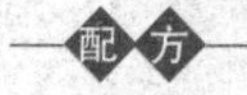

皂荚（炙去皮子） 蜀椒各一两 细辛六分。

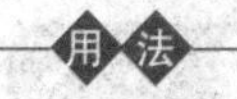

上药捣散，以三角囊大如指，长二寸贮之，取内阴中，闷则出之，已则复内之，恶血毕出，乃洗以温汤，三日勿近男子。

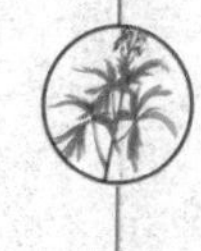

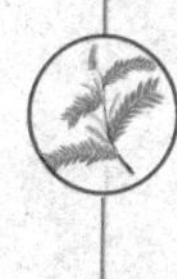

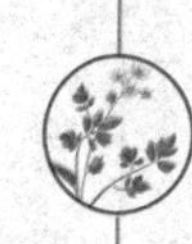

华佗治妇人青瘕药方

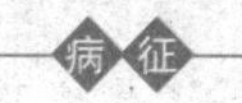

本症之原因，为妇人新生未满十日起，行以汤浣洗太早，阴阳虚，玉门

四边皆解散。又或当风睡卧，及居湿地及湿席，不自谨慎，能令恶血不除，结热不得散，则生青瘕。其候左右胁下有气，喜唾，不可多食，四肢不欲动摇，恍惚善梦，手足肿，面目黄，大小便难，令人少子。

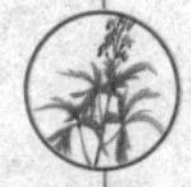

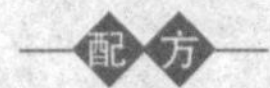

配方

戎盐一升　皂荚（炙去皮子）五钱　细辛一两六钱。

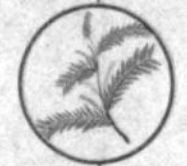

用法

上药捣散，以三角囊大如指，长三寸，贮之，内阴中，但卧瘕当下，青如葵汁。

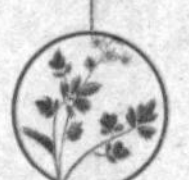

华佗治妇人燥瘕药方

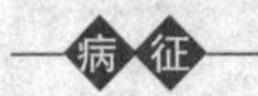

病征

本症原因，为妇人月水下恶血未尽，于暑月中疾走或操劳，致气急汗流，遂令月水与气俱不通利。其候在腹中有物大如杯，能上下流动，时欲呕吐，卧时多盗汗，足酸不耐久立，小便失时，忽然自出若失精，小便涩难，有此病亦令人少子。

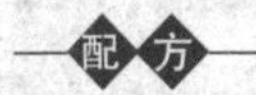

配方

大黄（如鸡子大）一枚　干姜二两　鸡膍胵中黄胰（炙）一枚　黄连二两　桂心一只　䗪虫三枚　厚朴（炙）十铢　郁李仁（去皮尖熬）一两。

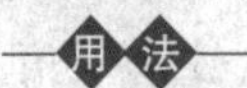

用法

上药捣散，空腹以温酒一盏和三钱匕顿服，瘕当下，三日内勿近男子。

华佗治妇人血瘕药方

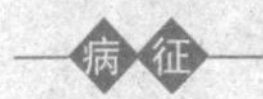

病征

本症原因，为妇人月水新下，未满日数而中止。因饮食过度，五谷气甚，溢入他脏，血下走于肠胃之间，流落不去，内有寒热，与月水会合，是生血瘕。其候腰痛不可俯仰，横胁下有积气，牢如石，少腹背膂腰股皆痛，阴里若生子，月水不时，令人无子。

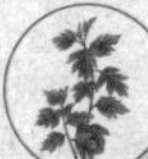

病征讲堂——血瘕

血瘕是一种妇女疾病，通常是指肿瘤一类的疾病，是因瘀血聚积所形成的有形肿块。主要原因是月经期量多和血结聚集，在经络和通道形成阻塞。

干姜　乌贼骨（炙）各一两　桃仁（去皮尖熬）一两。

上捣散，酒下二方寸匕，日二服。

并用：

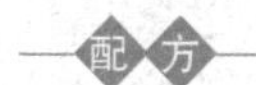

大黄　当归各半分　山茱萸　皂荚（去皮子炙）各一两　细辛　戎盐各二十六铢。

上药捣散，以香脂为丸如指大，以绵裹内阴中，正坐良久，瘕当下，养如乳妇之法。

华佗治妇人脂瘕药方

本症原因，为妇人月水新下，或生未满三十日，其人未复，以合阴阳，遂生脂瘕。其候四肢肿满痛痹，腰背如刺，腹中切痛，时或头眩，月水不时，大小便血不止，令人无子。

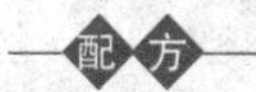

皂荚（去皮子）十八铢　矾子（烧）六铢　五味子　蜀椒　细辛　干姜各半两。

上药捣散，以香脂和如大豆，着男子阴头，以合阴阳，不三行，其瘕乃愈。

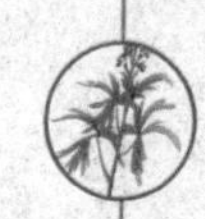

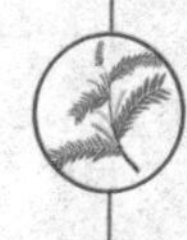

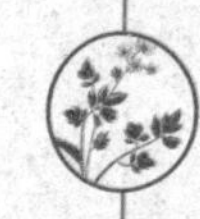

华佗治妇女狐瘕药方

本症之原因，为妇人月水当日数来，而反悲哀自恐，或以远行逢暴风疾雷电惊恐，被湿罢倦，少气，精神游亡，邪气入于阴里不去，是生狐瘕。其害能食人子脏，令人月水，闭而不通，胞门子户，不受男精，状似有身，嗜食多呕，患此者终生无子。

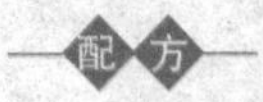

新死鼠一枚。

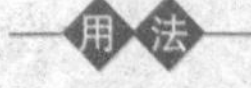

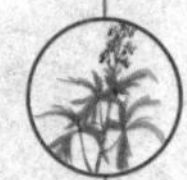

裹以新絮，涂以黄土，穿地埋鼠其中，以桑薪灼其上，一日夜取出，去絮，内桂心末六铢，酒服二方寸匕，病当下。甚者不过再服，瘥止。

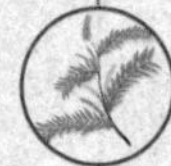

华佗治妇人蛇瘕药方

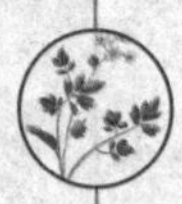

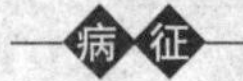

本症之原因，为妇人月水已下，新止适闭未复，胞门子户劳动，阴阳未平，荣卫分行。若中风暴病，或起行当风，或坐湿地，或行远道，并饮污井之水，进不洁之食，使蛇鼠之精，吞入腹中，是生蛇瘕。其患能上食人之肝心，越时既多，腰背股胫俱痛，时发寒热，月水多寡不定，患此者不复生子。

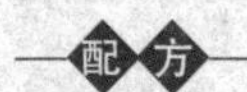

大黄　黄芩　芒硝各半两　甘草（炙）大如指者一尺　乌贼骨二枚　皂荚（去皮子尖）六枚。

上以水六升，煮之三沸，去滓下硝，适寒温，空腹服之，当下。

华佗治妇女鳖瘕药方

本症之原因，为妇人月水新止，其人剧作，罢劳汗出，衣服湿润，不以时去之。或当风睡卧，足践湿地；或入水洗浴，不以时出，神不守舍；则水气与邪气乘之，是生鳖瘕。其候少腹内切痛，有物如小杯，左右上下于腹中，若存若亡，腰背亦痛，月水不通，面目黄黑，脱声少气，患此者令人绝子。

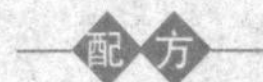

大黄六分　干姜　侧子各半分　附子　人参各九铢　䗪虫（熬）方寸匕　桂心一两六铢　细辛　土甒各十八铢　白术一两。

上药捣散，酒下方寸匕，日三服，瘕自下。

华佗治乳痈药方

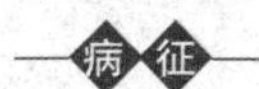

患者乳房胀大坚硬，色现赤紫，衣不得近，痛不可忍。

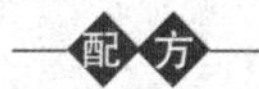

大黄　芍药　枳实　马蹄（炙令黄）。

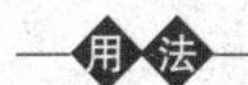

上四味，各等份为末，酒服方寸匕，覆取汗，当睡着，觉后肿处散不痛，经宿乃消，百无失一。明晨更服一匕。

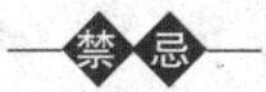

忌冲风寒食。

华佗治妒乳药方

妇人产后宜勤挤乳，否则令乳汁蓄积，或产后不自饮儿，及失儿无儿饮乳，皆成妒乳。

内用：

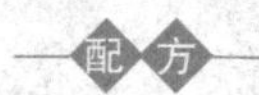

连翘　升麻　杏仁（去皮尖）　射干　防己　黄芩　大黄　芒硝　柴胡各三两　芍药　甘草（炙）各四两。

上以水九升，煮取三升，分服。

外用：

槲皮。

水煎汤，洗患部，极效。

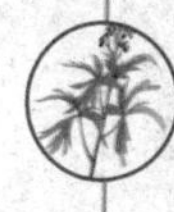

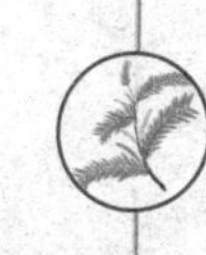

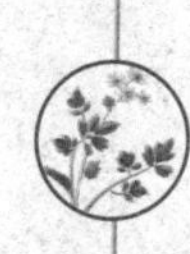

华佗治乳上湿疮药方

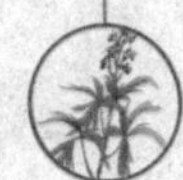
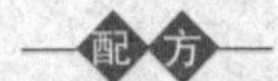

露蜂房五钱　轻粉（煅）五分　龙脑一分。

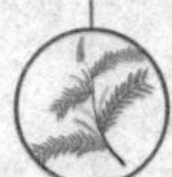

共研末，以金银花煎汁调涂，日三四次，自效。

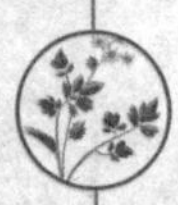

华佗治乳头破裂药方

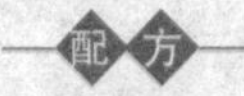

龟板（炙）三钱　龙脑五分。

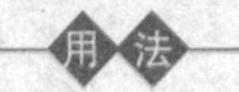

研极细，香油调搽。

华佗治乳汁不下药方

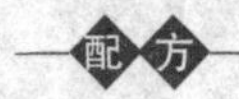

鲫鱼长七寸一尾　豚脂半斤　漏芦　石钟乳各八两。

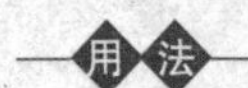

上以清酒一斗二升合煮，鱼熟药成，绞去滓，适寒温，分五服。其间相去须臾，一饮令药力相及为佳，乳即下。

华佗治无乳汁药方

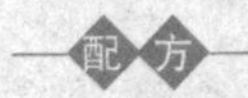

母猪蹄四枚　土瓜根　通草　漏芦各三两。

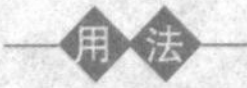

先将蹄洗净，以水二斗，煮取一斗，去蹄，内诸药其中，煮取六升，去滓，内葱白、豉，著少米，煮作稀粥，食后觉微热有汗佳。若仍无乳，更两三剂。

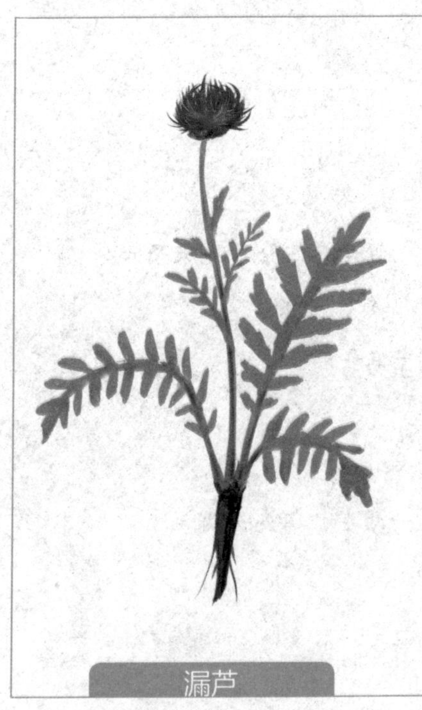

形态

上部密生白绵毛，下部疏生蛛丝状毛，基部抱茎。

别名

狼头花、野兰、鬼油麻等。

性味

性寒，味苦、咸。

功效

清热解毒、消痈肿、下乳汁。

华佗治乳汁过少药方

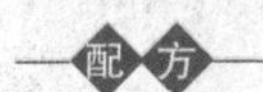
配方

猪蹄四枚　黄芪八两　干地黄　当归　川断各四两　牛膝二两。

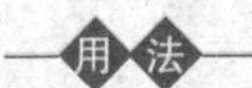
用法

同煮绞浓汁，入蜜四两，熬如饴。每温酒服一匙，乳汁自能增多。

华佗治乳汁过多药方

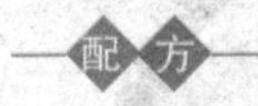
配方

麦芽（炒）三钱。

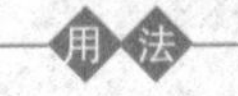
用法

煎浓汁饮之，日凡一次，乳汁自能减少。惟不可多服，以乳汁减至适量为度。

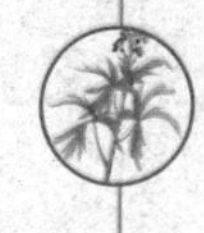
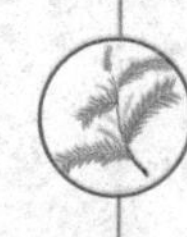
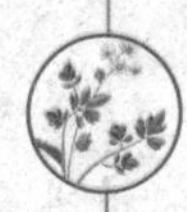

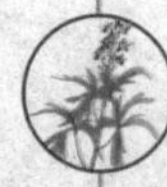

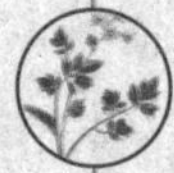

华佗治阴脱药方

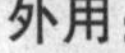

外用：

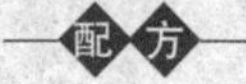

配方

皂荚（去皮子炙）　半夏（洗）　大黄　细辛各四分　蛇床子六分。

用法

上捣散，薄绢袋盛如指大，内阴中，日二易。

内用：

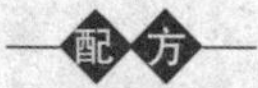

配方

当归　黄芩　牡蛎（熬）各二两　芍药一两半　猬皮一两。

用法

上捣散，酒下方寸匕，日三服。

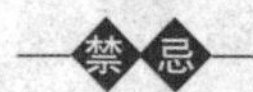

禁忌

禁举重。

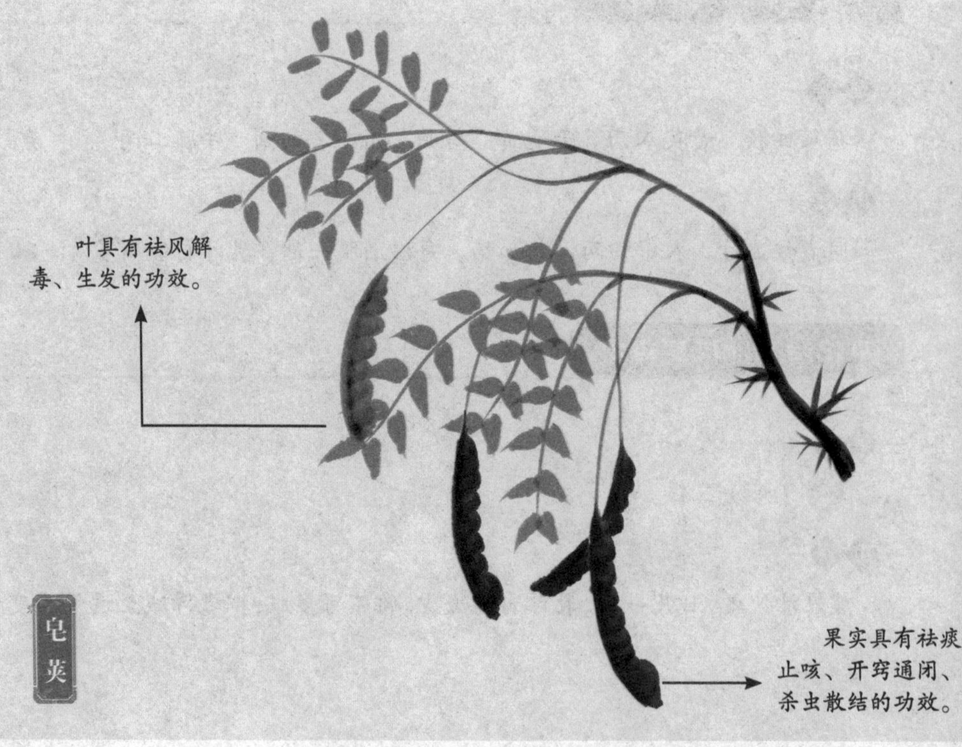

华佗治阴肿药方

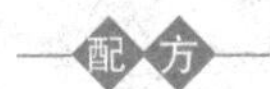

白矾（熬）一分　大黄一分　甘草（炙）半分。

上药捣筛，取枣大绵缠，导阴中，二十日即愈。

华佗治阴疮药方

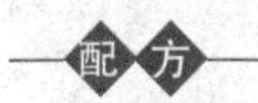

芎䓖　藜芦　雄黄　丹砂　蜀椒　细辛　当归各一分。

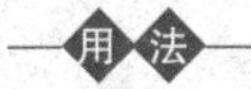

上药捣散，取方寸匕，绵裹纳阴中。

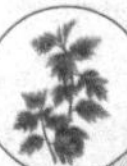

病征讲堂——阴疮

阴疮是指妇人外阴部结块、红肿，或溃烂成疮、黄水淋漓、局部肿痛，甚则溃疡如虫蚀者，又称“阴蚀”“阴蚀疮”。西医称之为外阴溃疡、前庭大腺脓肿。

华佗治阴蚀药方

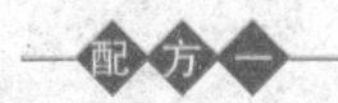

蛇床子　当归　芍药　甘草各一两　地榆三两。

水五升，煮二升，洗之，日三夜二。

蒲黄一升　水银一两。

用法

捣研，敷其上，自愈。

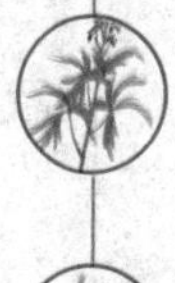

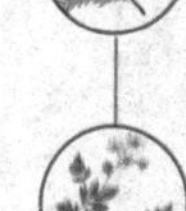

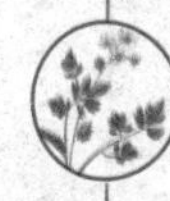

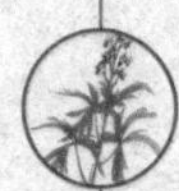

华佗治阴冷药方

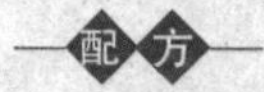

吴茱萸。

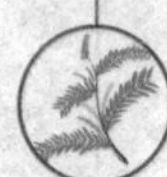

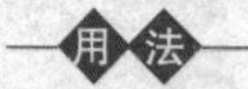

纳牛胆中令满，阴干之，历百日后，取二十七枚绵裹之，齿嚼令碎，纳阴中良久，热如火。惟须日用无止，庶克无济。

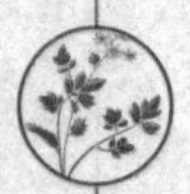

华佗治交接即痛药方

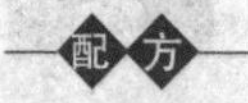

黄连一两半　牛膝　甘草各一两。

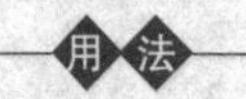

以水四升，煮取二升，洗之，日四度。

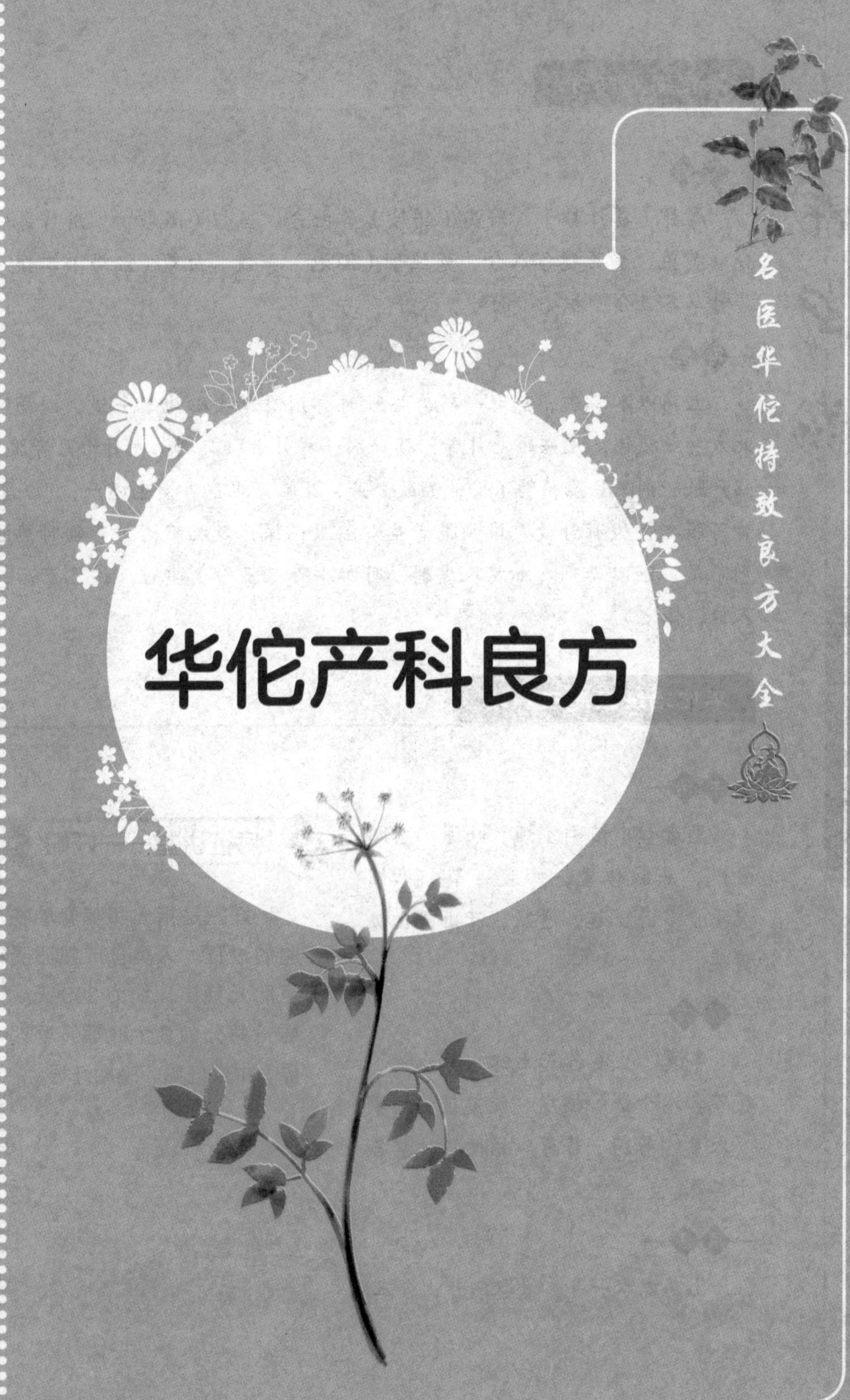

华佗产科良方

名医华佗特效良方大全

华佗安胎药方

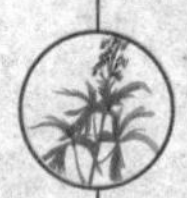

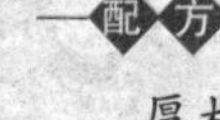

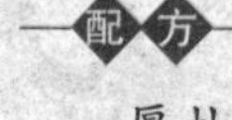

配方

厚朴（姜汁炒） 蕲艾（醋炒）各七分 当归（酒炒） 川芎各一钱五分 黄芪 荆芥穗各八分 菟丝子（酒泡）一钱 白芍（酒炒）二钱 羌活 甘草各五分 枳壳（面炒）六分。

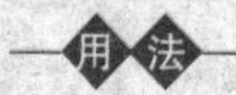

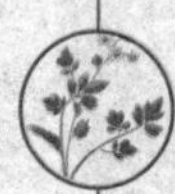

用法

上药以水二碗，煎取一碗，临服时再用贝母去心为末一钱，以药冲服。此方功效极伟，凡妊娠七月者，服一剂；八月者服二剂；九月十月皆服三剂；临产服一剂。且凡胎动不安，势欲小产，及临产艰危，横生逆产，儿死腹中，皆可服之，极有奇效。惟预服者空心温服；保产及临产者，皆临时热服。一剂不足，继以二剂。如其人虚弱，可加人参三五分，更佳。迨已产后，切忌入口，慎之。

华佗治妊娠恶阻药方

主治

患者心中愦闷空烦，吐逆，恶闻食气，头眩体重，四肢百节，疼烦沉重，多卧少起，恶寒、汗出，疲极黄瘦。

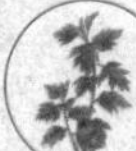

病征讲堂——妊娠

妊娠是指人和哺乳动物怀胎的过程。人类自成熟卵受精至胎儿娩出，约为266天。妊娠一共分为3个时期：早期妊娠、中期妊娠、晚期妊娠。

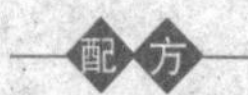

配方

半夏 生姜各三十铢 干地黄 茯苓各八十铢 橘皮 旋覆花 细辛 人参 芍药 芎䓖 桔梗 甘草各十二铢。

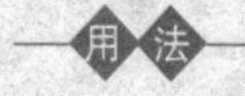

用法

上药以水一斗，煮取三升，分三服。

华佗治妊娠呕吐药方

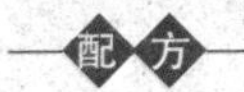

青竹茹　橘皮各十八铢　茯苓　生姜各一两　半夏三十铢。

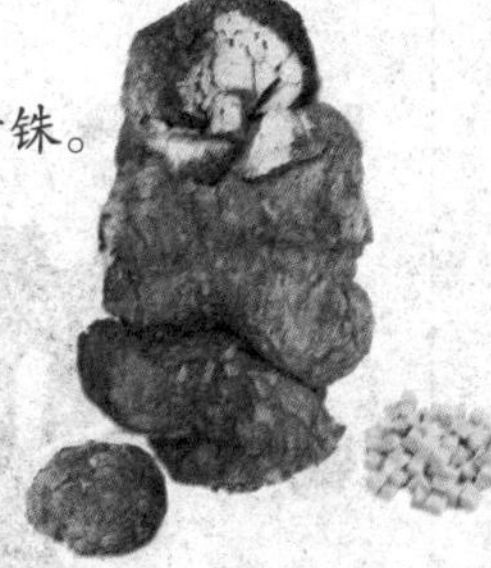

以水六升，煮取二升半，分三服，不瘥重合。

华佗治妊娠吞酸药方

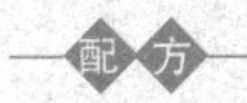

人参　白术　半夏　陈皮　茯苓　甘草（炙）　枳实（炒）　神曲（炒）　砂仁（研）各五分。

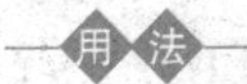

姜引水煎，食后服。

华佗治妊娠心痛药方

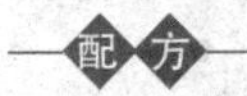

青竹茹一升　白蜜三两　羊脂八两。

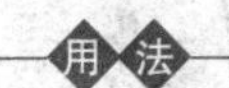

上三味合煎，食前服，如枣核大三枚，日三服。

华佗治妊娠腹痛药方

鲜生地黄三斤。

捣碎，绞取汁，用清酒一升合煎，减半，顿服。

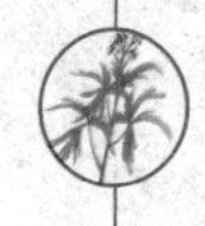

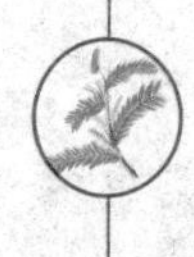

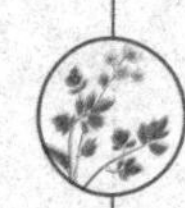

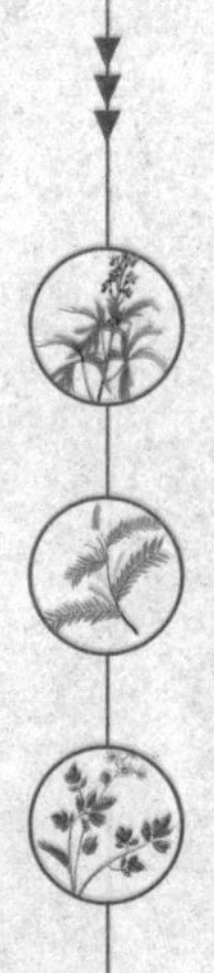

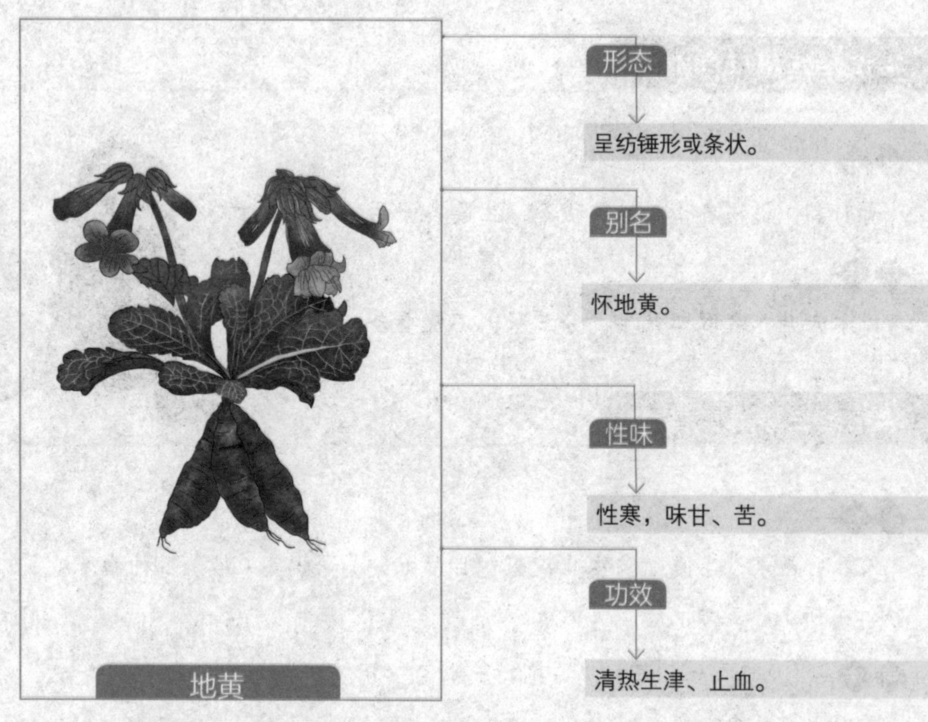

华佗治妊娠伤寒药方

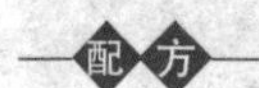

石膏八两　大青　黄芩各三两　葱白一升　前胡　知母　栀子仁各四两。

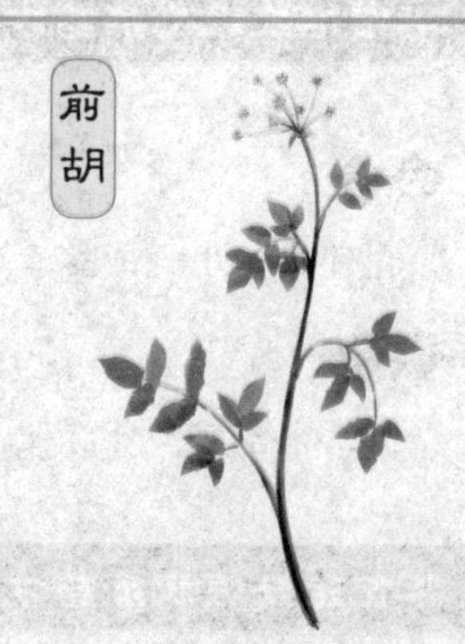

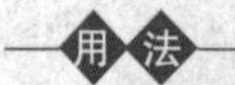

水七升，煮取二升半，去滓分五服，相去如人行七八里久，再服。

华佗治妊娠患疟药方

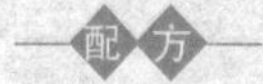

常山二两　黄芩三两　甘草一两　石膏八两　乌梅十四枚。

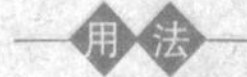

上以酒水各一升半，合渍药一宿，煮三四沸，去滓。初服六合，次服四合，后服二合，凡三服。

华佗治妊娠霍乱药方

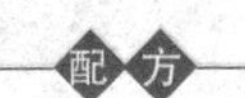

白术　紫苏　条芩各钱半　藿香　橘皮　甘草各一钱　砂仁(研)五分。

姜枣引，水煎服。

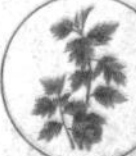

病征讲堂——妊娠霍乱

妊娠霍乱又称胎前霍乱。多是在怀孕期间饮食不慎导致的，可引发腹泻、呕吐等症状。妊娠期间应合理饮食，多吃水果蔬菜，不要做剧烈运动。

华佗治妊娠下痢药方

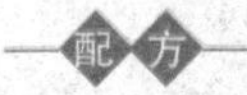

人参　黄芩　酸石榴皮各二两　橘皮四两　粳米三合。

水七升，煮取二升半，分三服。

华佗治妊娠尿血药方

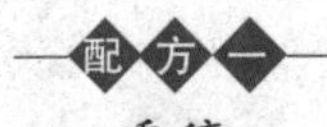

黍穰。

烧灰，酒服方寸匕，日三服。若气体虚寒者，宜用。

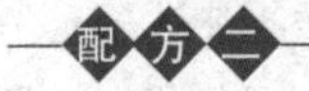

桂心　鹿角屑　大豆黄卷各一两。

用法

共捣末，酒服方寸匕，日三服。

华佗治妊娠子淋药方

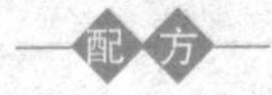

地肤草　大黄各三两　知母　黄芩　猪苓　芍药　枳实（炙）　升麻　通草　甘草

大黄

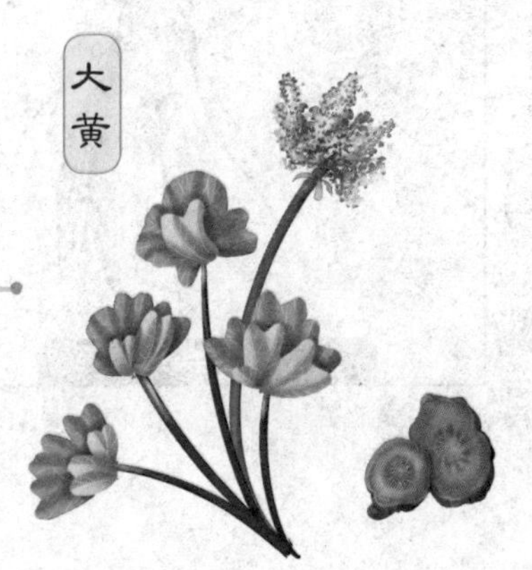

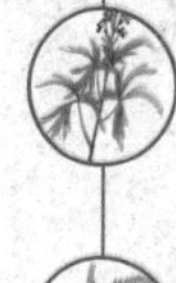

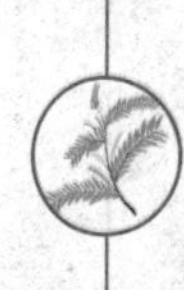

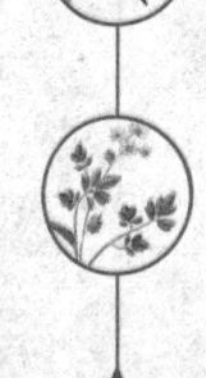

（炙）各二两。

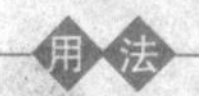

上十味，以水八升，煮取三升，分三服。

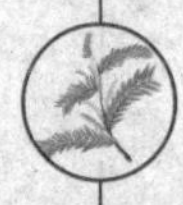

华佗治妊娠子痫药方

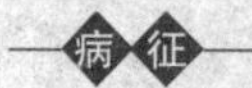

妊娠临月，忽闷愦不识人，吐逆眩倒，少醒复发，名为子痫。

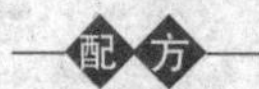

贝母　葛根　丹皮（去心）　木防己　防风　当归　芎䓖　肉桂　茯苓　泽泻　甘草（炙）各二两　独活　石膏　人参各三两。

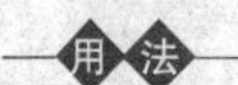

以水九升，煮取三升，分二服。贝母令人易产，若未临月者，升麻代之。

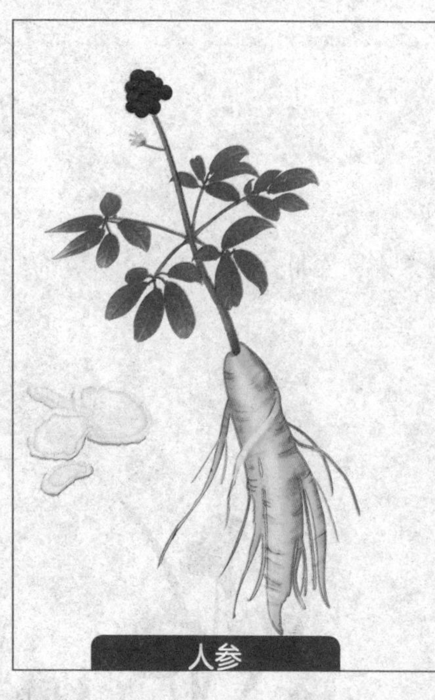

形态

根状茎（芦头）短，直立或斜上，不增厚呈块状。

别名

老山参、神草、血参。

性味

制后性微温，味甘、苦。

功效

祛痰、健胃、利尿、定喘。

华佗治妊娠子烦药方

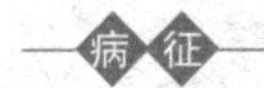
病征

妇人妊娠时，常若烦闷，是名子烦。

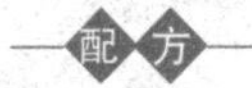
配方

竹沥一升　麦冬　防风　黄芩各三两　茯苓四两。

用法

以水四升，合竹沥煮取二升，分三服。不瘥再作。

华佗治妊娠子悬药方

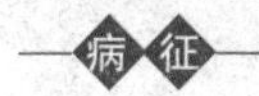
病征

妇人妊娠五六月后，胎气不和，上凑心腹，胀满疼痛，谓之子悬。

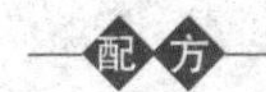
配方

紫苏　橘皮　大腹　川芎　白芍　当归各一钱　潞党参　甘草（炙）各五分　生姜一钱半　葱白七寸。

用法

水煎，空腹服。

华佗治妊娠子肿药方

病征

妇人妊娠数月后，面目身体四肢水肿者，此由胎气泛滥，名曰子肿。

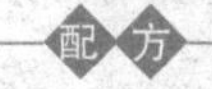
配方

大腹皮　生姜皮　桑白皮　茯苓皮　白术　紫苏各三铢　大枣三枚。

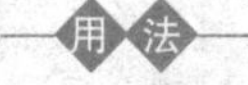
用法

水煎汤，另以木香磨浓汁三匙，冲服。

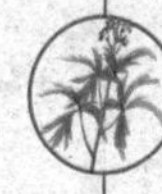
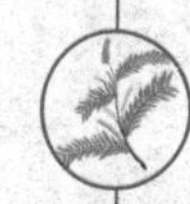
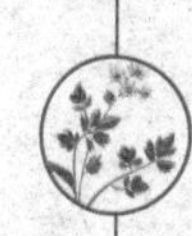

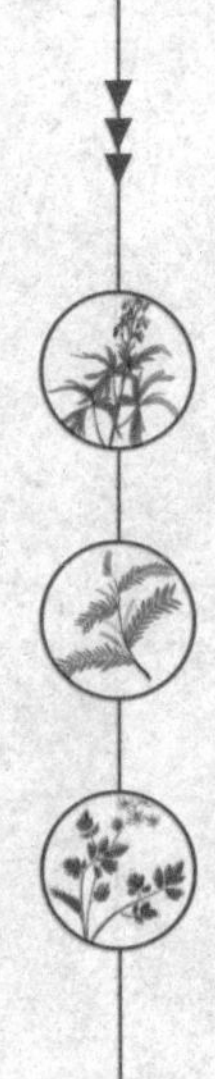

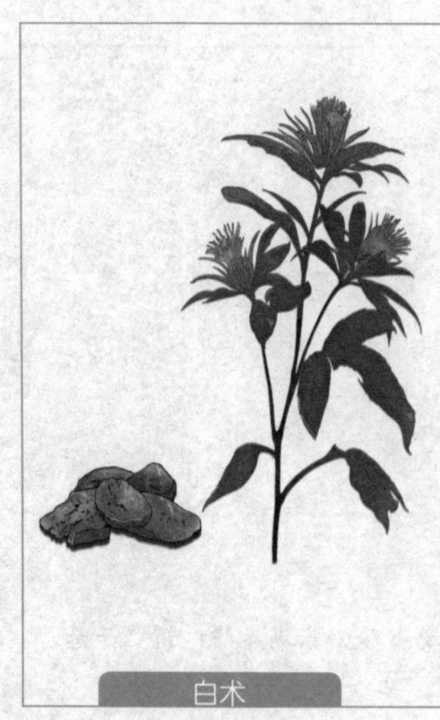

形态

不规则的肥厚团块。

别名

于术、冬术、浙术、种术。

性味

性温，味苦、甘。

功效

健脾益气、燥湿利水、止汗、安胎。

白术

华佗治妊娠子满药方

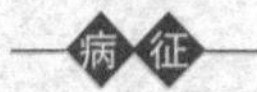

病征

妇人妊娠至七八月，胎已长成，腹部膨大。逼迫子户，坐卧不宁，是名子满。

配方

白术　黄芩　苏叶　枳壳　大腹皮各一钱半　砂仁（研）五分　甘草（炙）三分　生姜八分。

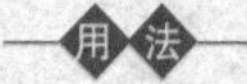

用法

水煎，空腹服。

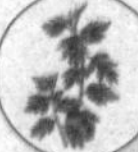

病征讲堂——妊娠子满

妊娠子满又称“胎水肿满”，是中医术语，是妊娠五六个月后出现腹大异常的现象。主要是由脾虚、气滞湿郁引起的。

华佗治妊娠子鸣药方

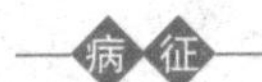

妇人妊娠至七八月时，向高取物，子在腹中，其口与所含之物脱离，遂发声而号，谓之子鸣。

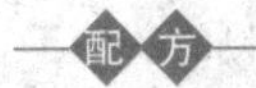

不必用药，但以豆一握，遍撒地上，令妇人俯身拾之，豆尽而病自止。

华佗治妊娠漏胞药方

妇人妊娠已达数月，经水犹时时来，是名漏胞。

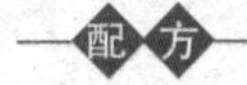

赤小豆五升。

种于湿地，令发芽，然后干之为末，温酒下方寸匕，日三服。得效便停。

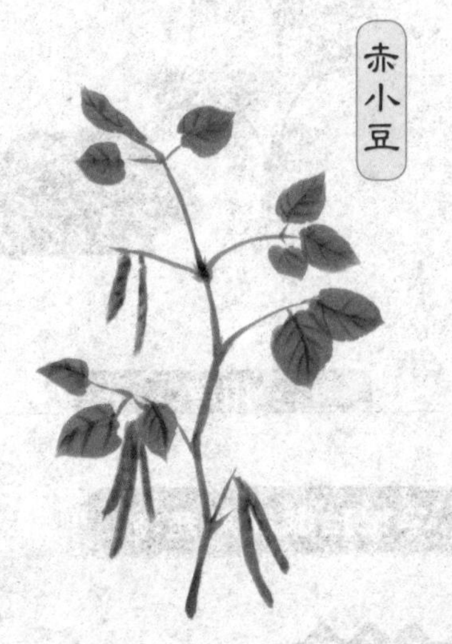

华佗治胎动药方

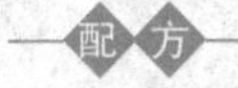

生地黄　鸡子白一枚。

生地黄捣烂取汁，煎沸，入鸡子白一枚，搅服，颇效。或服安胎药（见前）亦佳。

华佗治胎动下血药方

阿胶二两　川芎　当归　青竹茹各五两。

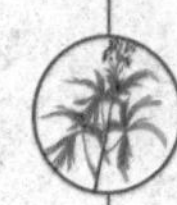

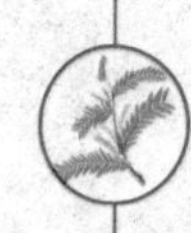

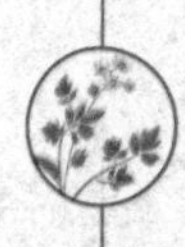

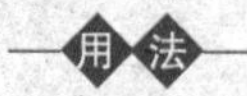

以水一斗五升，煮银二斤，取六升，去银纳药，煎取二升半，纳胶令烊，分三服。不瘥仍作。

形态
根茎较为发达，呈不规则的拳形团块状。
别名
京芎、贯芎、生川军。
性味
性温，味辛。
功效
活血行气、祛风止痛。
川芎

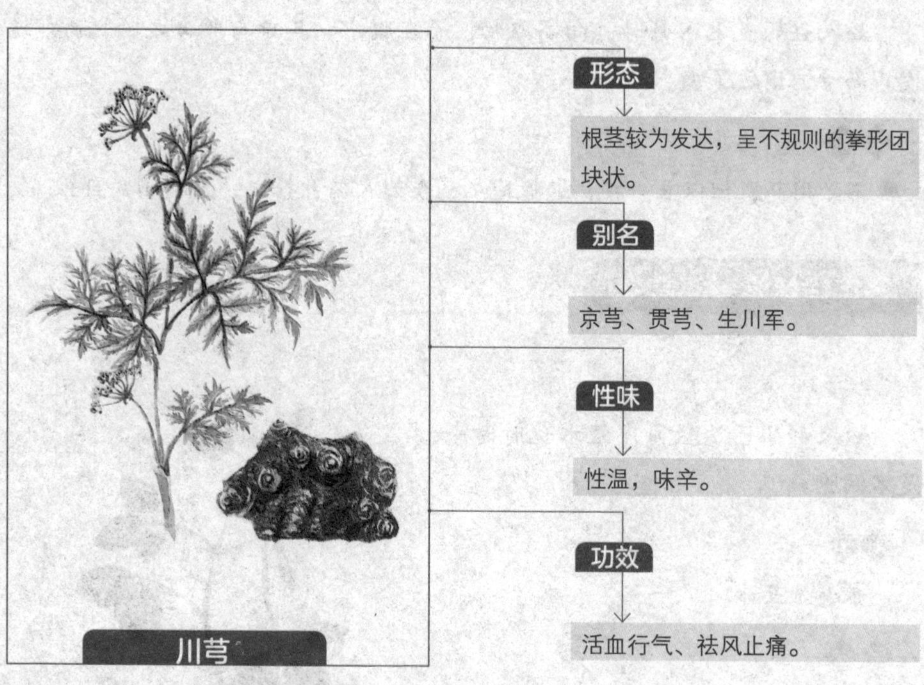

华佗治数堕胎药方

黄芪　吴茱萸　干姜　人参　甘草（炙）　芎䓖　白术　当归　干地黄各二两。

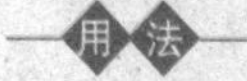

上药捣散，清酒服一匙半，日再服。加至两匙为度。

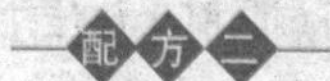

熟艾（醋煮焙干为末）五斤　木鳖子（研细）五枚　代赭石二两（米醋淬七遍）。

上药同为末，煮枣肉为丸，梧桐子大，每服三十丸，米汤饮下。

华佗治胎动欲堕药方

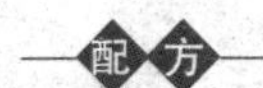

当归　芎䓖　阿胶（炙）　人参各一两　大枣十二枚。

以水三升，酒四升，合煮取二升半，分三服。五日一剂，频服三四剂，无所忌。

华佗治顿仆胎动药方

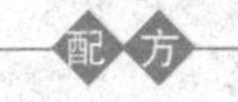

当归　芎䓖　甘草（炙）　阿胶（炙）　芍药各二两　艾叶三两　干地黄四两。

以水五升，陈酒三升，合煮取三升，去滓纳胶，更上火令胶烊，分三服。日三服，不瘥更作。

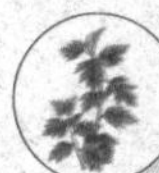

病征讲堂——胎动

胎动是指胎儿在母体内进行活动冲击到子宫壁的动作。一般在怀孕满 4 个月后，孕妇可以自己感到胎动。

华佗治胎动冲心药方

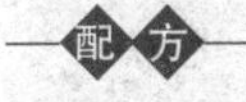

吴茱萸。

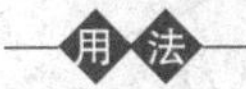

研末，酒调敷脚心，胎安即洗去。

华佗治因惊胎动药方

黄连。

为末，酒下方寸匕，日三服。

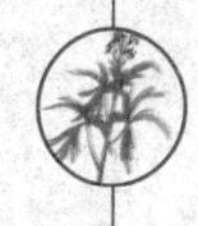

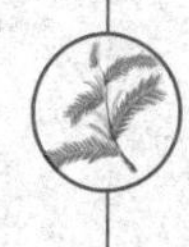

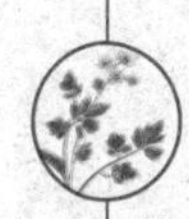

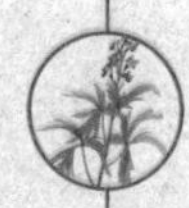

华佗治堕胎溢血药方

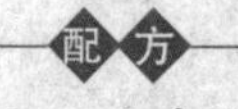

丹参十二两。

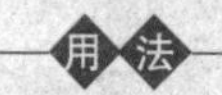

以清酒五升煮取三升，分三服，日三服。

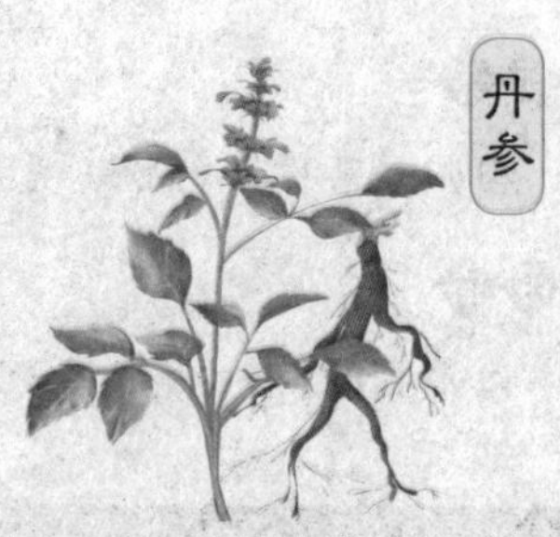

华佗治临月滑胎药方

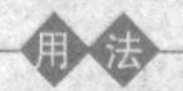

牵牛子一两　赤土一钱。

用法

共研末，白榆皮煎汤下，每服一钱。

华佗治产难药方

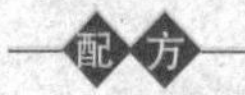

槐枝二升　榆白皮　火麻仁各一升　瞿麦　通草各三两　牛膝五两。

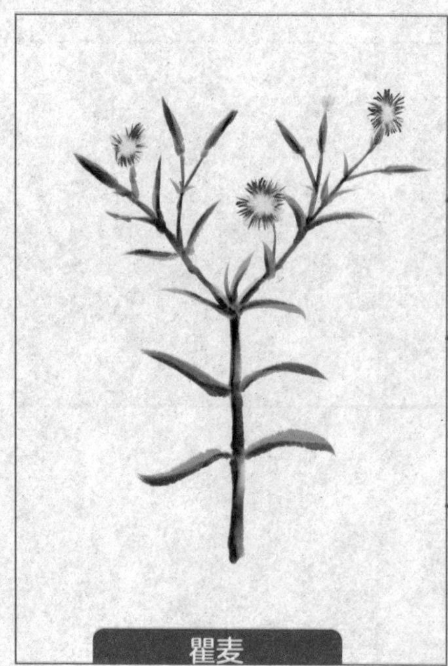

瞿麦

形态

茎丛生，直立，绿色，叶对生，狭披针形，顶端锐尖。

别名

野麦、十样景花。

性味

性寒，味苦。

功效

利尿通淋、活血通经。

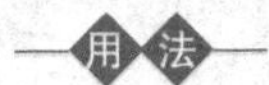

以水一斗二升，煮取三升半，分五服。

华佗治漏胎难产药方

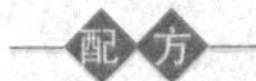

麻油半两　蜂蜜一两。

同入锅中，煮沸一食顷，温服，极效。

华佗治逆生药方

盐。

以盐涂儿足底，又可急爪搔之，并以盐摩产妇腹上，即顺。

华佗治横生药方

配方

菟丝子。

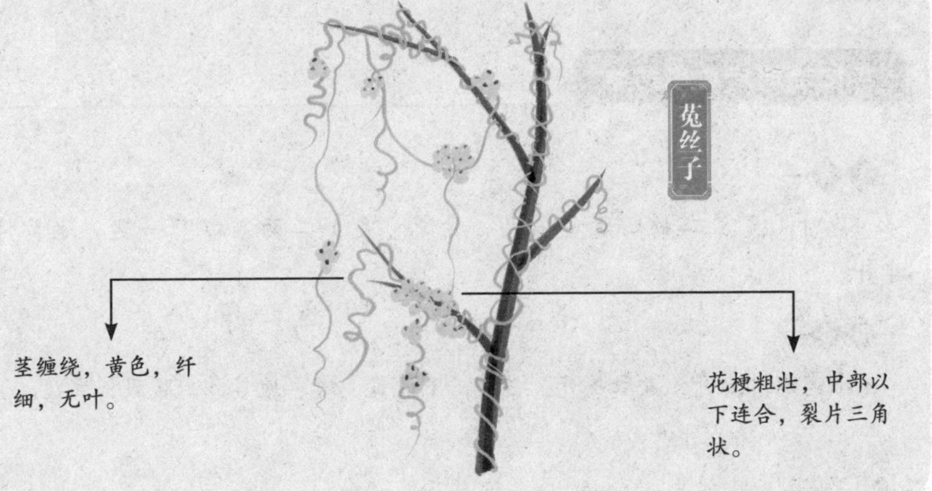

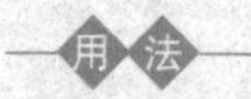

为末，酒或米汁服方寸匕，即生。车前子亦效，服如上法。

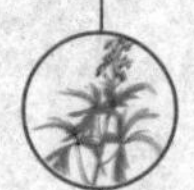

华佗治胎死腹中药方

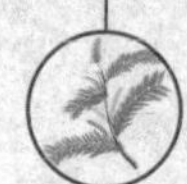

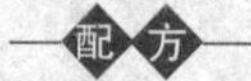

蟹爪一升　甘草一尺　阿胶三两。

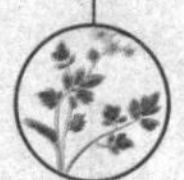

上三味，以东流水一斗，先煮蟹爪、甘草，得三升，去滓，次纳胶令烊，顿服之。不能分，再服。若人困，拗口纳药，药入即活。煎药作东向灶，用苇薪煮之。

华佗治胞衣不下药方

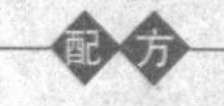

牛膝　瞿麦各一两　当归　通草各一两半　桂心二两　葵子八两。

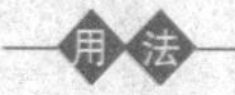

以水九升，煮取三升，分三服。

病征讲堂——胞衣不下

胞衣不下也称“息胞”，指胎儿分娩后，经过较长时间，胞衣（胎盘）仍不能自动娩出的症状。

华佗治产后血晕药方

荷叶（炙）二枚　蒲黄一两　甘草（炙）二两　白蜜一匙　地黄汁半升。

上药以水三升，煮取一升，去滓，下蒲黄、蜜、地黄汁，暖服，立瘥。

华佗治产后余血不尽药方

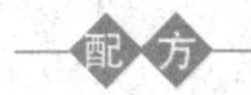

生地黄汁一升　芍药　甘草（炙）各二两　丹参四两　蜜一合　生姜汁半合。

以水三升，煮取一升，去滓，纳地黄汁、蜜、姜汁，微火煎一二沸，一服三合，日二夜三。

华佗治产后恶露不绝药方

泽兰八分　当归　生地黄各三分　芍药十分　甘草（炙）六分　生姜十分　大枣十四枚。

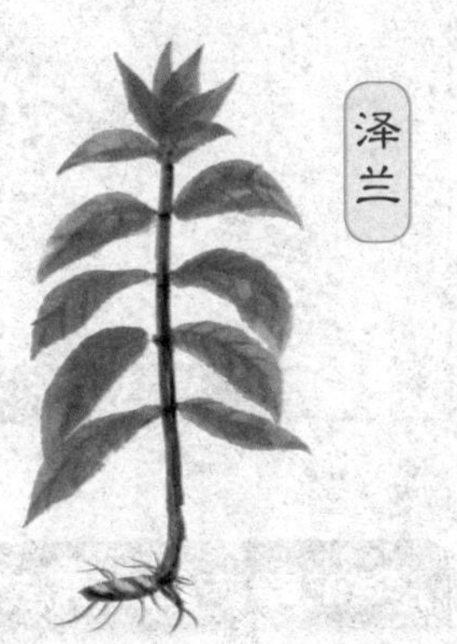

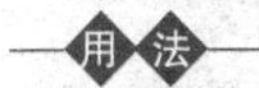

前七味以水九升，煮取三升，分三取。欲死涂身，得瘥。

华佗治产后发热药方

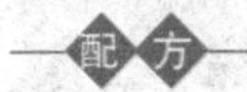

琥珀一两　生地黄半斤。

将地黄于银器中炒烟尽，合地上，出火毒，研末。每琥珀一两，以地黄末二钱匀合，用童子小便，与酒中半，调下一钱，日三服。

华佗治产后血不快兼刺痛药方

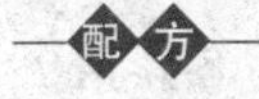

五灵脂　蒲黄。

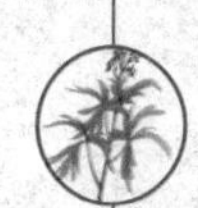

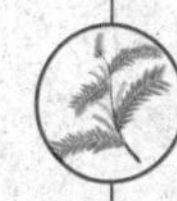

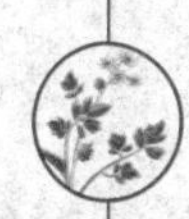

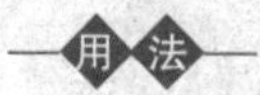

上药等份，捣成细末，每服二钱。米醋半杯，同熬成膏，再入水一杯，煎至七分，热服，痛如失。

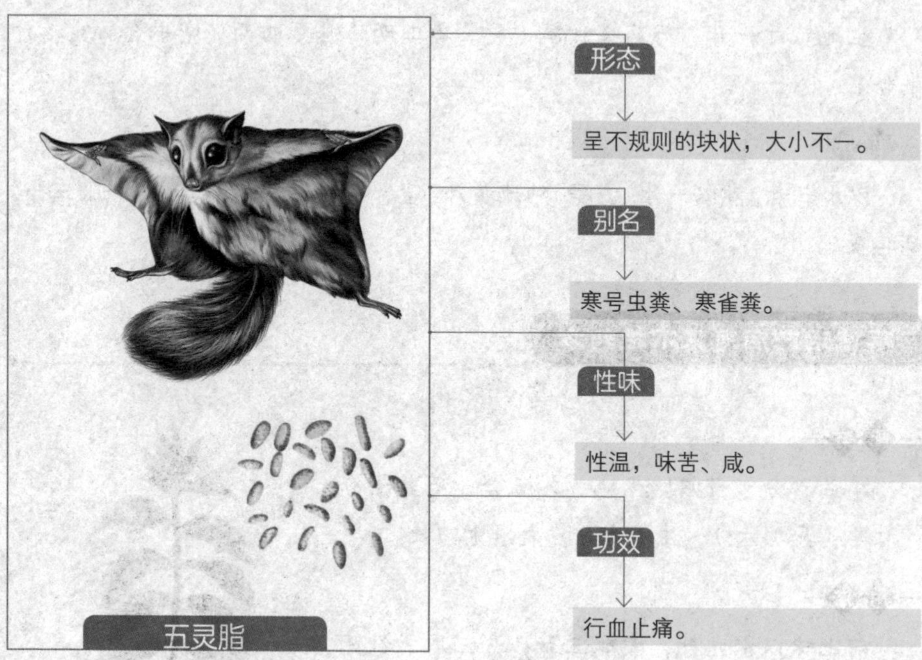

华佗治产后烦闷药方

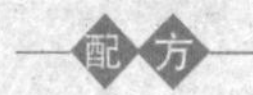

竹叶　麦冬（去心）　小麦各一升　甘草（炙）一两　生姜二两　大枣十四枚。

用法

以水一斗，煮竹叶小麦，取八升，去滓，纳余药，煮取三升，去滓分服。心虚悸，加人参二两。少气力，加粳米五合。

华佗治产后心痛药方

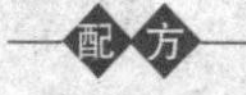

蜀椒二合　芍药三两　半夏　当归　桂心　人参　甘草（炙）各二两　生姜汁五合　茯苓二两　蜜一升。

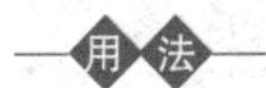

上以水九升，煮椒令沸，下诸药煮取二升半，去滓，下姜汁、蜜等，更煎取三升。一服五合，渐至六合尽，勿冷餐。

华佗治产后腹痛药方

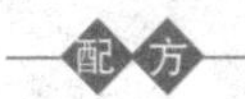

当归　芍药　干姜　芎䓖各六分。

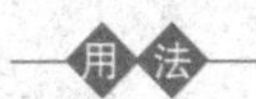

上四味捣散，酒下方寸匕，日三服。

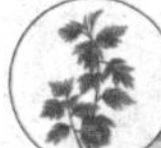

病征讲堂——产后腹痛

产后腹痛为中医病名，西医称“宫缩痛”“产后痛”，属生理现象。指孕妇分娩后，腹部阵阵作痛，一般不需治疗。若腹痛阵阵加剧，应及时采取治疗。

华佗治产后中风药方

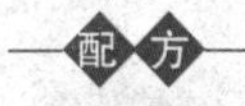

独活八两　葛根六两　生姜五两　甘草（炙）二两。

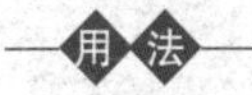

上以水六升，煮取三升，分三服，微汗佳。

华佗治产后下痢药方

赤石脂三两　甘草（炙）　当归　白术　黄连　干姜　秦皮各二两　蜀椒　附子（炮）各一两。

上捣筛，蜜和丸，梧桐子大，酒下二十丸，日三服。

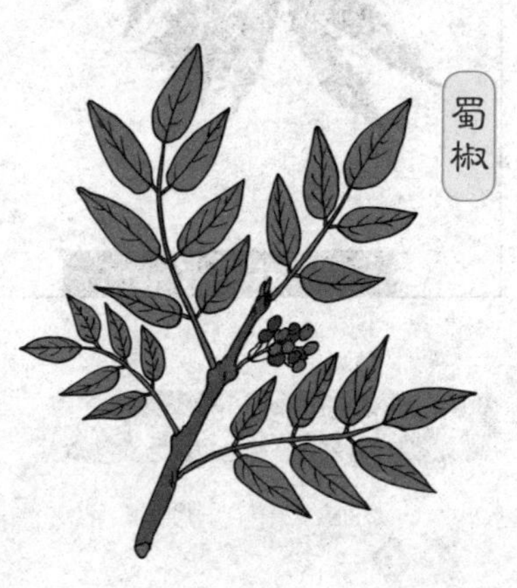

蜀椒

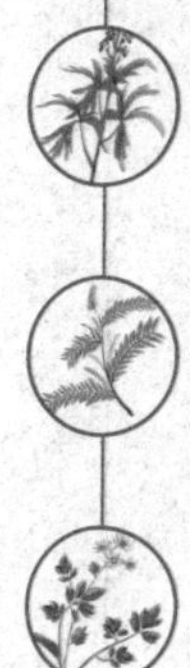

华佗治产后遗粪药方

配方

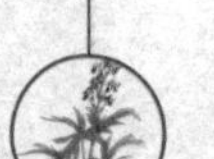

矾石（烧） 牡蛎（熬）。

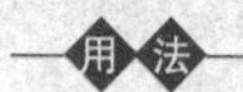

用法

上药各等份，捣筛，酒下方寸匕。日三服。

华佗治产后便秘药方

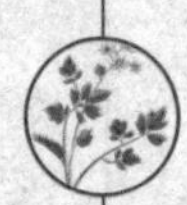

配方

人参 麻子仁 枳壳（麸炒）。

用法

上药共捣筛，蜜和丸，梧桐子大，每服五十丸，米汤饮下。

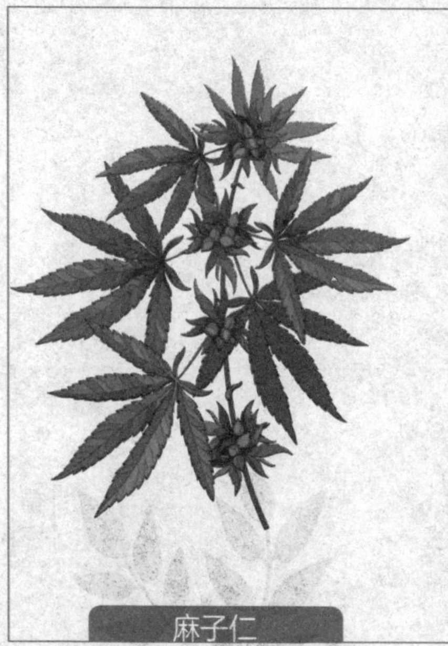

麻子仁

形态

叶掌状全裂，裂片披针形或线状披针形。

性味

性平，味甘。

种子

火麻、黄麻、汉麻、线麻、胡麻。

功效

成熟果实晒干后为麻子仁，有润肠通便、止渴、通淋、活血等功效。

华佗治产后遗溺药方

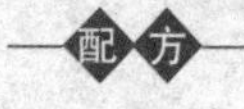

配方

白薇 芍药各一两。

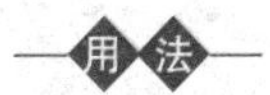

共捣末，酒下一钱，日三服。

华佗治产后小便频数药方

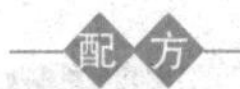

鸡膍胵二三具　鸡肠三具（洗）　干地黄　当归　甘草　厚朴　人参各二两　生姜五两　大枣二十枚。

水一斗，煮膍胵及肠、大枣，取七升，去滓，纳诸药，煎取三升半，分三服。

华佗治产后淋沥药方

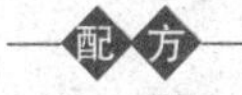

葵根二两　车前子一升　乱发（烧灰）　大黄　桂心　滑石各一两　通草二两　生姜六两　冬瓜汁七合。

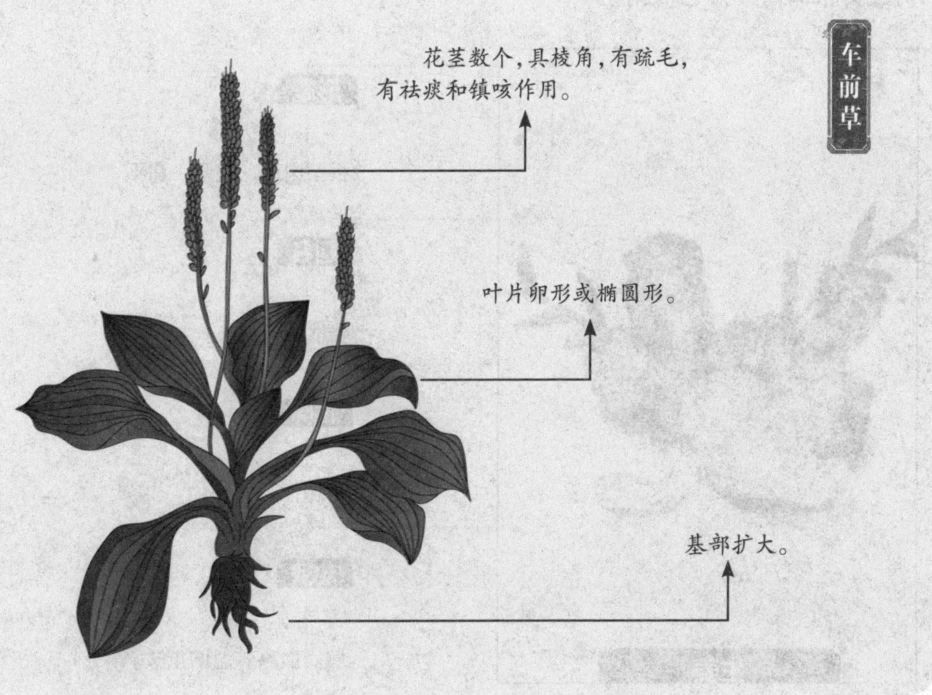

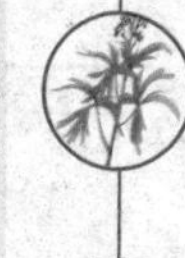

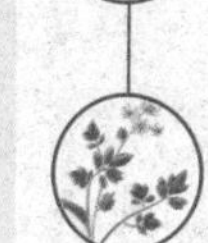

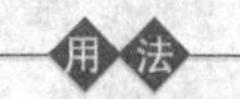

上药以水七升，煮取二升半，分三服。

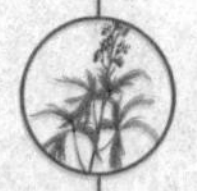

华佗治产后虚热头痛药方

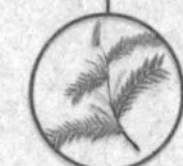

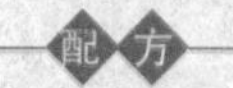

白芍药　干地黄　牡蛎各五两　桂心三两。

用法

水一斗，煮取二升半，去滓，分三服，日三服。

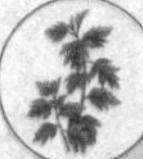

病征讲堂——虚热头痛

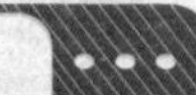

产妇在生产之后，身体是虚弱的，抵抗力也比较低，这是属于妇科常见的病症，所以产妇要补充营养，注意休息。

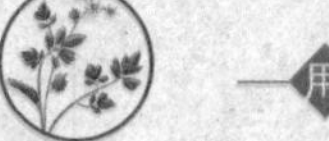

华佗治产后口噤药方

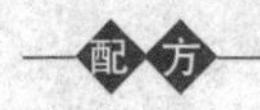

独活　生姜各五两　防风　秦艽　桂心　白术　甘草　当归　附子各三两　葛根二两　防己一两。

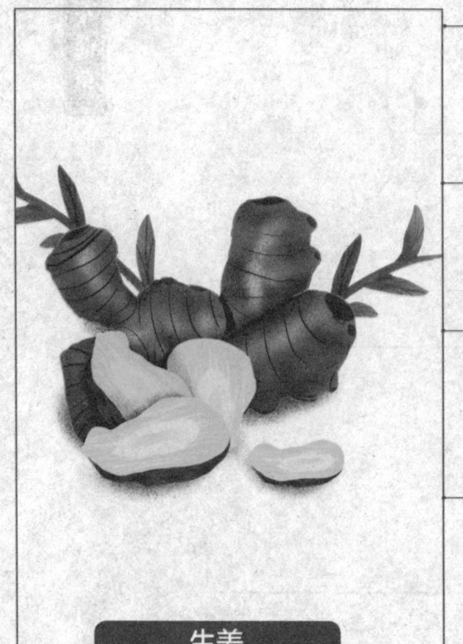

生姜

形态

根茎肉质，肥厚，扁平。

别名

姜根、百辣云。

性味

性微温，味辛。

功效

解表散寒、温肺止咳。

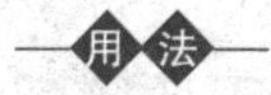

上以水一斗二升，煮取三升，去滓，分三服。

华佗治产后狂语药方

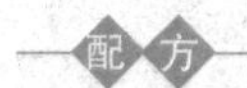

鹿肉三斤　芍药　独活　秦艽　黄芩　黄芪　半夏　干地黄　桂心　芎䓖各二两　生姜六两　甘草　阿胶各一两　茯苓　人参各四两。

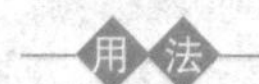

以水二斗，先煮肉，得一斗二升，去肉，纳药，煎三升，去滓，纳胶令烊，分四服，日三夜一。

华佗治产后癫狂药方

辰砂（水飞）二钱　紫项地龙一条　乳汁三合。

先以乳汁调辰砂，纳地龙沸之，刮净去地龙，入无灰酒一盏，分作三四次服，有效。

华佗治产后惊风药方

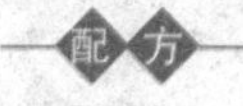

荆芥穗（焙研）　黑豆（炒焦）各二钱。

入醇酒一碗，煎数沸。乘热灌入，立效。

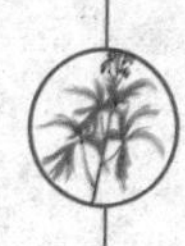

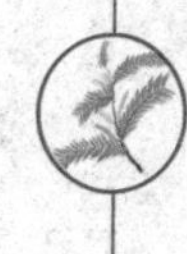

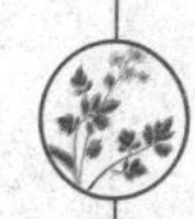

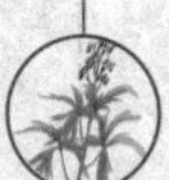

华佗治产后搐搦药方

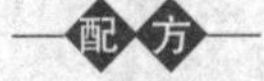

鳔胶一两。

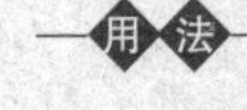

以蛤粉炒焦去粉，捣为散，分三服。煎蝉蜕汤下。

华佗治产后风痉药方

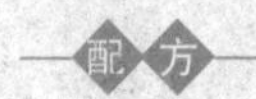

甘草　干地黄　麦冬　麻黄各十两　栝楼根　芎䓖　黄芩各二两　杏仁五十枚　葛根半斤。

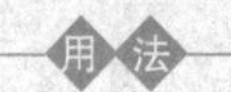

上药以水一斗五升，酒五升，合煮葛根，取八升，去滓纳诸药，煮取三升，去滓，分再服。一剂不瘥，更作。

华佗治产后风瘫药方

初起者用：

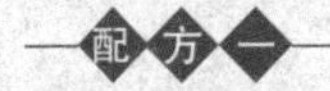

野蔷薇子(须择大红色者)一两。

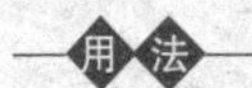

酒煎服，一次即愈。如日久两手不能提举。

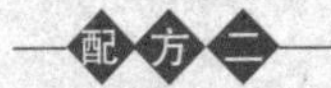

蔷薇花四两　当归二两　红花一两　陈酒五斤。

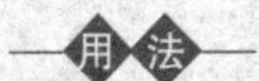

以上各药纳酒中渍数日，随量饮之，两料痊愈。

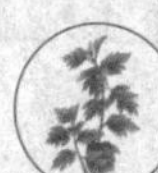

病征讲堂——产后风瘫

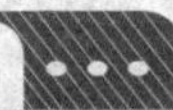

产后风瘫又称产瘫。形成原因较为复杂，可能是先天不足、产后出血过多而导致的。常常伴有四肢无力、筋脉弛缓，不能随意进行运动等症状。

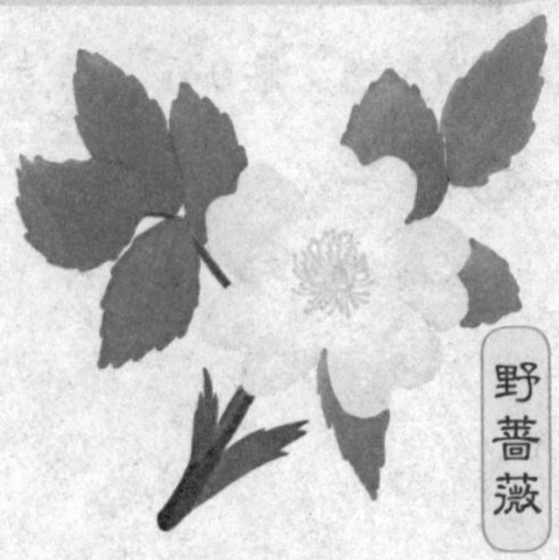

华佗治产后蓐劳药方

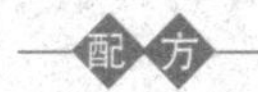

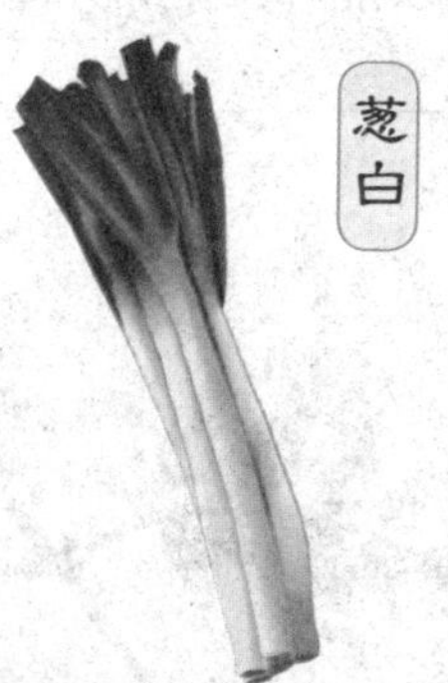

猪肾（剖去脂）一具　香豉（绵裹）　白粳米　葱白各一两。

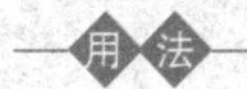

上四味，以水三斗，煮取五升，去滓，任情服之。不瘥更作。如气体过虚者，可加入人参、当归各二两。

华佗治产后虚劳药方

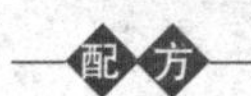

鹿肉四斤　干地黄　甘草　芎䓖　黄芪　芍药　麦冬　茯苓各二两　人参　当归　生姜各一两　半夏一升　大枣二十枚。

上以水二斗五升煮肉，取一斗三升，去肉纳药，煎取五升，去滓，分四服，日三夜一。

华佗治产后虚冷药方

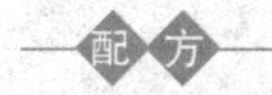

紫石英　白石英　钟乳　赤石脂　石膏　茯苓　白术　桂心　芎䓖　甘草各二两　人参　当归各三两　薤白六两　生姜八两　大枣二十枚。

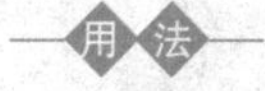

先将五石并为末，将各药以水一斗二升，煮取三升六合，去滓，分六服。

华佗治产后盗汗药方

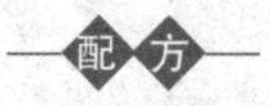

吴茱萸三两。

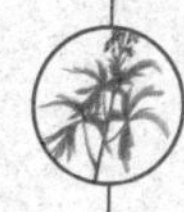

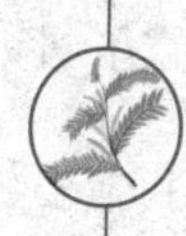

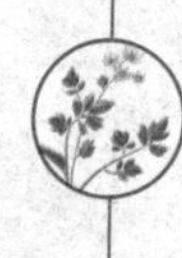

用 法

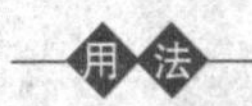

以清酒三升渍一宿，煮取二升，去滓。半分之，顿服一升，日再。间日再作服。

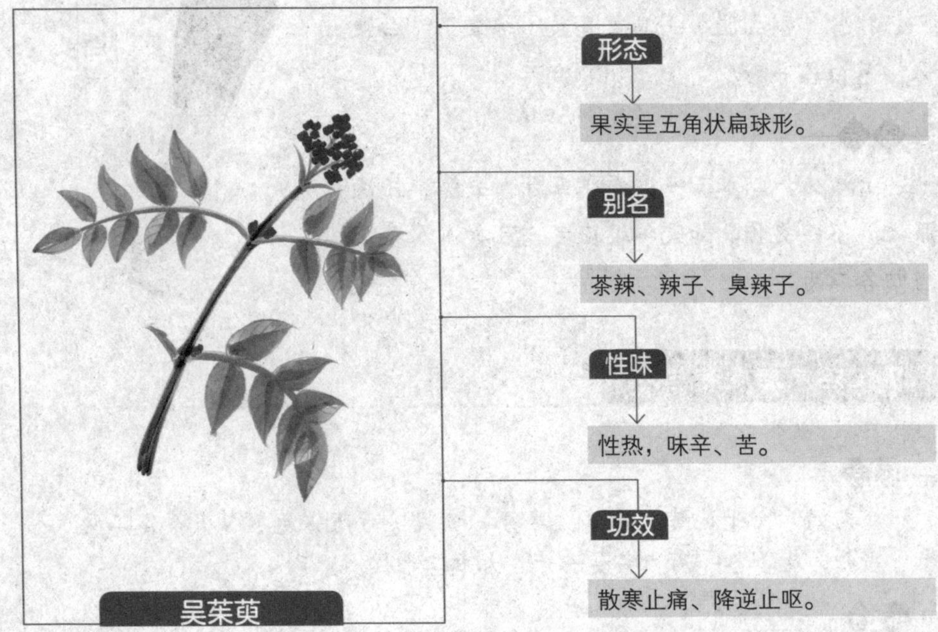

形态
果实呈五角状扁球形。
别名
茶辣、辣子、臭辣子。
性味
性热，味辛、苦。
功效
散寒止痛、降逆止呕。
吴茱萸

华佗治产后自汗药方

配 方

猪膏　生姜汁　白蜜各一升　清酒五合。

用 法

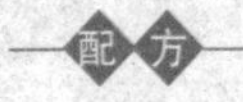

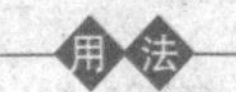

上药煎令调和，五上五下，膏成，随意以酒服方寸匕。

华佗治产后口渴药方

配 方

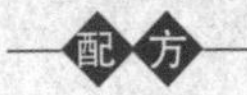

栝楼四两　麦门冬（去心）　人参　干地黄各三两　甘草（炙）二两　干枣二十枚　土瓜根五两。

用 法

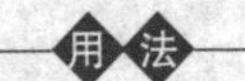

上以水八升，煮取二升半，分三服。

华佗治产后腰痛药方

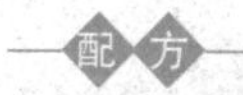

败酱草　当归各六分　川芎　白芍　桂心各六分。

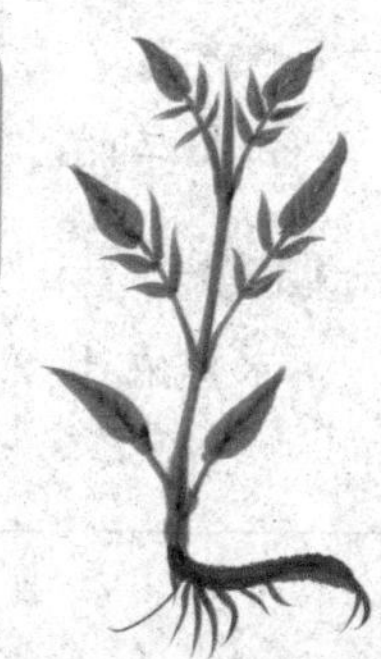

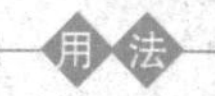

水煎，分二次服之。

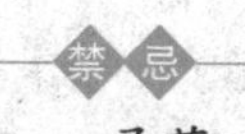

忌葱。

华佗治产后崩中药方

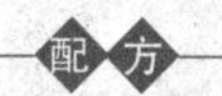

荆芥穗五钱（炒黑）。

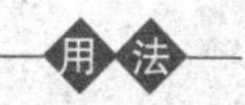

煎服，立止。

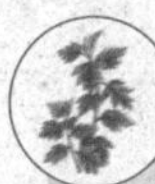

病征讲堂——产后腰痛

产后腰痛，是产后以腰痛为主症的一种病症，尤其是腰部两侧尤为严重，有时伴随腿痛。

华佗治产后血闭药方

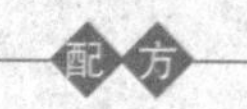

桃仁（去皮尖）二十枚。

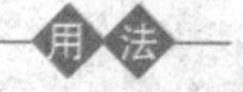

水一碗煎服，极效。

华佗治产后血冲药方

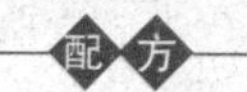

血竭　没药各一钱。

共研极细，童子小便，和酒调服。

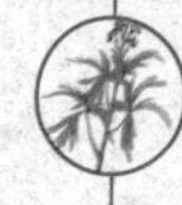

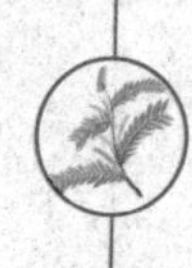

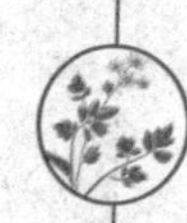

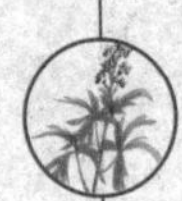

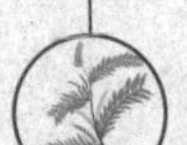

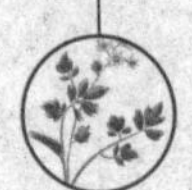

华佗治产后血痛药方

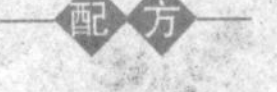

山楂二两。

用法

水煎浓汁，入糖若干，再煎之，趁热服下。

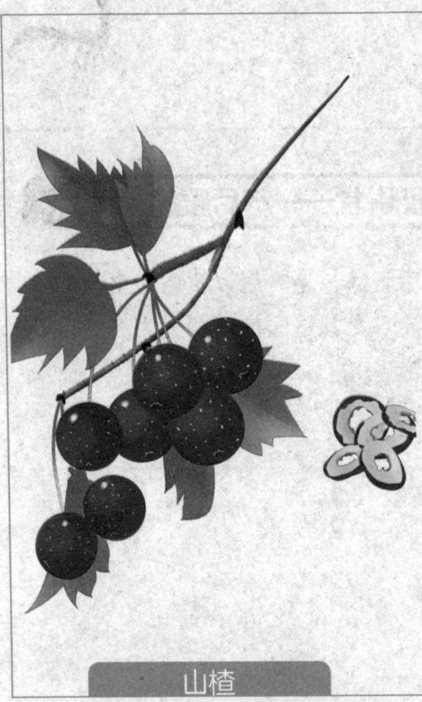

形态

叶片呈宽卵形或三角状卵形。

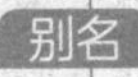

山里果、赤瓜子。

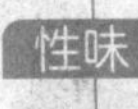

性冷，味酸，无毒。

功效

健脾开胃、消食化滞、活血化瘀。

华佗治产后衄血药方

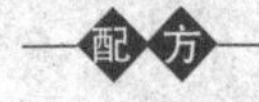

荆芥穗三钱（炒黑）。

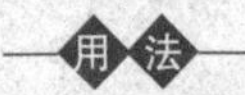

研末，童子小便下，极效。

华佗治产后泻血药方

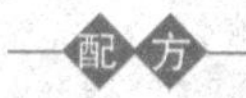

配方

干艾叶（炙）半两　老姜半两。

用法

水煎浓汁，顿服。

华佗治产后呃逆药方

配方

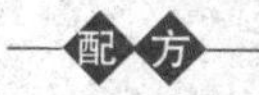

白豆蔻　丁香各五钱。

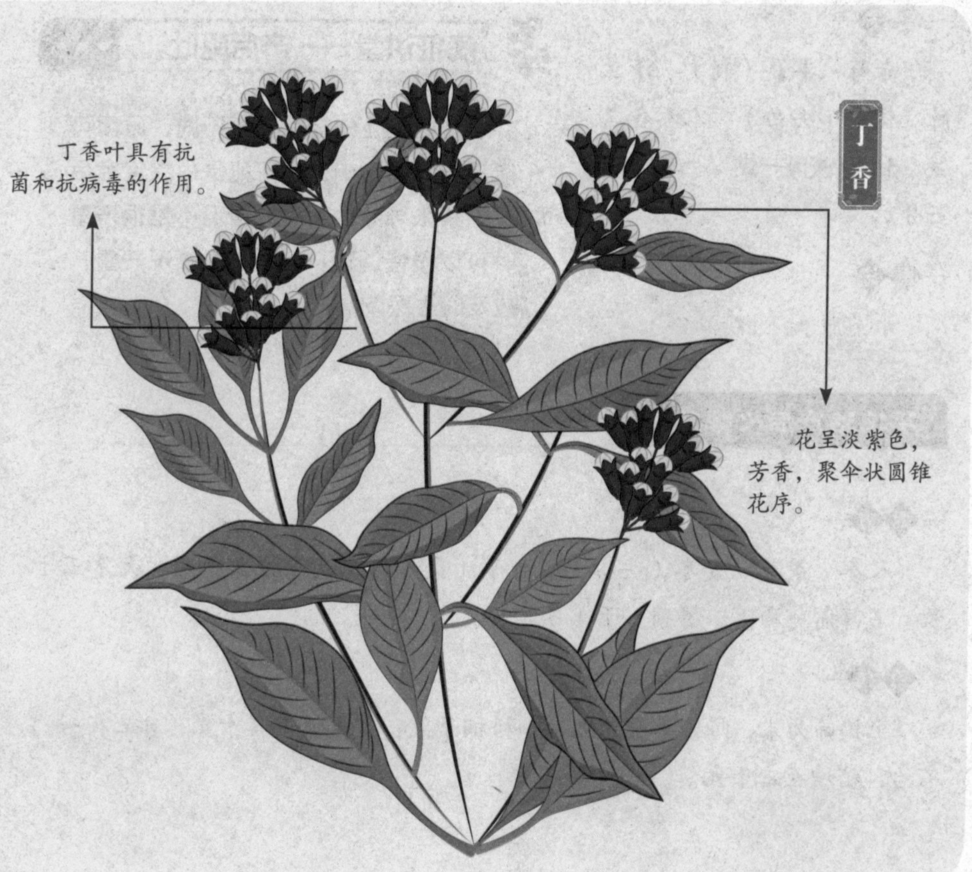

丁香
丁香叶具有抗菌和抗病毒的作用。
花呈淡紫色，芳香，聚伞状圆锥花序。

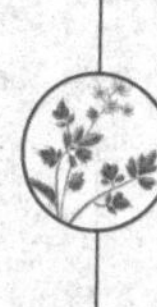

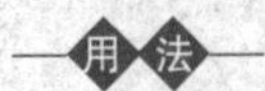

共研末。桃仁煎汤下一钱，少顷再服，服尽自愈。

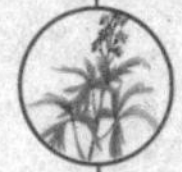

华佗治产后食阻药方

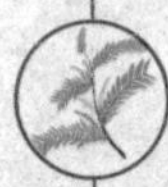

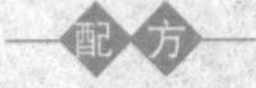

白术五两　生姜六两。

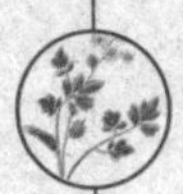

用法

上以水酒各二升，缓火煎取一升，分二次温服之。

华佗治产后呕吐药方

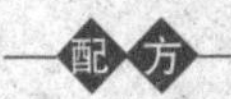

赤芍　半夏（制）　泽兰叶　橘皮（去白）　人参各二钱　甘草（炙）一钱　生姜（焙）五分。

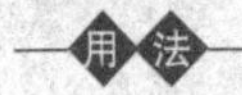

水煎服。

病征讲堂——产后呕吐

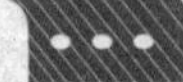

产妇呕吐的症状有所不同，原因可能是药物的影响，也可能是生完宝宝后过于紧张导致的。呕吐情况不是很严重时可以慢慢调理，但是如果情况严重，应及时去医院治疗。

华佗治产后心悸药方

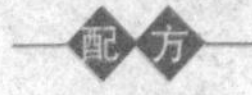

人参　茯苓　麦冬（去心）　甘草（炙）各三两　桂心一两　大枣五十枚　石菖蒲　泽泻　薯蓣　干姜各二两。

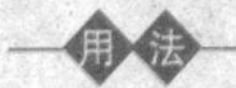

上捣筛为末，炼蜜枣膏为丸，如梧桐子大，空腹酒下二十丸，日三夜一。不治，稍增至三十丸。

华佗治产后气喘药方

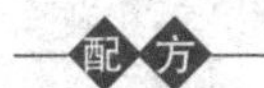

人参一两（研末）　苏木二两。

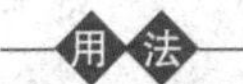

水二碗，煎苏木约一碗，调参末服下。

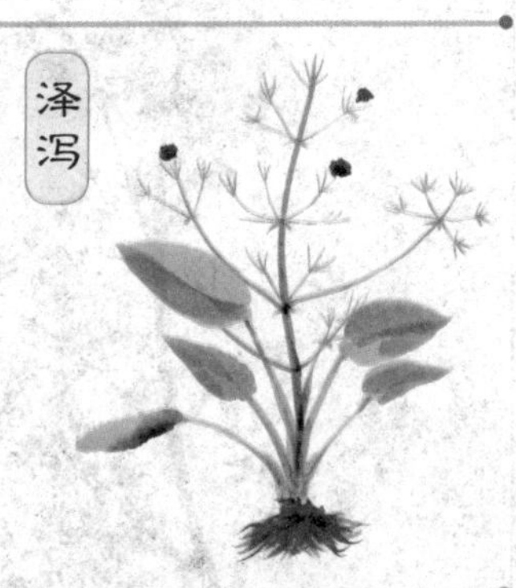

华佗治产后尿血药方

小蓟根　鲜生地黄　赤芍　木通　蒲黄　甘草梢　竹叶各一钱　滑石二钱　灯芯草四十九寸。

水煎服。

华佗治产后带下药方

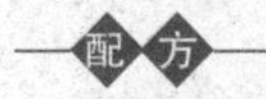

羊肉二斤　香豉　大蒜各三两　酥一杯。

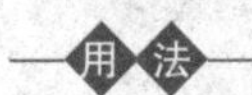

水煎服。

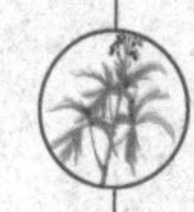

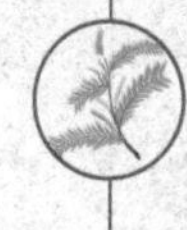

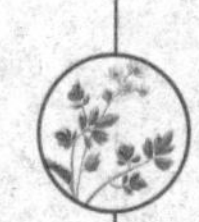

华佗治产后玉门不闭药方

石硫黄（研）　蛇床子各四分　菟丝子五分　吴茱萸六分。

上四味捣散，以汤一升，投方寸匕以洗玉门，瘥止。

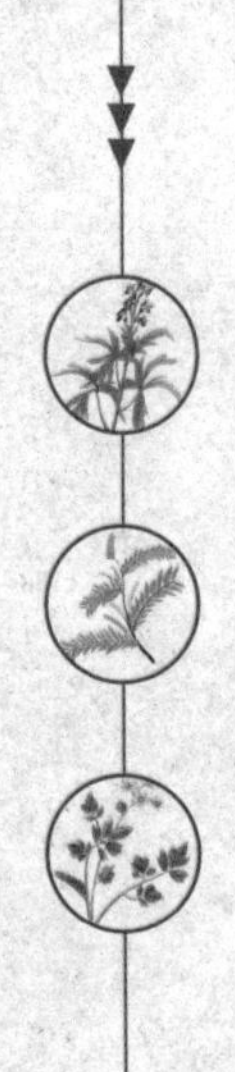

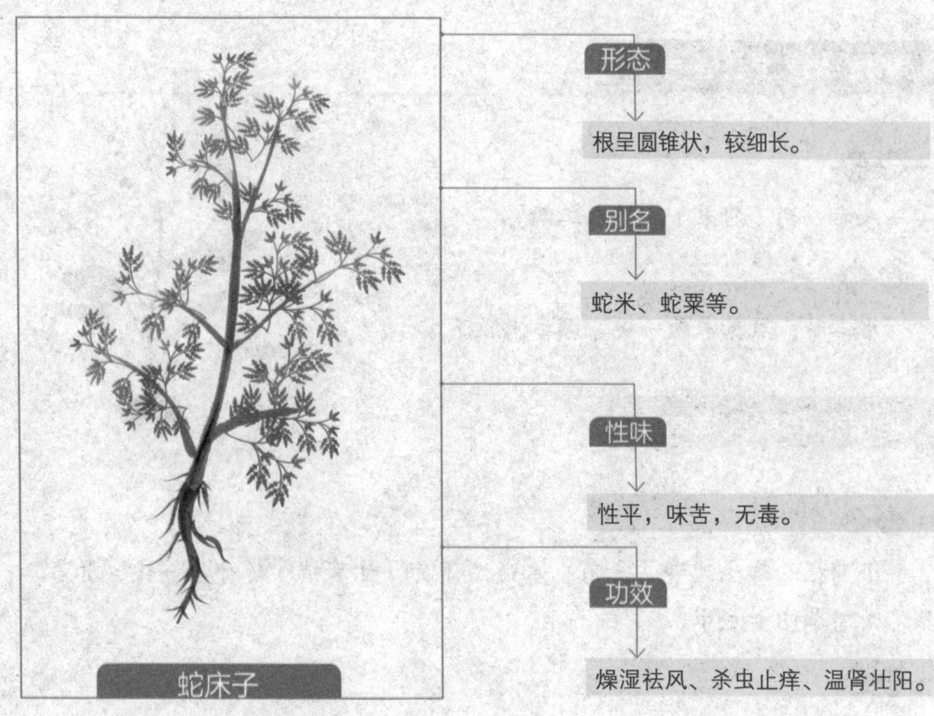

华佗治产后阴下脱药方

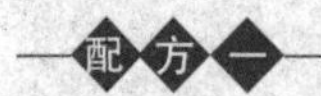

吴茱萸　蜀椒各一升　戎盐（如鸡子大一撮）。

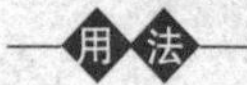

上三味，皆熬令变色，为末，绵裹如半鸡子大，纳阴中，日一易。二十日瘥。

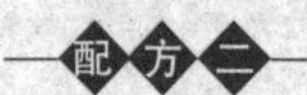

皂荚半两　半夏　大黄　细辛各十八铢　蛇床子三铢。

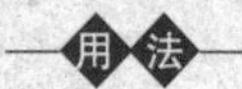

上五味捣末，用薄绢囊盛，大如指，纳阴中。日二易，即瘥。

华佗治产后子肠掉出药方

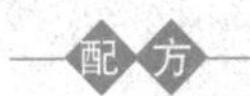

枳壳。

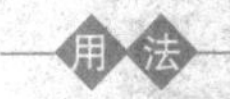

煎汤洗之，三五日后，自然脱落。惟宜慎避风寒。

华佗治产后肠出不收药方

脂麻油二斤。

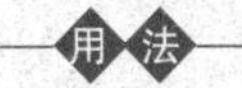

煎热入盆内，俟温令产妇坐盆中，则以皂荚尖烧枯去皮，研细末，吹鼻中，作嚏即收。

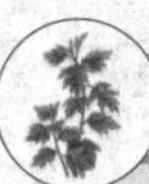

病征讲堂——肠出不收

肠出不收又称子宫脱垂，患者产后感到腹部下坠，尤其走路时较为明显。轻度脱垂适当休息可自行恢复，严重脱垂影响行动，需及时治疗。

华佗治产后阴癫药方

亦名子宫脱出。

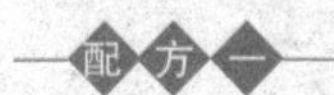

人参二钱　黄芪（炙）　白术（炒）各半钱　甘草（炙）　陈皮（去白）各一钱　当归五分　升麻三分　生姜三片　大枣三枚。

水煎服。连服三四剂，自愈。

荆芥穗　藿香叶　臭椿树皮各六七钱。

煎汤，时时洗之。

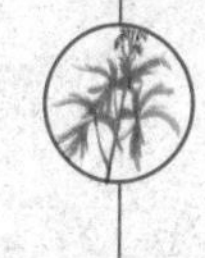

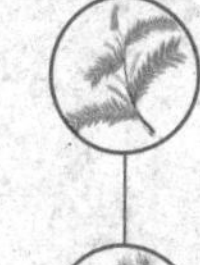

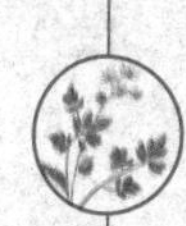

华佗治产后阴肿药方

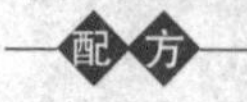

羌活　防风各一两。

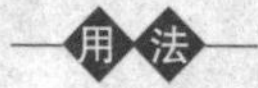

煎汤熏洗，极效。

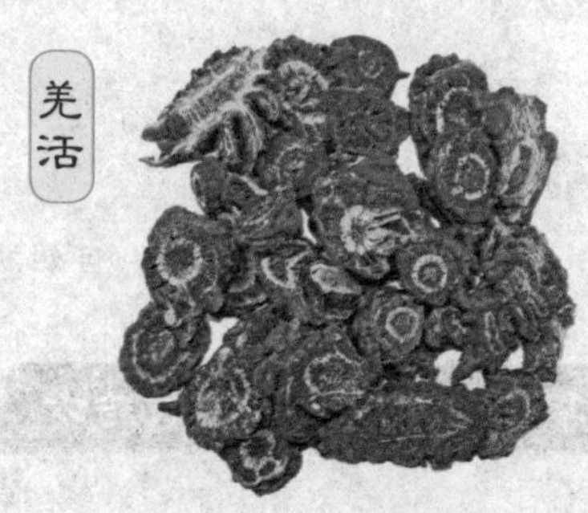

羌活

华佗治产后阴冷药方

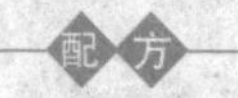

五加皮　杜仲各一斤　蛇床子　枸杞子各一升　乳床（即孔公蘗）半升　天门冬四两　干姜三两　干地黄　丹参各二两。

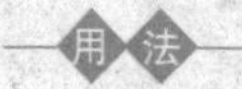

上以绢袋盛，酒二斗，渍三宿，一服五合，日再。稍加一升佳。

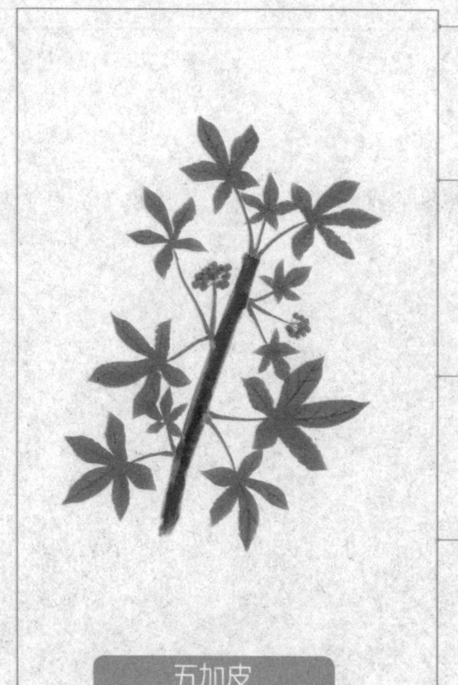

五加皮

形态

根皮呈不规则卷筒状。

别名

五花、文章草等。

性味

性温，味辛，无毒。

功效

祛风湿、强筋壮骨。

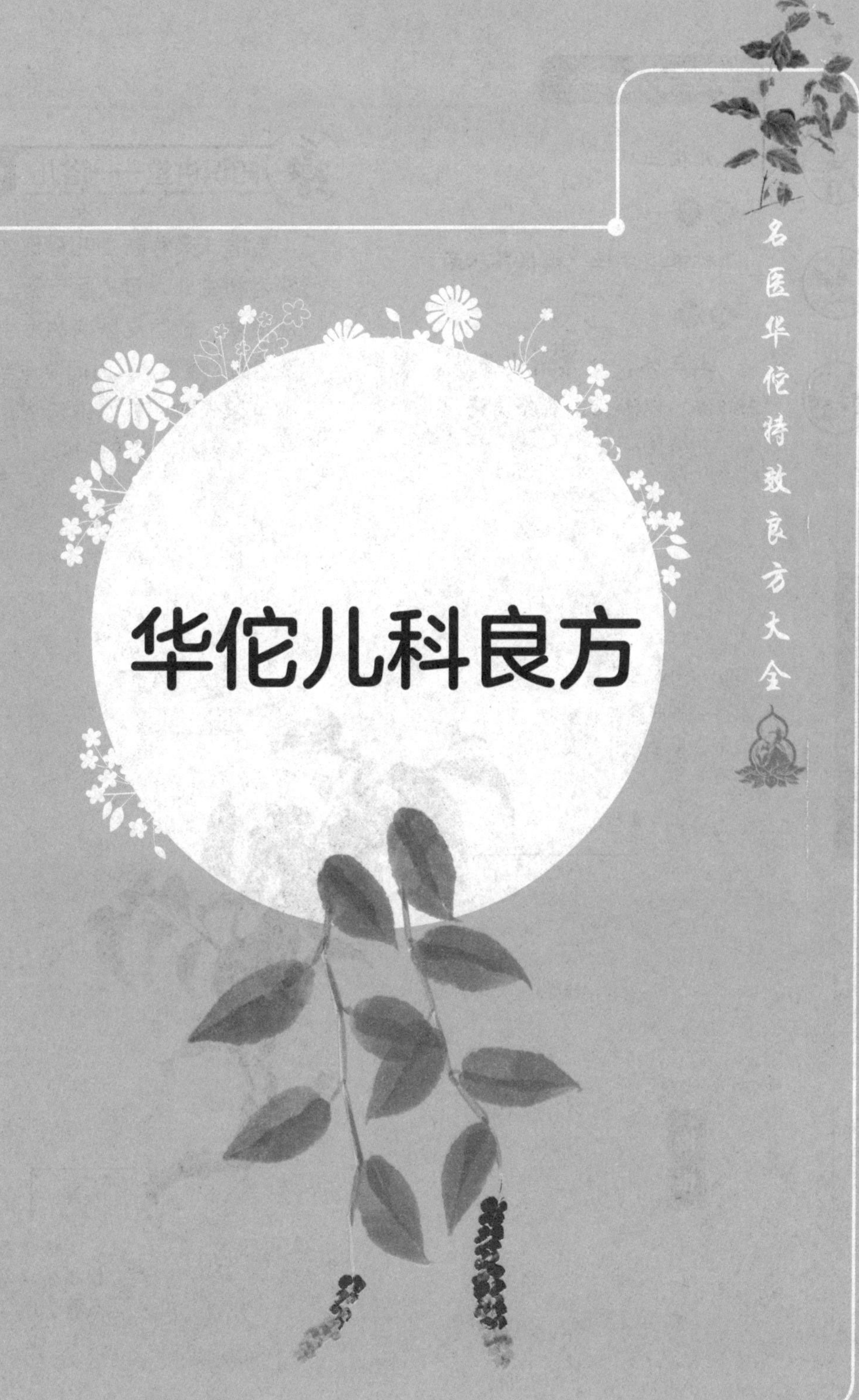

华佗儿科良方

儿生三日。

桃根　李根　梅根各八两。

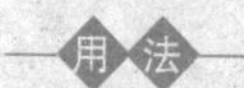

上三味，以意着水多少，煮令三四沸，以浴儿，能除诸疮。

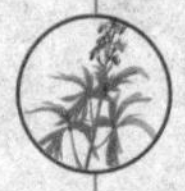

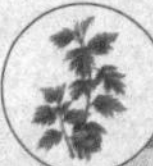

知识讲堂——浴儿

浴儿又称新生儿保健法。洗浴初生儿，可去除污秽、清洁皮肤、预防皮肤病的发生。洗浴时，要避风，时间要适当，不可以长时间在水中洗浴，以免冬天受凉，夏天受热。

叶片椭圆状宽卵形，春季先叶开花，有香气。
梅根
梅根可治跌打损伤以及月经不调等。

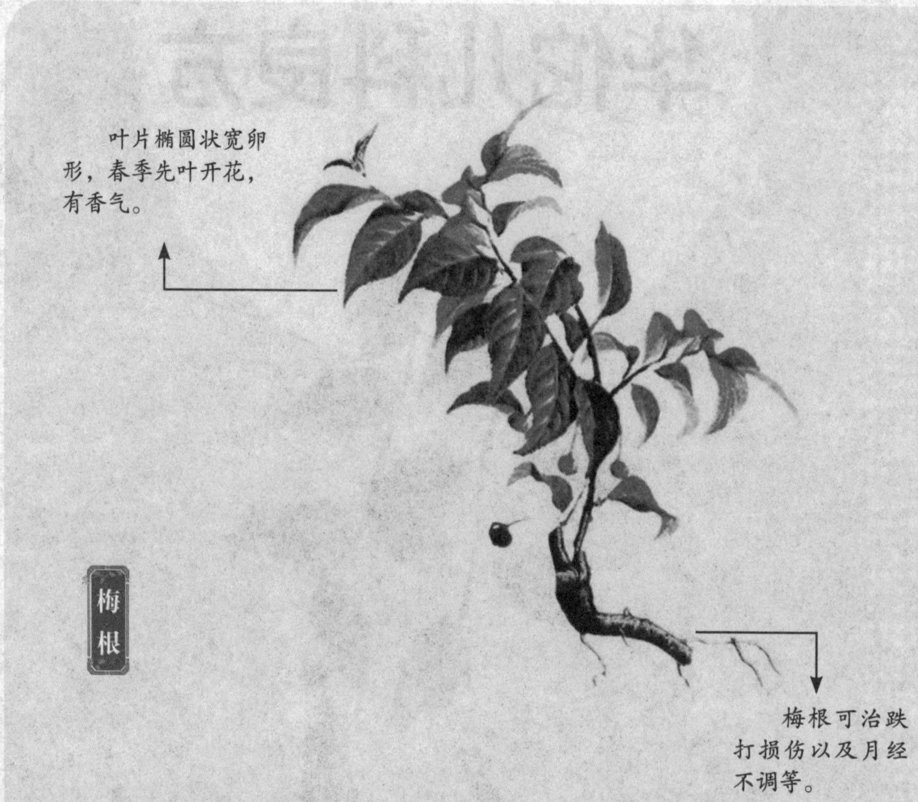

华佗治初生儿惊啼不乳药方

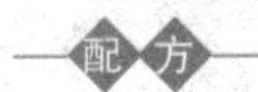

犀角（锉屑）十一分　子芩五分　栀子仁大黄各十分　虎睛一枚。

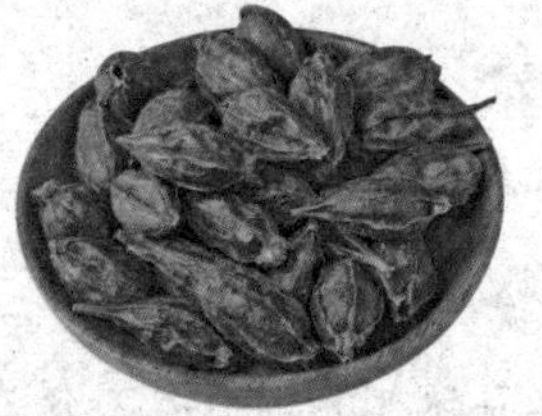

上捣筛，蜜和丸如梧子大，每服七丸，大小量之。奶母忌热面。小儿热风痫，以乳汁或竹沥研三丸服之，瘥止。

华佗治初生小儿口噤不乳药方

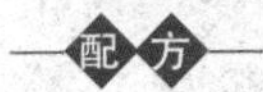

赤足蜈蚣半枚。

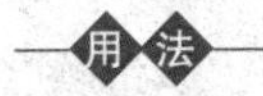

去足，炙令焦，研末，和以猪乳二合，分三四次服之，瘥止。

华佗治预解小儿胎毒药方

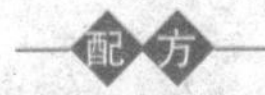

甘草一指节长（炙碎）。

以水二合，煎取一合，以绵染点儿口中。与以一蚬壳，当吐出胸中恶汁，嗣后儿饥渴，更与之，能令儿智慧无病，长生寿考。

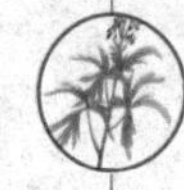

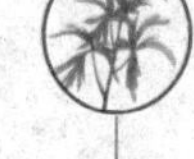

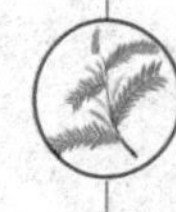

华佗治初生儿呕吐不止药方

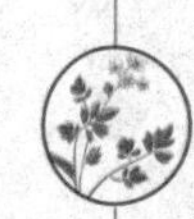

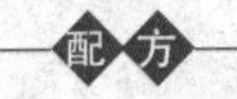

人乳二合　篴蒢茂小许　盐两粟米大。

上三味，煎三两沸。牛黄两米许，研和与服，即瘥止。

华佗治初生儿不小便药方

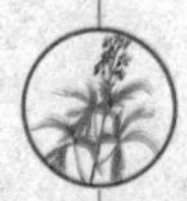

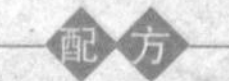

人乳四合　葱白一寸。

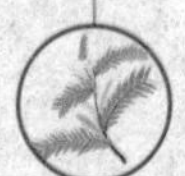

上二味相和，煎之，分为四服，即小便利，神效。

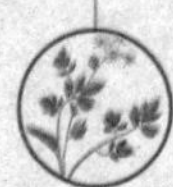

华佗治初生儿惊痫药方

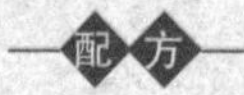

钩藤二分　知母　子芩各四分　甘草（炙）　升麻　沙参各三分　寒水石六分　蚱蝉（去翅炙）一枚　蜣螂（炙）三枚。

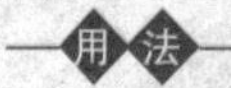

上九味捣筛，以好蜜和薄泔，着铜钵，于沸汤上调之，搅不停手，如饴糖，煎成稍稍别出少许，一日啖如枣核大一枚，日夜五六次，五六日啖三枚。百日儿四枚，二百日至三百日儿五枚，三岁儿啖七枚，以意量之。

形态
根圆柱形或圆锥形，有的弯曲或扭曲。
别名
南沙参、志取。
性味
性微寒，味甘、微苦。
功效
养阴清热、润肺化痰、益胃生津。
沙参

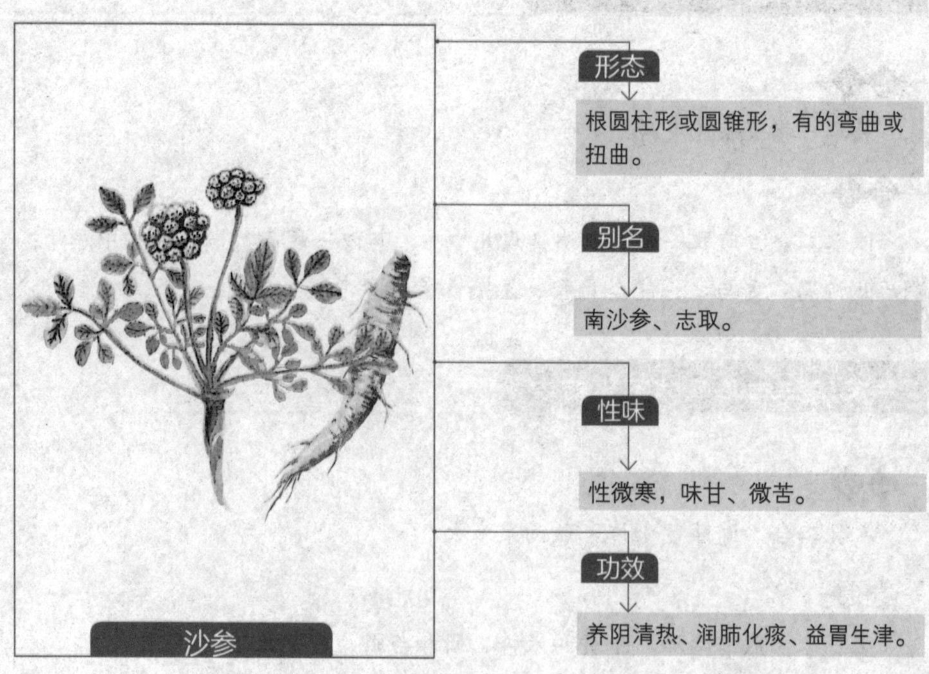

主治

本症之起，为有外人来，气息忤之。其候为频吐下青黄白色，水谷解离，腹痛夭纠，面色变易，虽形似痫症，但眼不上插耳。

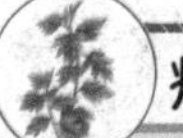

病征讲堂——小儿客忤

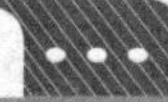

小儿客忤又称中客忤、中客、中人，是因为突遇生人、突见异物，而导致婴儿受到惊吓啼哭，或者面色变异。

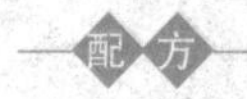

配方

龙胆　钩藤皮　柴胡　黄芩　桔梗　芍药　人参　当归　茯神　甘草（炙）各一分　蜣螂（炙）二分　大黄四分。

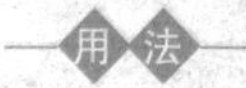

用法

上以水一升，煎取五合。儿生一日至七日，分取一合为三服；生八日至十五日，分取一合半为三服；生十六日至二十余日，或四十日，尽以五合为三服，十岁亦准此。得下即止，勿复服也。

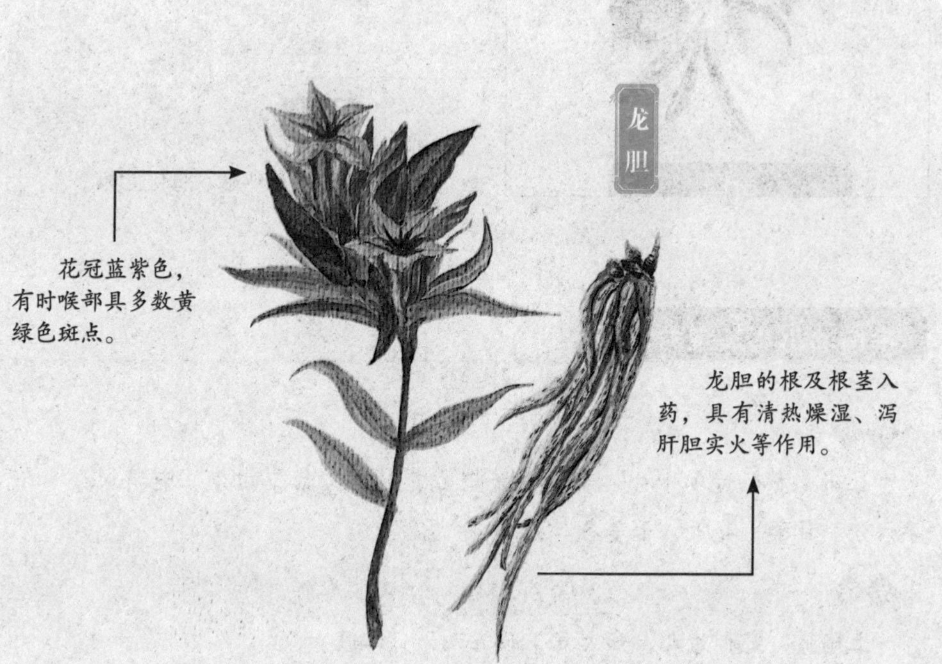

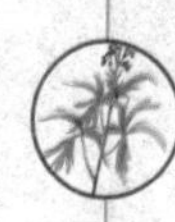

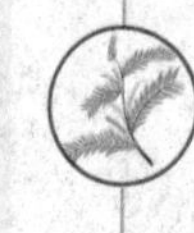

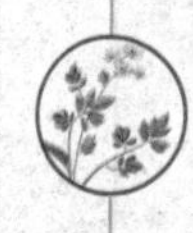

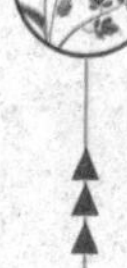

华佗治小儿痰结药方

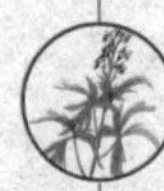

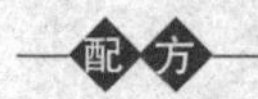

配方

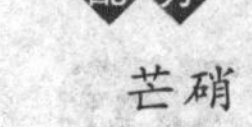

芒硝（熬）四分　大黄四两　半夏二两　代赭一两　甘草遂（熬）二两　巴豆（去心皮熬）三百枚　杏仁一百二十枚。

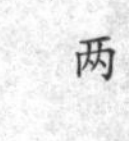

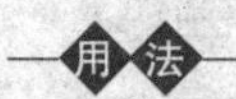

用法

上捣筛，别捣巴豆、杏仁令如膏，捣数千杵，令相和。如嫌强，可纳蜜少许。百日儿服如胡豆十丸；过百日至一岁，服二十丸；余类推。当俟儿大便中药出为度。若不出，复与如初。

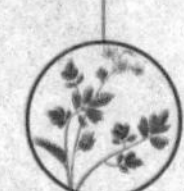

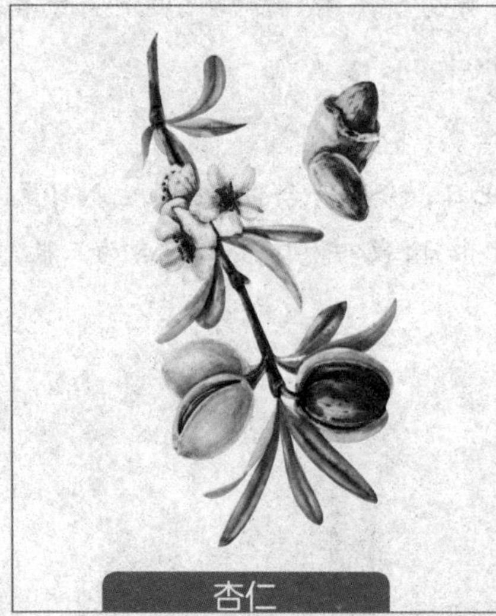

形态
杏仁呈扁心形。
别名
杏核仁、木落子。
性味
性微温，味苦。
功效
降气止咳平喘、润肠通便。
杏仁

华佗治小儿羸瘦药方

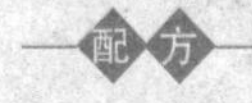

配方

芍药（炙令黄）十分　黄芪　鳖鱼（炙）　人参各四分　柴胡八分　茯苓六分　甘草（炙）　干姜各二分。

用法

上捣筛，蜜和为丸，如大豆，服五丸，日二服。

华佗治小儿食积药方

生地黄汁　生姜汁各三合　诃黎勒四分（研蜜）　白蜜一匙。

上药相和，调匀，分温服之，微利尤良。

华佗治小儿胃痛药方

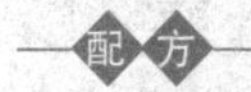

白羽乌骨鸡屎五钱（曝干）　松脂五钱。

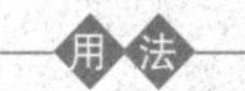

上二味，共研末，葱头汁和丸梧子大，黄丹为衣，醋下五丸。

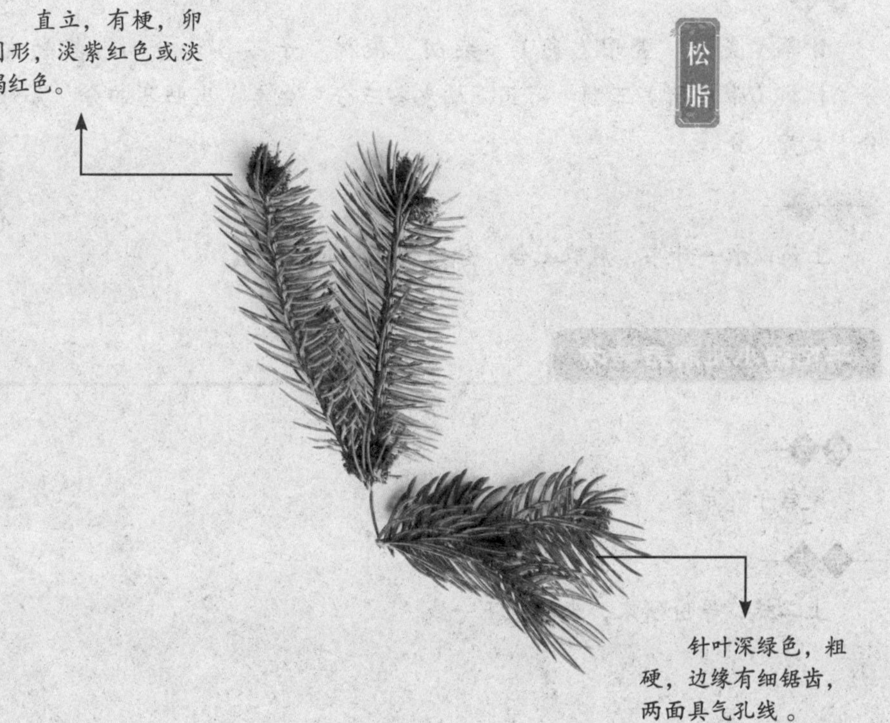

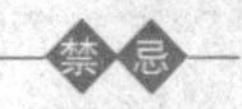

禁忌

忌生冷硬物，三四日立效。

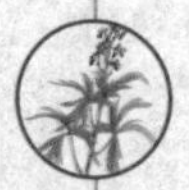

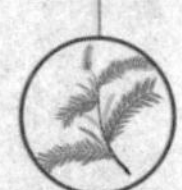

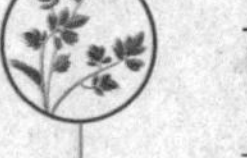

华佗治小儿腹痛药方

配方

鳖甲（炙） 郁李仁各八分 防葵 人参各五分 诃黎勒皮七颗 大黄四分 桑菌三分。

用法

上七味捣筛，蜜丸，大小量之，以酒饮乳，服五丸至十丸。

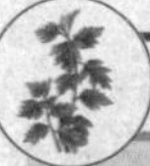

病征讲堂——腹痛

腹痛是小儿时期最常见的症状，多见于幼婴，是因为喂养不当或吞咽空气过多而导致的。所以在喂养时要格外注意，多吃一些有助于消化的食物。

华佗治小儿腹胀药方

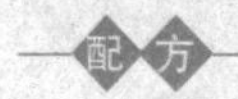

配方

甘草（炙） 鳖甲（炙） 柴胡 茯神 子芩各六分 诃黎勒皮十分 槟榔（带皮研）三颗 芍药 橘皮各三分 生姜 当归各四分 知母五分 大黄八分。

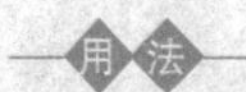

用法

上药以水一升半，煎取七合，分为数服，得泻病瘥。

华佗治小儿脾疳药方

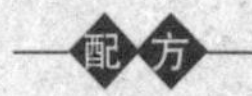

配方

使君子 芦荟。

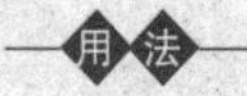

用法

上二味，等份研末，米汤饮下一钱。

华佗治小儿伤乳药方

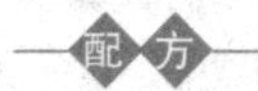

大麦面（微炒）。

水调一钱，服之极效。

华佗治小儿断乳药方

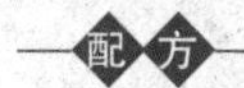

山栀（烧存性）一枚　雄黄　朱砂各二钱　黄丹五分　轻粉　麝香各一分。

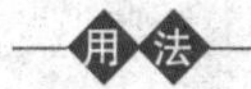

上六味捣筛，于乳断日，乘儿熟睡时，以芝麻油调敷眉上，醒后即不思食乳。

华佗治小儿霍乱吐痢药方

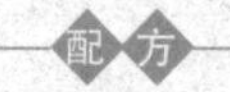

茯苓　桔梗　人参各六分　白术五分　甘草（炙）　厚朴（炙）各四分。

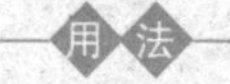

水三升煮取六合，去滓温服。

华佗治小儿霍乱空吐不痢药方

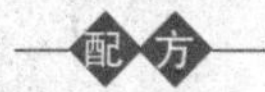

人参六分　生姜四分　厚朴（炙）二分　橘皮一分　兔骨一两（炙碎）。

上药以水一升二合，煎取四合，服之即利。并用杏仁、盐皂荚末各少许，面和如枣核大，绵裹内肛内，便通即去。奶母忌热面。

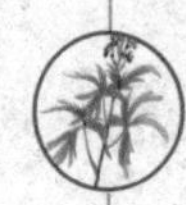

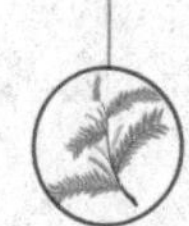

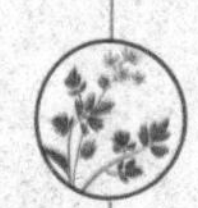

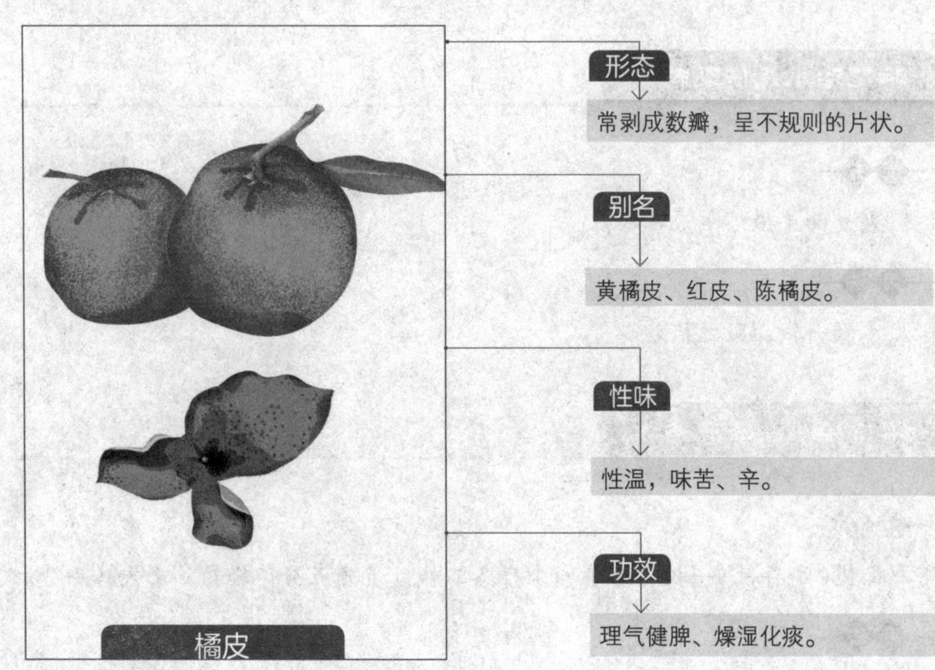

华佗治小儿霍乱空痢不吐药方

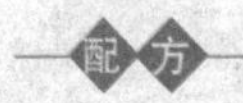

乌牛蓏草（孙思邈按：蓏即菓耳）一团　生姜　人参各三两。

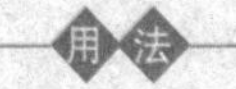

上甜不醋浆水一升半，煎取五合。

华佗治小儿干霍乱药方

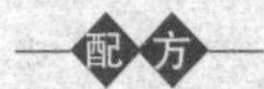

甘草（炙）四分　当归二分　石盐三分。

以浆水一升半，煎取六合，别以牛黄、麝香各半钱匙，研细，蜜半匙相和，以下灌之，即通。奶母忌面肉。

华佗治小儿吐痢药方

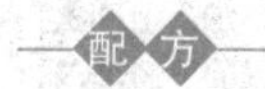

乱发（烧灰）二分　鹿角一分（为末）。

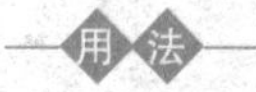

以米饮，服一刀圭，日三服。

华佗治小儿哕气药方

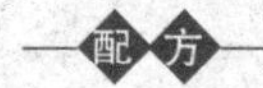

生姜汁　人乳各五合。

上二味合煎，取五合，分二服。

华佗治小儿伤寒药方

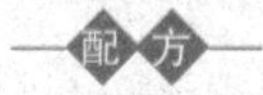

麦门冬十八铢　石膏　寒水石　甘草各半两　桂心八铢。

以上水二升半，煮取一升半，分三服。

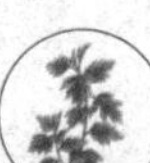

病征讲堂——小儿伤寒

伤寒是婴儿常见的症状，主要有发热、咳嗽、腹泻、嗜睡等症状，如果孩子出现这些症状，一定要及时就医。

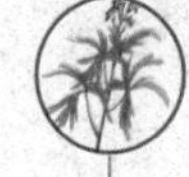
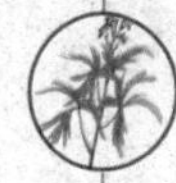
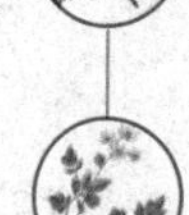
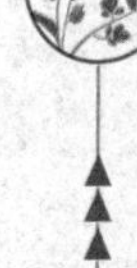

华佗治小儿寒热药方

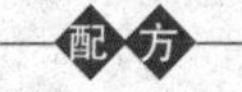

雷丸二十枚　大黄四两　黄芩一两　苦参　石膏各三两。

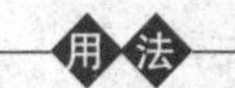

以水二斗，煮取一斗半，浴儿。避眼及阴，浴讫以粉粉之，勿厚衣，一宿复浴。

华佗治小儿潮热药方

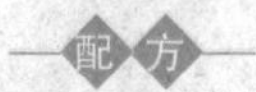

蜀漆　甘草　知母　龙骨　牡蛎各半两。

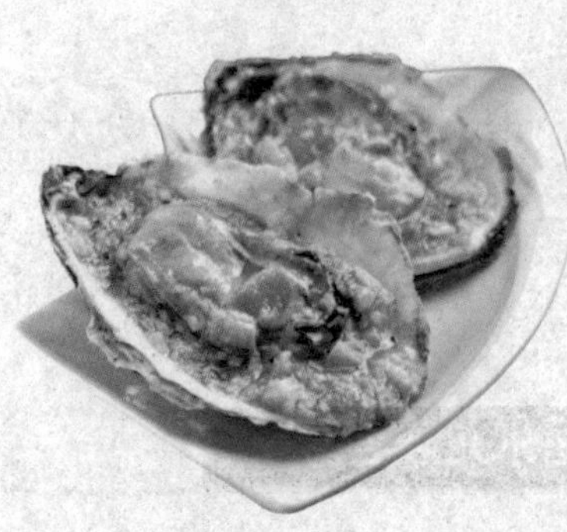

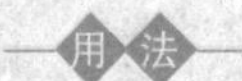

以水四升，煮取一升，去滓，一岁儿服半合，日再。

华佗治小儿温疟药方

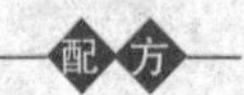

常山一钱　小麦三合　淡竹叶一升。

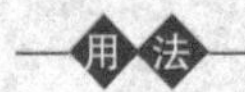

以水一升半，煮取五合，量儿大小分服。

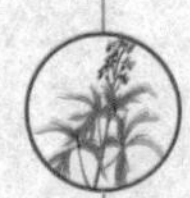

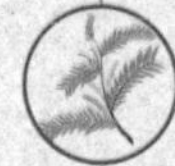

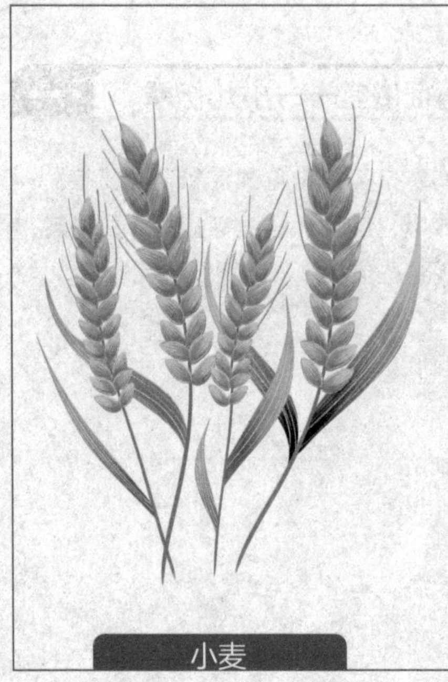

形态

麦粒为扁平的圆形、椭圆形或圆三角状。

别名

浮麦、浮小麦。

性味

性微寒，味甘。

功效

养心、益肾、除热、止渴。

华佗治小儿痰喘药方

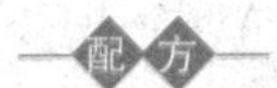

巴豆一粒。

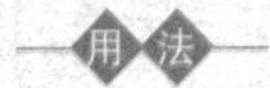

杵烂，绵裹塞鼻。男左女右，痰即自下。

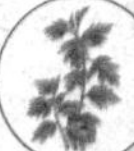

病征讲堂——小儿痰喘

小儿痰喘是一种常见的疾病，主要是由病原体感染引起的，它的主要临床表现为发热、多痰、呼吸困难等。

华佗治小儿气痛药方

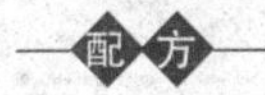

莪术一钱。

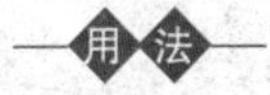

炮熟为末，热酒下之，自愈。

华佗治小儿变蒸药方

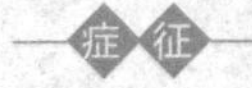

小儿生三十二日一变，六十四日再变兼蒸，由是而至五百七十六日，凡经九变八蒸，乃始成人。其所以有此变蒸者，皆为荣其血脉，改其五脏，故一变毕，其情态忽觉有异。其候身热脉乱汗出，目睛不明，微似欲惊，不乳哺，上唇头起小白泡，状如珠，耳冷尻亦冷，单变小微，兼蒸增剧。治宜先发其汗。

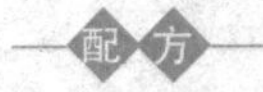

麻黄（去节）　大黄各一分　杏仁（去皮尖熬令变色）二分。

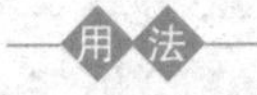

上三味，先捣麻黄、大黄为散，杏仁别捣如脂，乃细细内散，又捣令调和讫，内密器中。一月儿服如小豆大一枚，以乳汁和服之，抱令得汗，汗出温粉粉之，勿使见风；百日儿服如枣核大，以儿大小量之，愈为度。

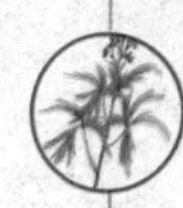

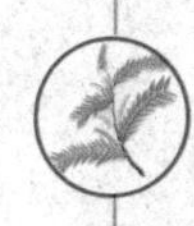

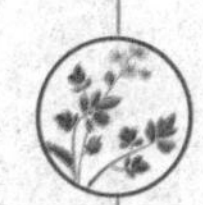

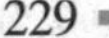

若犹未愈，方用：

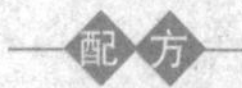

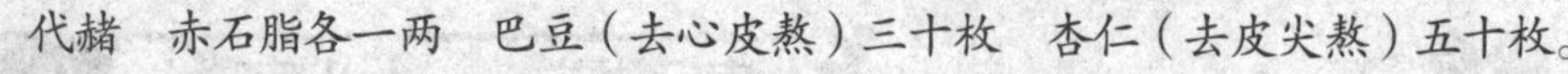

代赭　赤石脂各一两　巴豆（去心皮熬）三十枚　杏仁（去皮尖熬）五十枚。

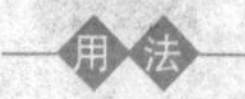

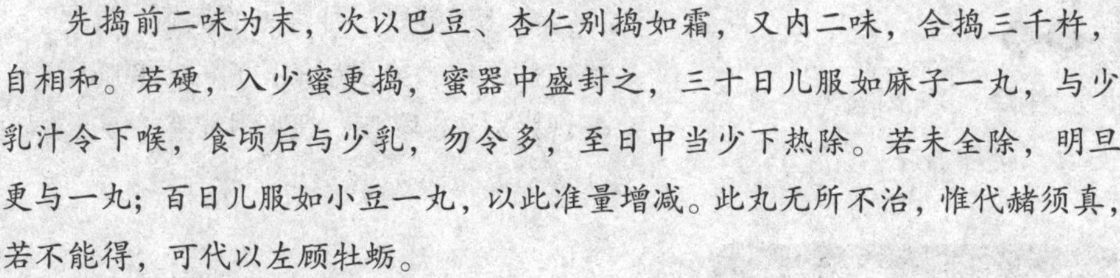

先捣前二味为末，次以巴豆、杏仁别捣如霜，又内二味，合捣三千杵，自相和。若硬，入少蜜更捣，蜜器中盛封之，三十日儿服如麻子一丸，与少乳汁令下喉，食顷后与少乳，勿令多，至日中当少下热除。若未全除，明旦更与一丸；百日儿服如小豆一丸，以此准量增减。此丸无所不治，惟代赭须真，若不能得，可代以左顾牡蛎。

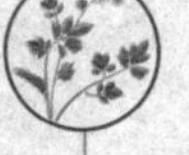

华佗治小儿风寒药方

防风　橘皮各三分　羌活　苏叶各二分　甘草一分　蝉蜕三枚　葱白一寸　生姜一片。

煎热服取汁。

形态
形似蝉而中空，稍弯曲。
别名
枯蝉、蝉壳等。
性味
性寒，味咸、甘，无毒。
功效
熄风止痉。
蝉蜕

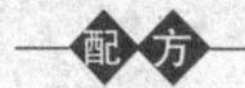

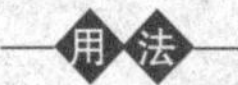

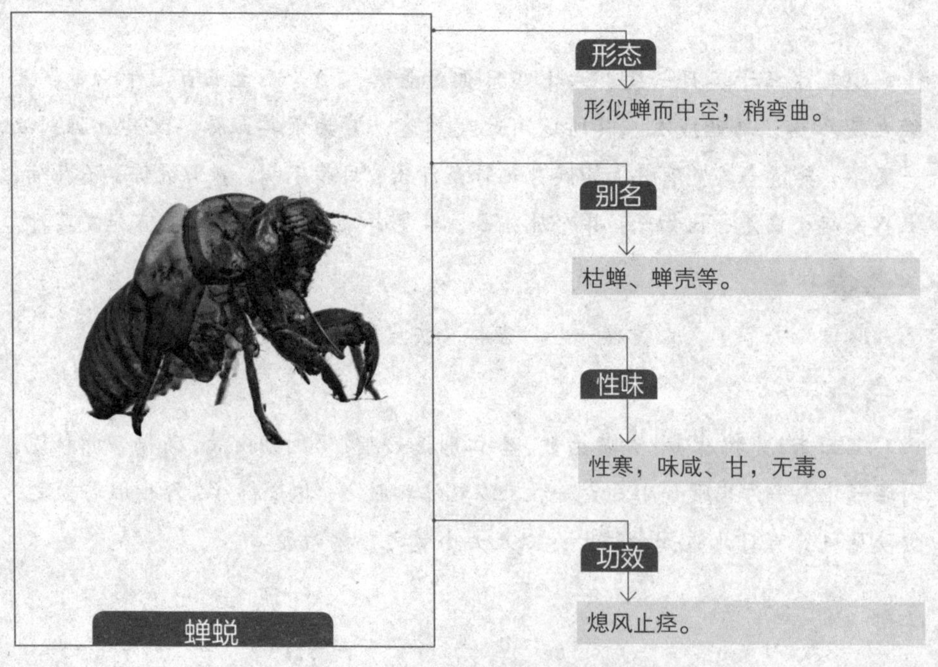

华佗治小儿小便不通药方

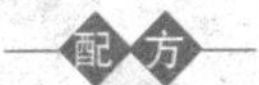

车前子一升　小麦一升。

上二味，以水二升，煮取一升二合，去滓，煮粥服，日三四服。

华佗治小儿尿血药方

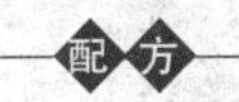

鹊巢灰。

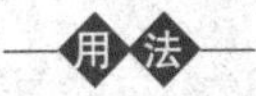

井花水送下，服之自愈。或以甘草煎汁服之，亦效。

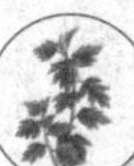

病征讲堂——小儿尿血

血尿是婴幼儿最常见的泌尿系统疾病，分为肉眼血尿和镜下血尿。发现尿血的情况，先要确定是否为真性血尿，随后明确血尿来源，才能明确病因，对症治疗。

华佗治小儿遗尿药方

瞿麦　石韦　龙胆　皂荚　桂心各半两　鸡肠草　人参各一两。

上捣末，蜜和丸如小豆大，食后服五丸，日三服。加至六七丸。

华佗治小儿泄泻药方

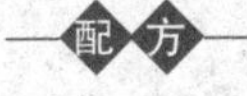

木鳖子一枚（煨熟去壳）　小丁香三粒。

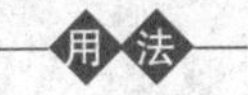

共为末，米糊丸，入小儿脐中，封以膏药，自愈。

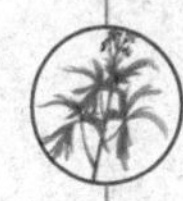

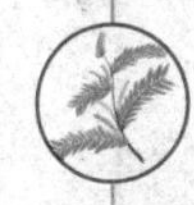

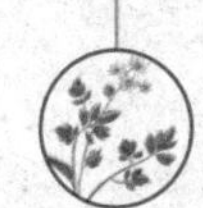

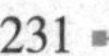

华佗治小儿下血药方

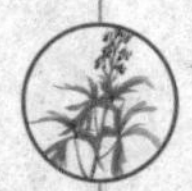

五倍子。

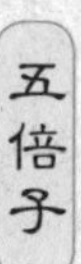

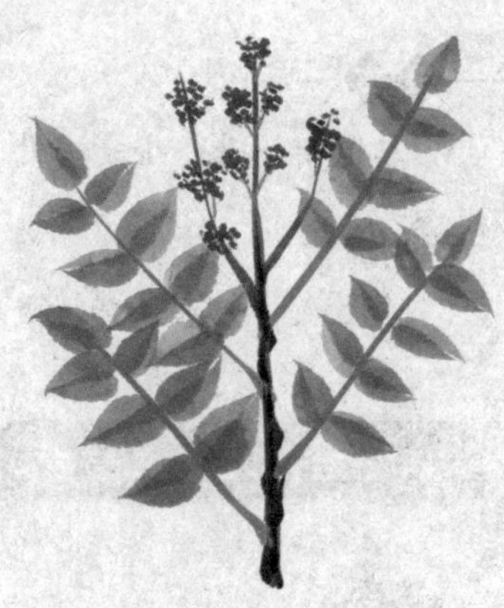

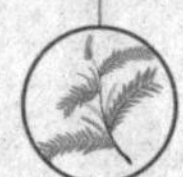

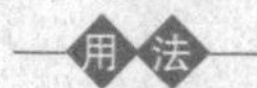

捣末，蜜和丸，小豆大，米饮下，每服二十丸。

华佗治小儿黄疸药方

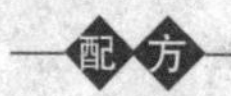

川黄连　胡黄连各一两。

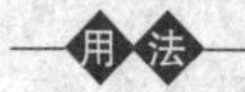

上二味共为末，再以胡瓜一枚，去瓤留盖，内药其中，合定后面裹煨熟，去面捣成泥，更为丸，如绿豆大。每服三钱，温水调下。

华佗治小儿急惊风药方

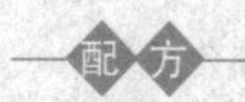

连翘(去心研)　柴胡　地骨皮　龙胆草　钩藤　黄连　栀仁(炒黑)　黄芩(酒炒)　麦冬(去心)　木通　赤苓(去皮)　车前子　枳实(炒)各四分　甘草　薄荷各二分　滑石末八分　灯芯草一团　淡竹叶三片。

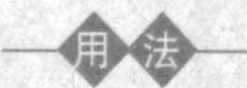

水煎，分数次服。凡急惊初起，宜服此剂，如服后痰热未除，宜使之微泄。

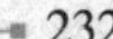

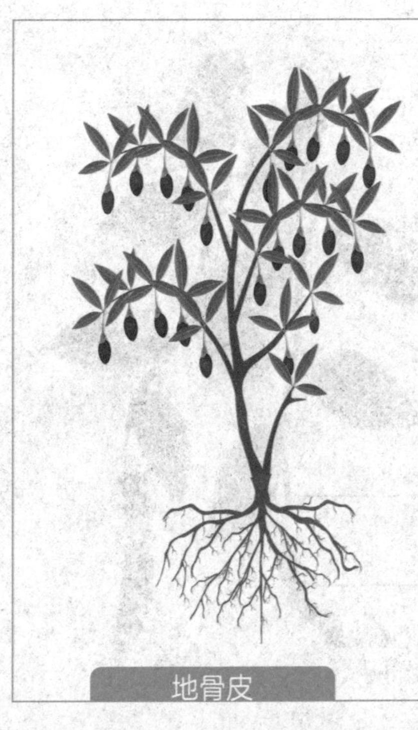

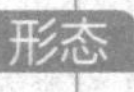

形态

枝条细弱，弓状弯曲或俯垂。

别名

枸杞根、枸杞白皮。

性味

性寒，味苦。

功效

凉血除蒸、清肺降火。

华佗治小儿慢惊风药方

胡椒　生姜（炮）　肉桂各一钱　丁香十粒。

上捣成细末，灶心土三两，煮水极澄清，用以煎药，约得大半碗，频频灌之。

再用：

熟地五钱　人参　当归　黄芪（炙）　补骨脂　枣仁（炒研）　枸杞子各二钱　生姜（炮）　萸肉　甘草（炙）　肉桂各一钱。

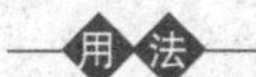

再加生姜三片、核桃二枚、红枣三枚，打碎为引。仍以灶心土二两，煮水煎药，取浓汁一茶杯，加附子五钱，煎水掺入，量儿大小，分数次服之。如咳嗽不止者，加米壳一钱、金樱子一钱；如大热不退，加白芍一钱；泄泻不止，

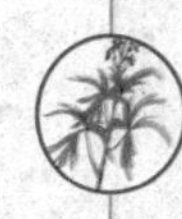

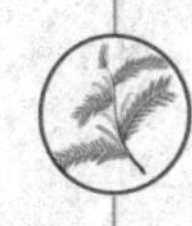

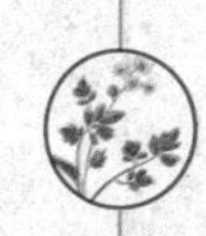

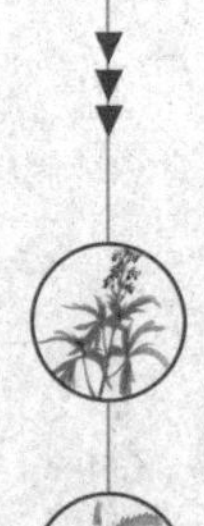

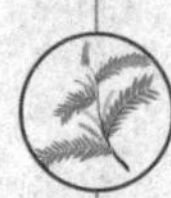

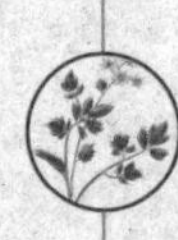

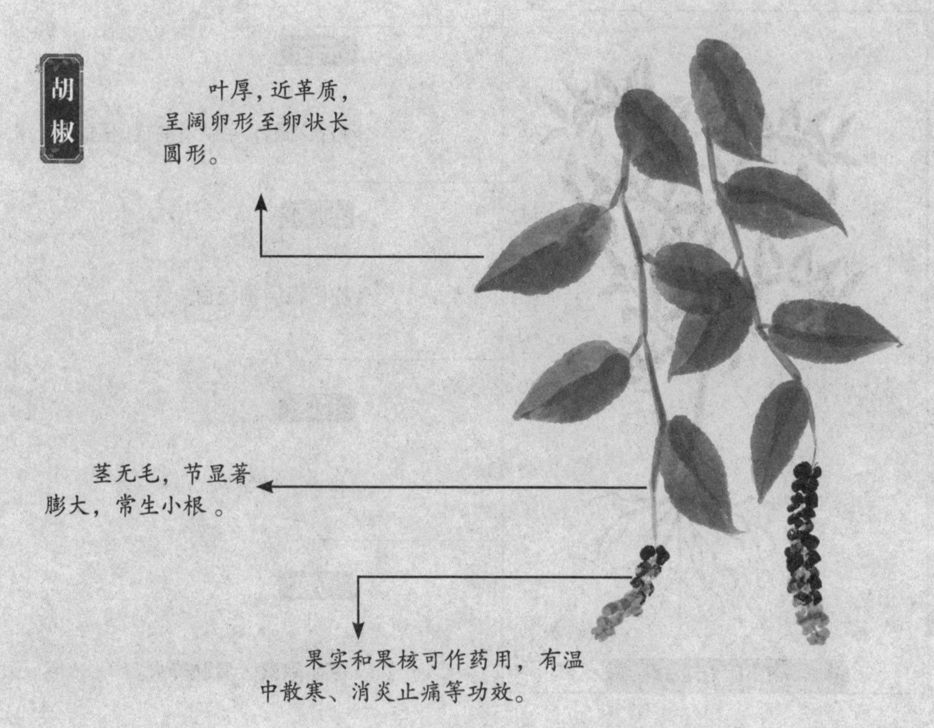

加丁香六分。只服一剂，即去附子，用丁香七粒。此方治本病，极有效果。

华佗治小儿卒死药方

主治

凡小儿卒死而吐痢，不知是何病者。

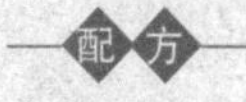

配方

马矢一丸。

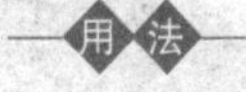

用法

绞取汁以吞之，无湿者水煮取汁。

华佗治小儿解颅药方

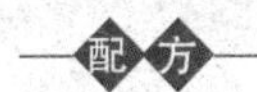

细辛　桂心各半两　干姜十八铢。

上三味为末，以乳汁和敷颅上，干复敷之，儿面赤即愈。

华佗治小儿囟陷药方

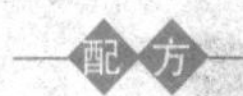

乌头　附子各二钱　雄黄八分。

先将前二味去皮脐捣末，次加入雄黄共研，并以葱白捣汁，和贴患处。

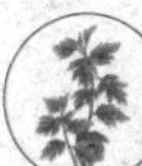

病征讲堂——小儿囟陷

现代医学认为小儿囟陷成因很多，婴幼儿腹泻、大量呕吐等会导致囟门下陷。囟门下陷为小儿囟陷常见症状，并有身体虚弱、精神萎靡等症状。

华佗治小儿赤眼药方

黄连。

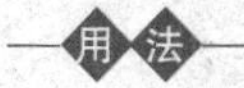

为末，水调敷足心，甚佳。

华佗治小儿雀目药方

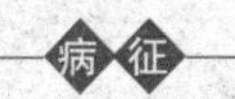

小儿一至晚间，忽不见物，是名雀目。

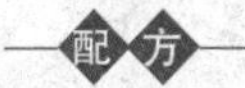

仙灵脾根　晚蚕蛾各五钱　甘草（炙）　射干各二钱五分。

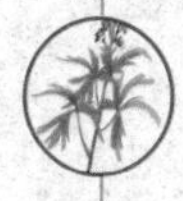
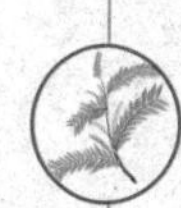
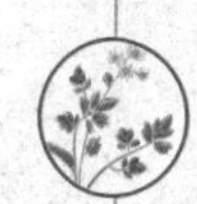
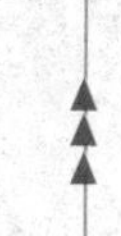

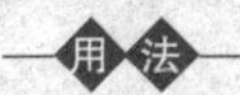

以羊肝一枚，切开掺药，二钱扎定。以黑豆一合，米泔一盏，煮熟。分二次送下。

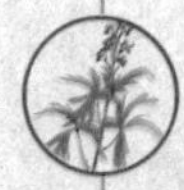

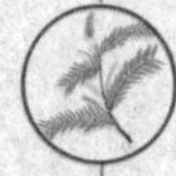

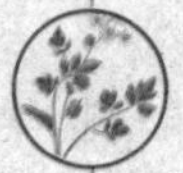

华佗治小儿斗睛药方

睛珠固而不能动，是谓斗睛。

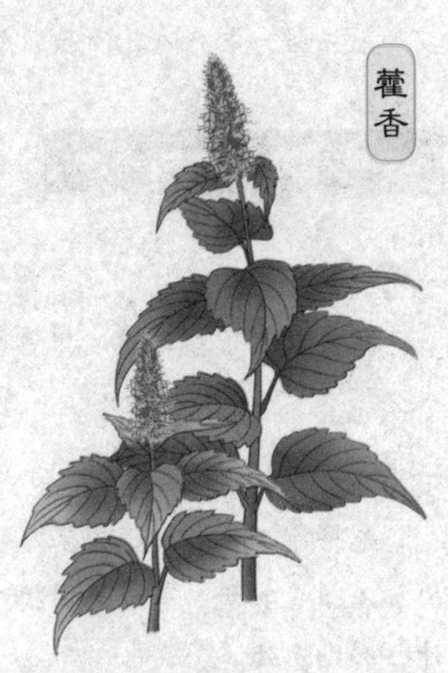

配方

犀牛黄五分　白附子（炮）　肉桂　全蝎（炒）　川芎　石膏各一钱　白芷　藿香各二钱。

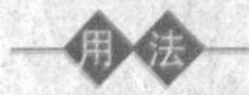

共研末，蜜为丸，芡实大，每服一二丸，薄荷汤下。

华佗治小儿目涩药方

月内小儿，目闭不开，或红肿羞明，或时时出血，是名目涩。

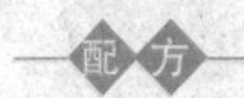

甘草一节。

以猪胆汁炙为末，每用米泔水调少许，灌服。

华佗治小儿聤耳药方

小儿耳中时有脓汁流出，是名聤耳。

配方

白矾　麝香。

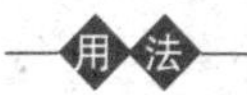
用法

共研匀，掺耳中，日夜各一次。

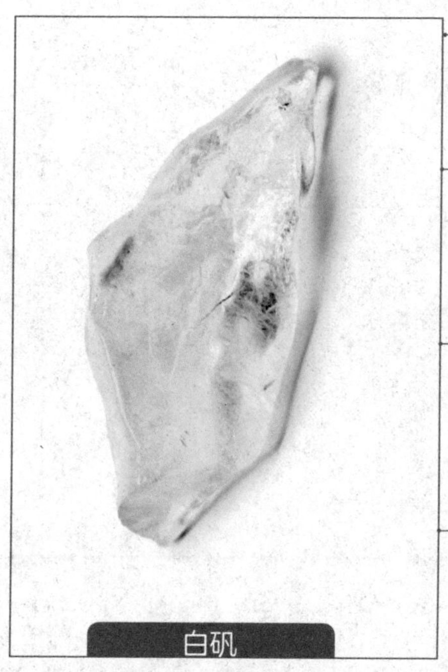
白矾

形态：呈不规则结晶形块状。

别名：涅石、羽涅等。

性味：性寒，味酸，无毒。

功效：止血、止泻、化痰。

华佗治小儿耳疮药方

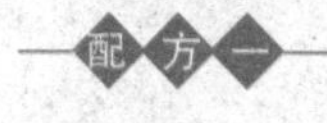
配方一

马骨。

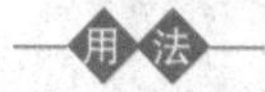
用法

烧灰，香油调敷。

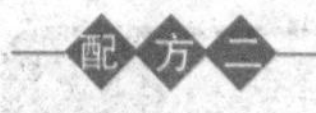
配方二

鸡屎白。

用法

曝干，研末，由筒中吹入。

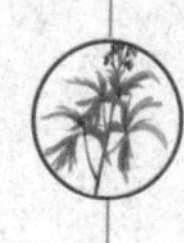
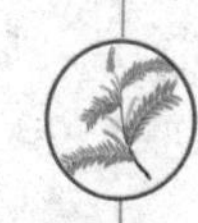
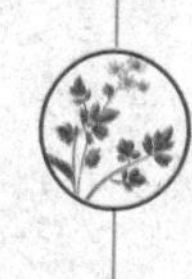

华佗治小儿耳烂药方

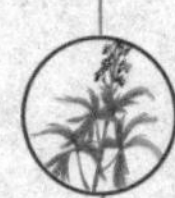

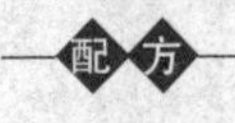

大枣。

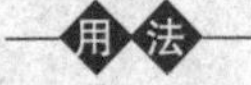

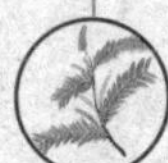

煅灰存性，与轻粉等份研和，调敷数日自愈。

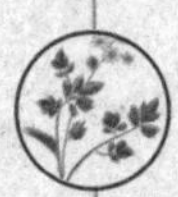

华佗治小儿鼻疳药方

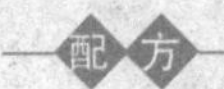

兰香叶（烧灰）二钱　铜青五分　轻粉二分。

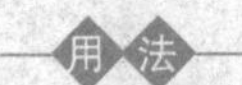

日敷三次，当愈。

华佗治小儿鼻䘌药方

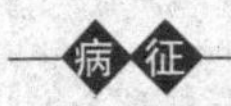

小儿鼻下两道现赤色有疳，是名鼻䘌。

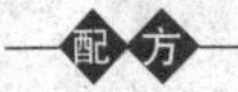

熊胆半分。

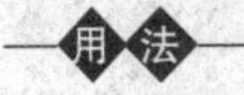

用热汤化开涂之，极有效。

华佗治小儿鼻塞药方

杏仁半两　蜀椒　附子　细辛各六铢。

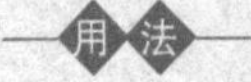

上以酽醋五合，渍药一宿，

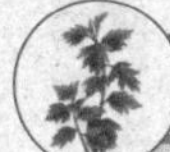

病征讲堂——小儿鼻塞

婴幼儿的呼吸通道较为狭窄，稍有分泌物就导致阻塞。半岁之内的宝宝经常会有鼻音、鼻塞的现象。

明日以猪脂五合，煎令附子色黄，膏成去滓，待冷更以涂絮，导鼻孔中，日再，兼摩顶。

华佗治小儿鹅口药方

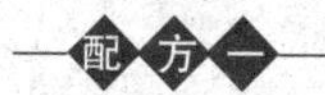

父母乱发。

取父母乱发洗净，缠桃枝沾取井花水东向，向日以发拭口中白乳，以置水中七过，洗三朝作之。

白鹅屎汁。

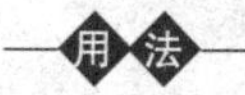

以白鹅屎汁沥口中，良。

华佗治小儿口疮药方

大青十八铢　黄连十二铢。

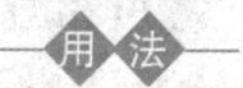

以水三升，煮取一升五合，一服一合，日再夜一。

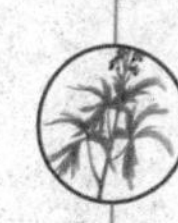

华佗治小儿口噤药方

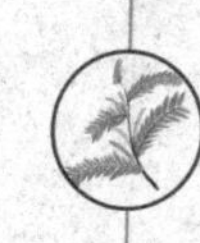

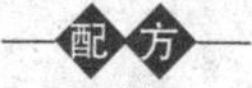

鹿角粉　大豆末。

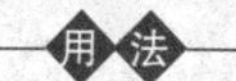

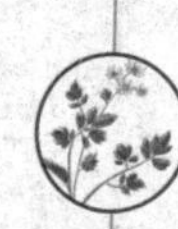

上二味等份，和乳涂乳上，儿饮。

华佗治小儿口中流涎药方

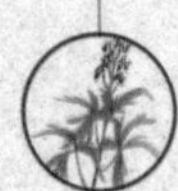

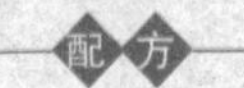

驴乳　猪乳各二升。

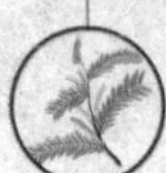

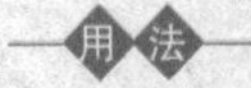

上二味合煎得一升五合，服如杏仁许，三四服瘥。

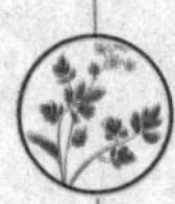

华佗治小儿重舌药方

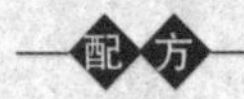

黄柏。

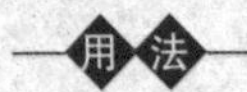

以竹沥浸取汁液，细细点于舌上。或以赤小豆为末，合醋涂于舌上，亦效。

华佗治小儿舌膜药方

凡初生小儿，有白膜一层，包被舌尖或遍及全舌，此名舌膜。急用指甲刮破令出血。

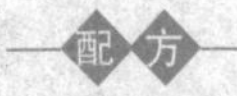

白矾。

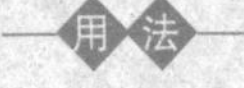

火煅研末，敷于舌上，自愈。

华佗治小儿舌笋药方

小儿舌上忽发白泡一粒，名曰舌笋。患此者必不乳而啼哭，不治且死。

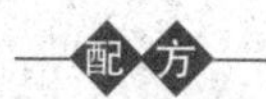

配方

鲜生地。

用法

绞汁，涂患处数次，自愈。若无鲜者，可用干生地，以凉井水浸开，捣烂取汁，亦有效。

华佗治小儿舌疮药方

配方

桑白汁。

用法

涂乳与儿饮之。或以羊蹄骨中生髓和胡粉敷之，亦效。

形态
叶互生，呈卵形，先端锐尖，基部为心形。
别名
桑白皮。
性味
性寒，味甘。
功效
泻肺平端、行水消肿。
桑根白皮

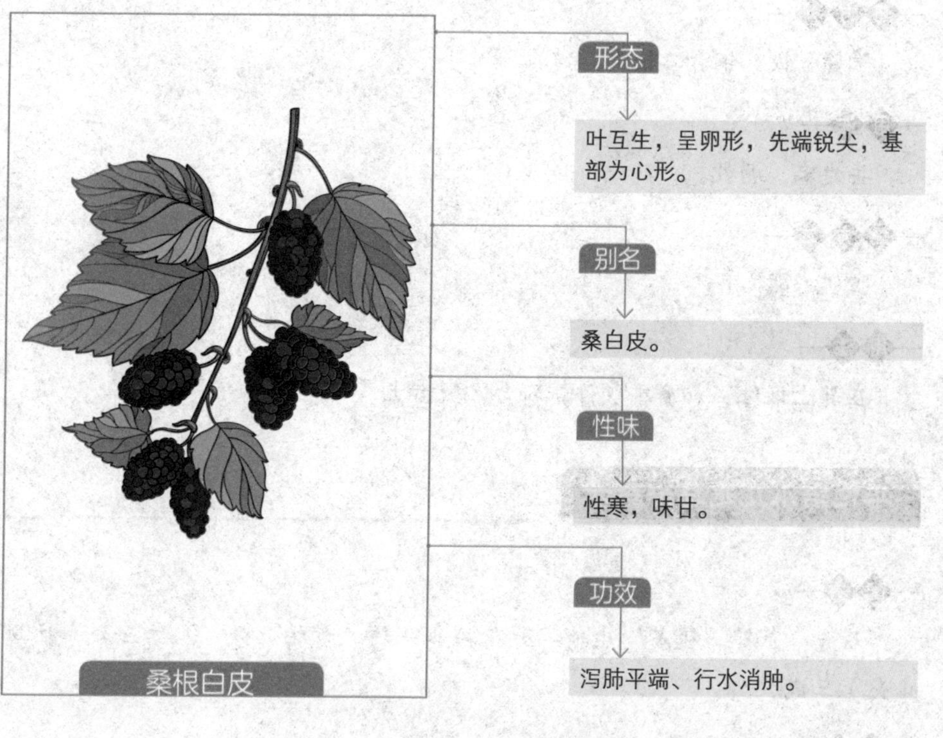

华佗治小儿蛇舌药方

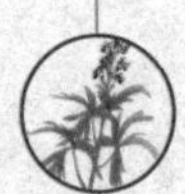
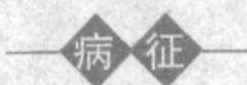

病征

小儿之舌，常卷于两边口角，此名蛇舌。

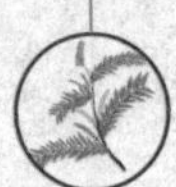
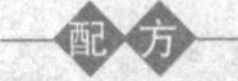

配方

木芙蓉根皮或花叶。

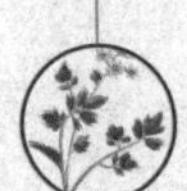

用法

捶极融烂，以鸡子二枚和匀，煎热待冷，敷心口及脐部，用布扎紧之，极效。或以明雄黄为末，点舌数次，亦佳。

华佗治小儿牙疳药方

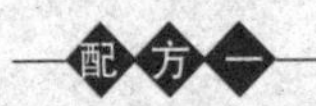

配方一

雄黄一钱　铜青二钱。

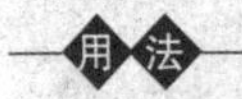

用法

共为末，调敷。

配方二

胆矾一钱。

用法

在匙上煅红，加麝香少许，研匀，敷齿上。

华佗治小儿走马疳药方

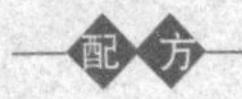

配方

石膏　芦荟　茯苓　生地　天花粉各一钱　黄柏五分　人参三分　甘草（炙）三钱。

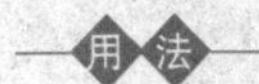

用法

水煎服，数剂必轻。

外用：

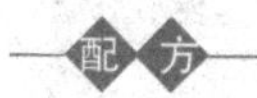

人中白（煅）一钱　铜绿三分　麝香一分　蚯蚓二条。

先以葱白汁浸，次以火煅，各为细末，敷之立愈。

华佗治小儿唇肿药方

桑木汁。

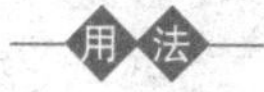

涂之，肿自渐消。

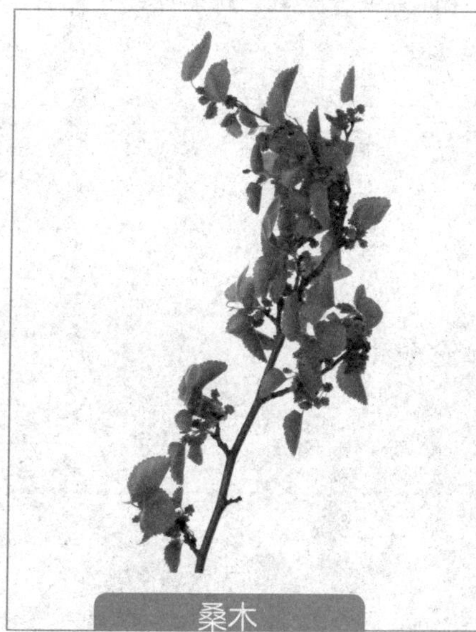

桑木

形态

有明显的条状裂隙，呈绿色。

别名

家桑、白桑。

性味

性寒，味甘、苦。

功效

降压降脂、抗衰老。

华佗治小儿脐肿药方

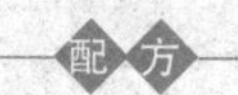

杏仁半两　猪颊车髓十二铢。

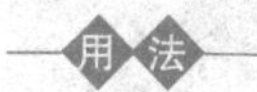

上二味，先研杏仁如脂，和髓敷脐中，肿止。

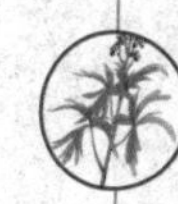

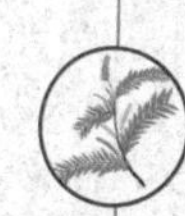

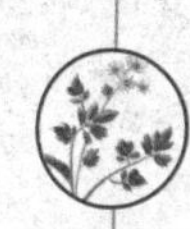

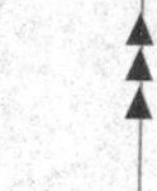

华佗治小儿脐湿药方

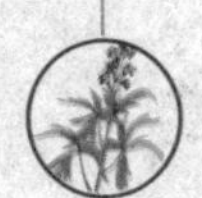

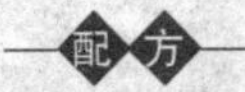

白石脂。

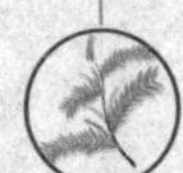

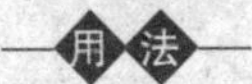

研极细，再熬令微暖，以粉脐疮，日三四度。

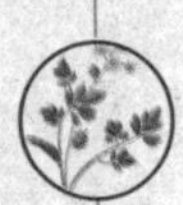

华佗治小儿脐风药方

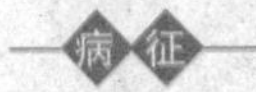

本症发生，必在儿生七日以内，其候面赤喘哑，脐上起青筋一条，自脐而上冲心口。宜乘其未达心口时，急以艾绒在此筋头上烧之，此筋即缩下寸许，再以缩下之筋上烧之，则其筋自消，而疾亦告痊。

内用：

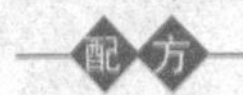

薄荷三钱。

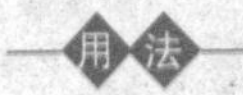

熬成浓汁，灌入二三口，不可过多，立愈如神。

华佗治小儿落脐疮药方

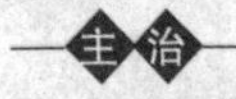

小儿落脐之时，脐汁未干，或因尿液浸沁，或由入浴时未曾将水拭干，因以成疮。

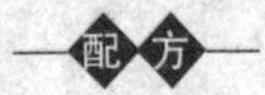

茯苓一钱　贝母　枯矾　三七各三分　雄黄二分　草纸灰五分。

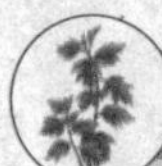

病征讲堂——小儿落脐疮

小儿落脐疮也称脐疮病，是指刚出生的婴儿断脐结扎时护理不善导致的。治疗脐疮病应以祛湿生肌、清热解毒为总原则。

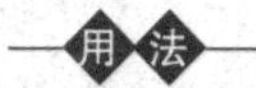

共研末掺脐内，用纸裹之，自愈。

华佗治小儿阴偏大药方

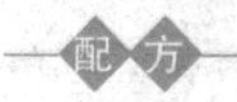

鸡翅六茎。

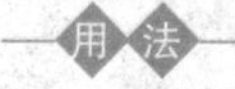

烧灰服之，随卵左右取翮。

华佗治小儿核肿药方

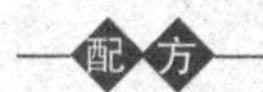

青木香　甘草　石膏　甘遂各十八铢　麝香三铢　大黄　前胡各一两　黄芩半两。

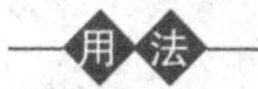

水七升，煮取一升九合，每服三合，日四夜二。

华佗治小儿阴疮药方

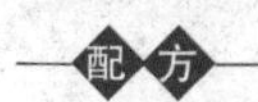

黄连　胡粉。

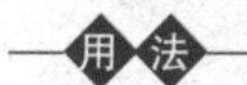

二味等份研末，以香脂油和敷之。

华佗治小儿气癞药方

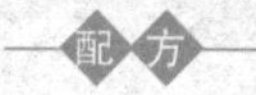

木瓜根　芍药　当归各一两。

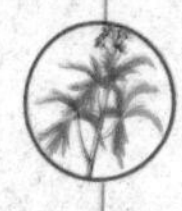

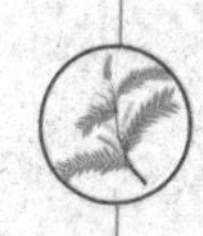

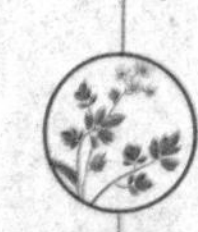

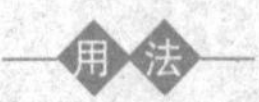

上以水一升，煮取一升，服五合，日二服。

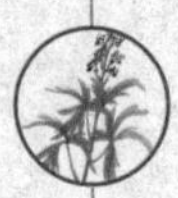
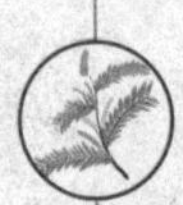
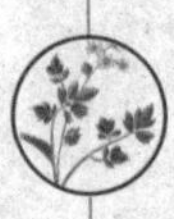

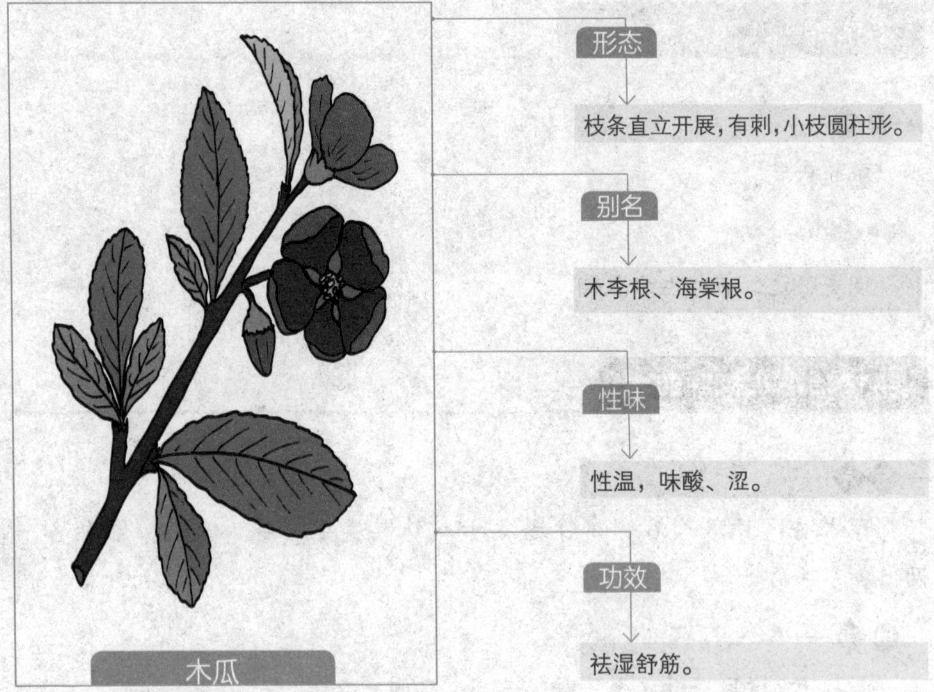

华佗治小儿脱肛药方

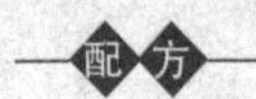

文蛤四两　朴硝四两。

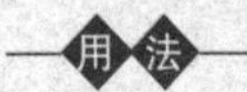

以水二升，煎汤。入朴硝，通手淋洗，至水冷方止，若觉热痛，可用熊胆加龙脑化涂之。

华佗治小儿发迟药方

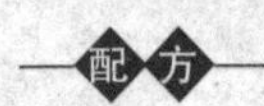

楸叶。

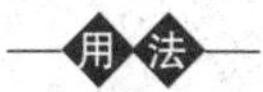

捣取汁，敷头上立生。或烧鲫鱼灰末，以酱汁和敷之，亦效。

华佗治小儿秃疮药方

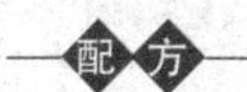

雄鸡屎　陈酱汁　苦酒。

和以洗疮，敷之；或先洗去其痂，次敷以葶苈子细末。

华佗治小儿头疮药方

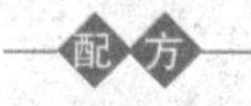

苦参　黄芩　黄连　黄柏　大黄　甘草　芎䓖各一两　蒺藜一合。

以水六升，煮取三升，渍布拓疮上，日数遍。

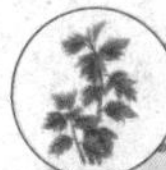

病征讲堂——小儿头疮

小儿头上长疮分类较多，如果这种疮是由于湿疹形成的，可以进行外涂治疗，也可以口服药物治疗。如果是细菌感染而形成的头疮，局部需要使用抗生素，同时需要口服抗生素等。

华佗治小儿胎热丹毒药方

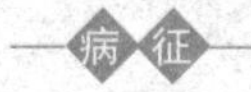

初发时赤肿光亮，游走遍身，故一名赤游风。

首用：

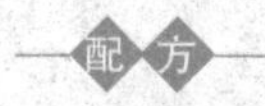

升麻　葛根　白芍　柴胡　黄芩　栀子各一钱　木通　甘草各五分。

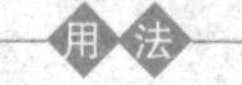

以水二碗，煎取一碗，令子母同服。

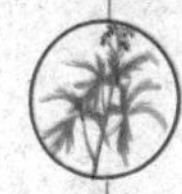

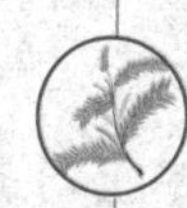

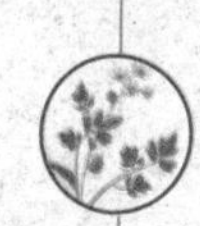

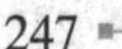

次用：

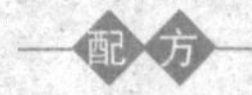

金银花三钱　牛蒡子（炒）　防风　荆芥　当归　川芎　白芍　黄芩　连翘各八分　木通　甘草各四分。

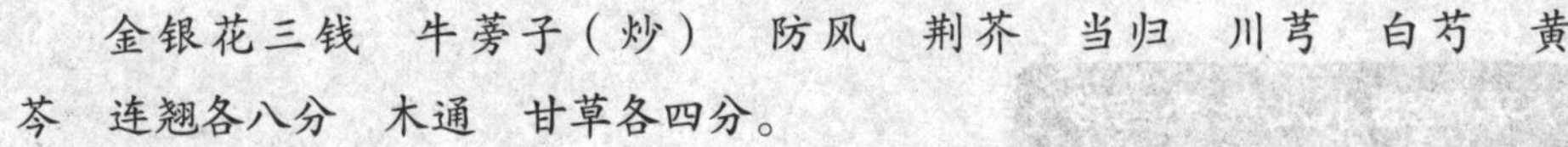

水煎服，子母共饮之，甚者加大黄及麻仁。

形态
根粗壮，肉质，圆锥形。
别名
大力子、恶实。
性味
性寒，味辛、苦。
功效
疏散风热、消肿解毒。
牛蒡子

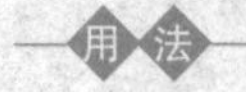

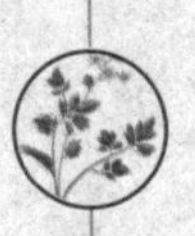

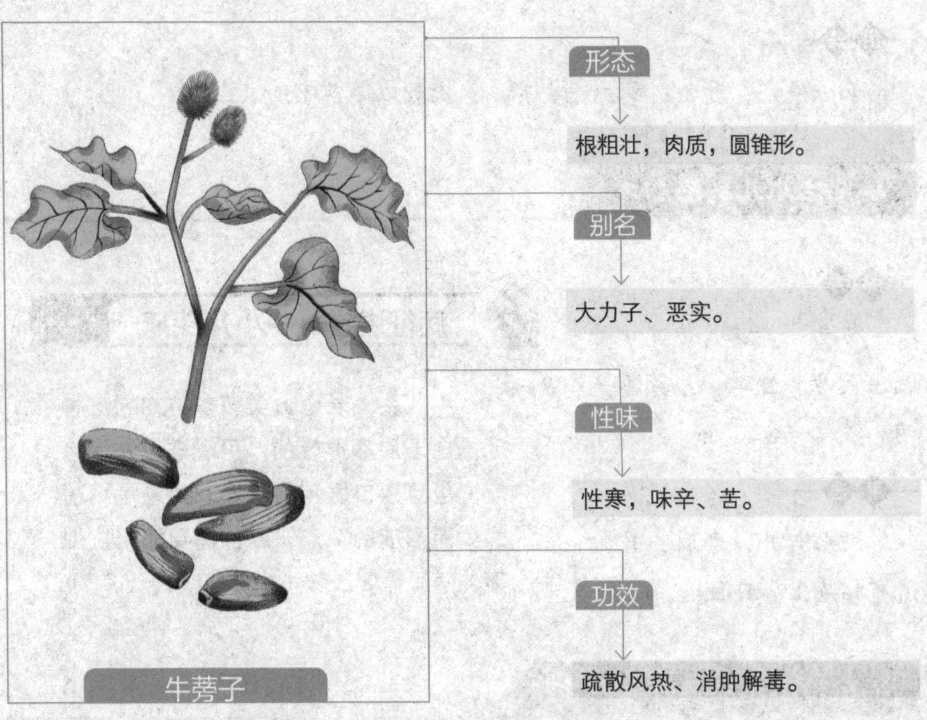

华佗治小儿恶疮药方

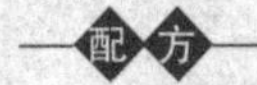

豉（熬令黄）。

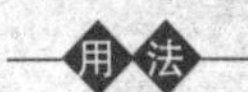

为末，敷疮上，不过三敷愈。

华佗治小儿浸淫疮药方

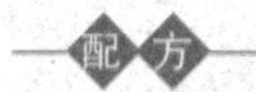

灶中黄土　发灰。

上二味各等份为末，以猪脂和敷之。

华佗治小儿黄烂疮药方

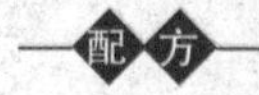

四交道中土　灶下土。

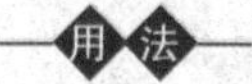

上二味各等份为末，敷之。亦治夜啼。又烧牛屎敷之，亦可灭瘢。

华佗治小儿湿癣药方

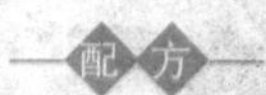

枸杞根。

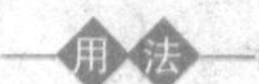

捣作末，和腊月猪脂敷之，或以马尿洗之，亦效。

华佗治小儿鳞体药方

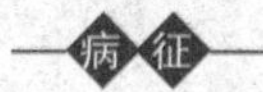

初生小儿，身如蛇皮鳞甲，名曰胎垢。

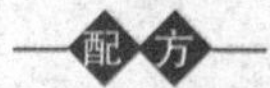

白僵蚕（去嘴）。

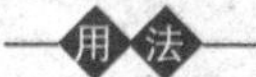

为末，煎汤洗之，若加入蛇蜕更效。

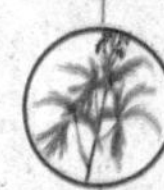

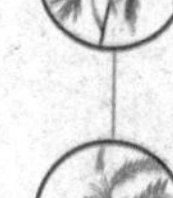

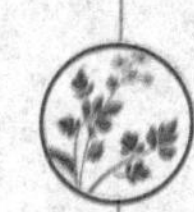

华佗治小儿热毒痈疽药方

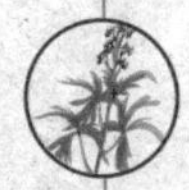

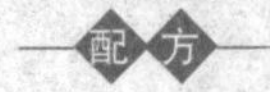

配方

漏芦　连翘　白蔹　芒硝　甘草各六铢　升麻　枳实　麻黄　黄芩各九铢　大黄一两。

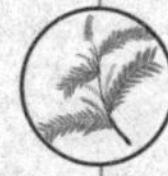

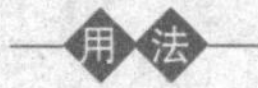

用法

上药以水一升半，煎取五合。儿生一日至七日，取一合分三服；八日至十五日者，取二合分三服；以后随小儿出生之日，据前例递增。

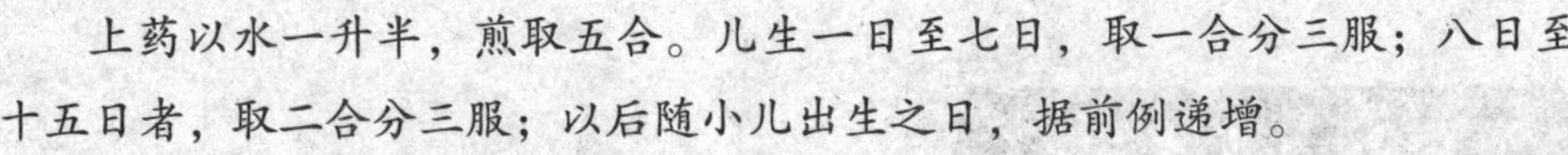

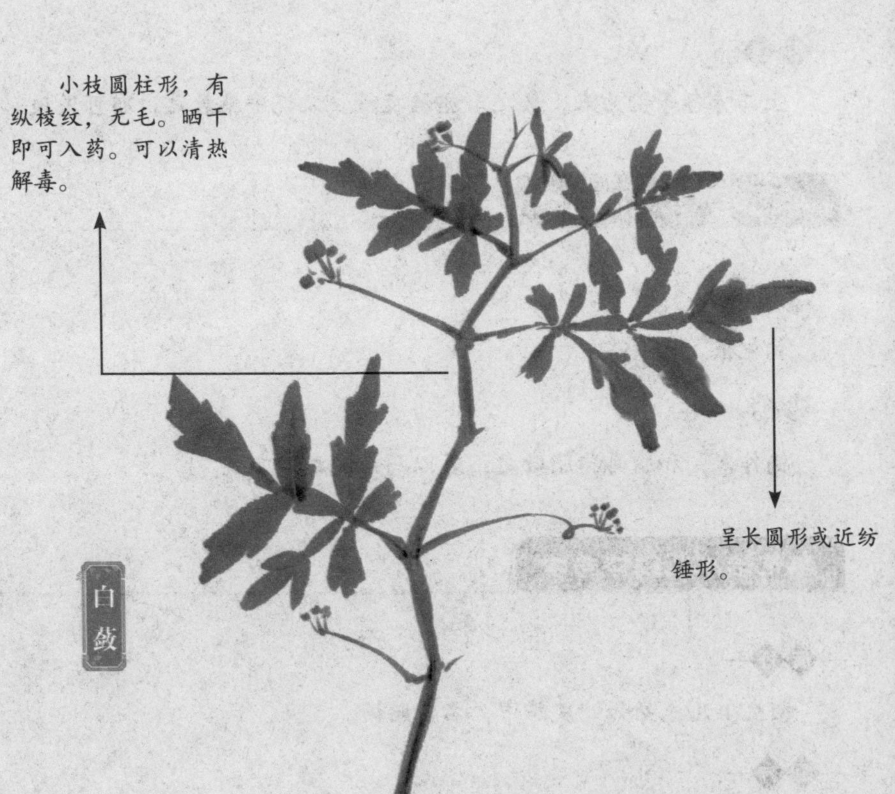

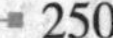

华佗治小儿热疖药方

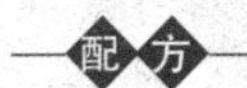

水银　胡粉　松脂各三两。

先以猪脂四升，煎松脂，俟水气尽，下二物，搅至水银不见，敷之。

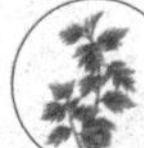

病征讲堂——小儿热疖

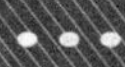

热疖，又称暑疖，多发生在炎热的夏季，可分为头疖和无头疖两种，症状主要表现为局部红、肿、热、痛等。

华佗治小儿风疹药方

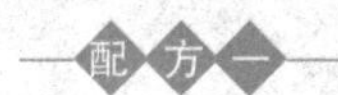

麻黄一两半　独活　射干　甘草　桂心　青木香　石膏　黄芩各一两。

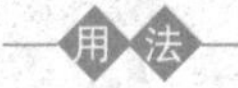

上药以水四升，煮取一升，三岁儿分为四服，日再服。

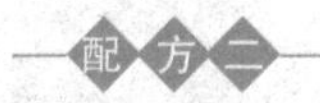

枯矾。

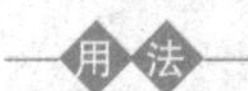

投入热酒中，马尾数条作团，蘸酒涂之，良佳。

华佗治小儿瘰疬药方

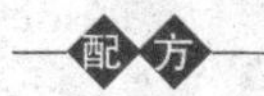

连翘　独活　桑白皮　白头翁　丹皮　防风　黄柏　淡豆豉　肉桂　秦艽各五钱　海藻一钱五分。

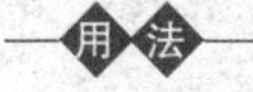

上药捣筛为末，蜜和丸，用灯芯草煎汤下。

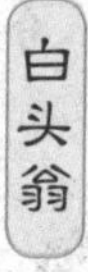

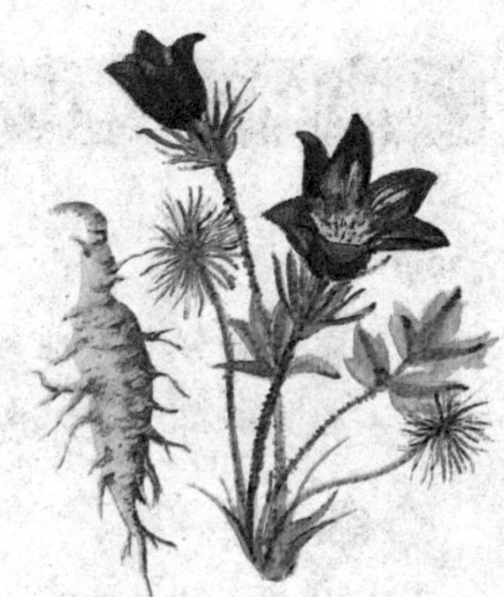

白头翁

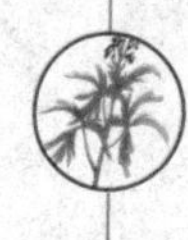

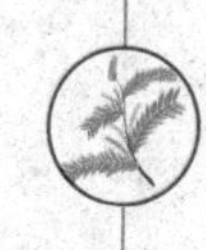

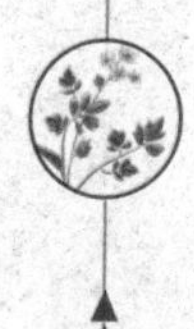

华佗治小儿羊须疮药方

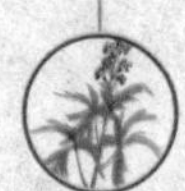

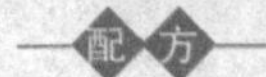

烟胶五钱　羊胡须一撮　轻粉一钱。

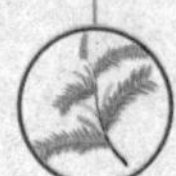

上共为末，湿则干搽，干则油调，搽上即瘥。

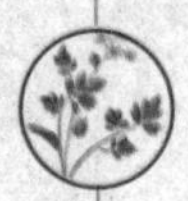

华佗治小儿疥疮药方

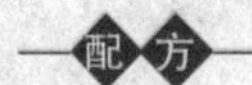

雄黄（研）　雌黄（研）各一两　乌头一枚　松脂　乱发各一鸡子许　猪脂一升半。

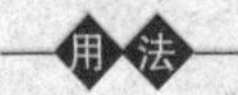

上六味和煎之，候发消乌头色黄黑，膏成，去滓，敷之或热涂之。

华佗治小儿水痘药方

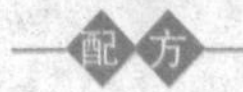

柴胡　桔梗各一钱　茯苓二钱　生甘草　黄芩各五分　竹叶十片　灯芯草一团。

水煎服。有痰者，加天花粉三分；有食者，加山楂二粒、麦芽三分，有火加黄连一分。

华佗治小儿发疹药方

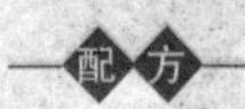

元参　金银花　生地黄各三钱　麦冬　桂枝各二钱　苏叶　天花粉　甘草各一钱　升麻　黄芩各八分　橘皮三分。

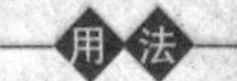

上以水二碗，煎取一碗，热服。夏季加青蒿三钱；初生或数月减半。

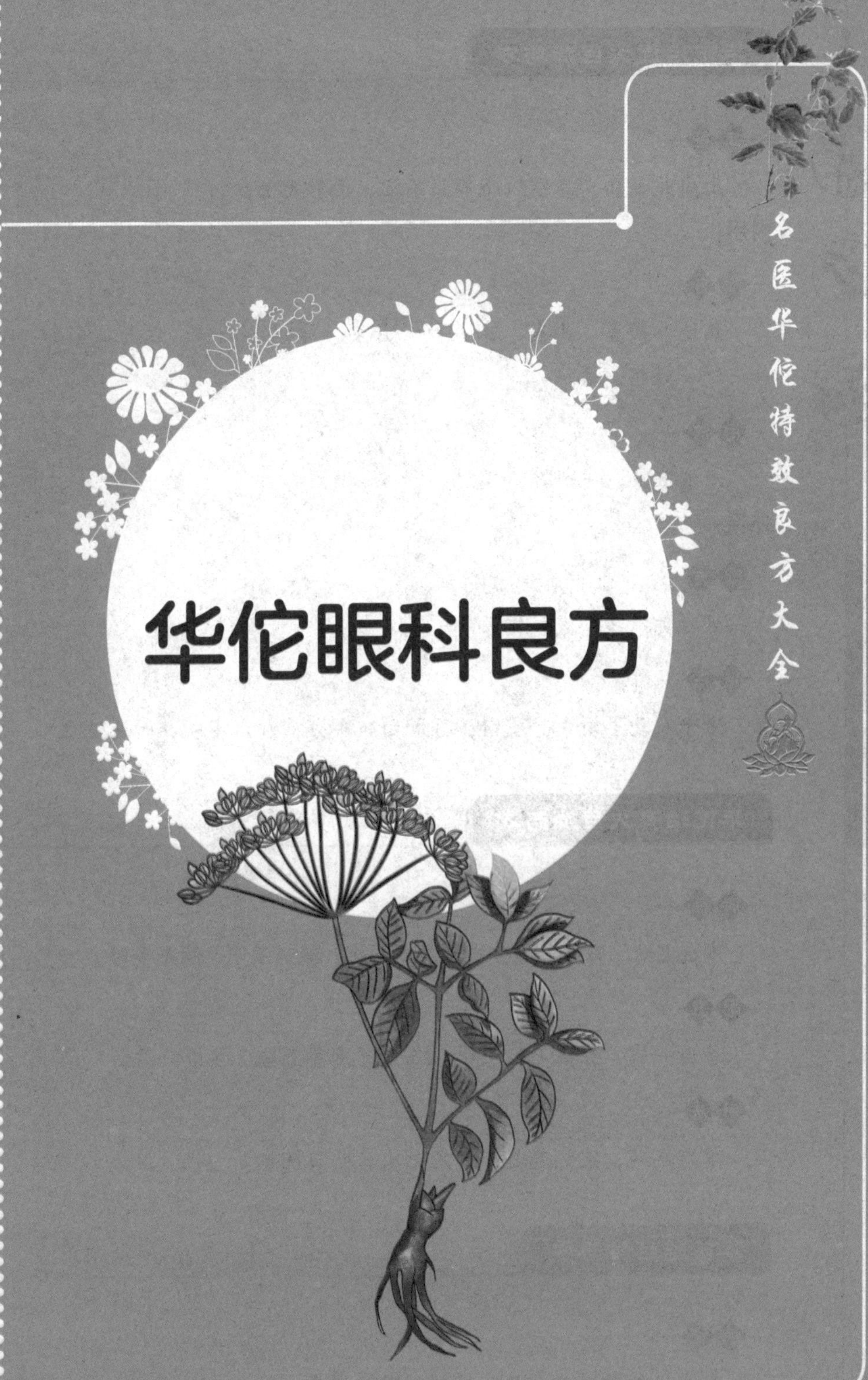

华佗眼科良方

华佗治虚火目痛药方

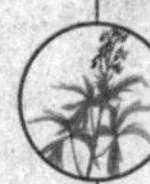
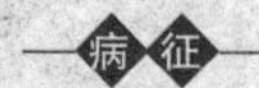

凡虚火目痛，其候红而不痛不涩，无眵无泪。

内用：

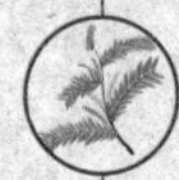
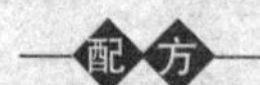

熟地　茯苓　山药　山茱萸　丹皮　泽泻各三钱　白芍　当归　甘菊花各三钱　柴胡一钱。

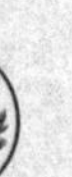
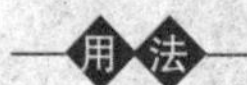

以水煎服。一剂轻，二剂愈。

外用：

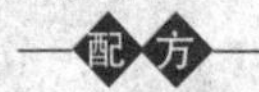

生地黄二钱　葳蕤仁五分。

用法

渍于人乳半碗中，越宿，再加白矾半分，加水半碗，时时洗之。

华佗治有火目痛药方

本症之状，目红肿如含桃，泪出不止，酸痛羞明，夜眠多眵。

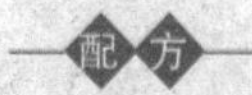

黄连一钱　红椒七粒　白矾三分　荆芥五分　生姜一片。

水煎半碗，乘热洗之，日凡七次，明日即愈。

华佗治目肿药方

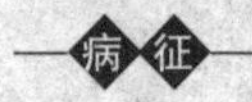

患者目红肿而痛，状如针刺，眵多泪多。

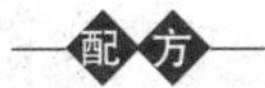

柴胡　栀子　白蒺藜各三钱　半夏　甘草各一钱。

水煎服一剂，即可奏功。

华佗治眼暴肿痛药方

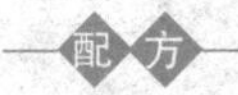

决明子一升　石膏（研）　升麻各四两　栀子仁一升　地肤子　茺蔚子各一两　苦竹叶　甘蓝叶各一升　芒硝二两　车前草汁一升二合　麦冬三升。

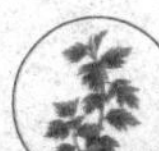

病征讲堂——眼暴肿痛

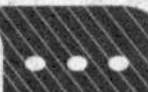

眼暴肿痛一般是身体内部炎症引起的，眼暴肿痛可压迫刺激神经末梢。眼暴肿痛需要明确部位，需要根据病情选择合适的治疗方法，做到早发现、早治疗。

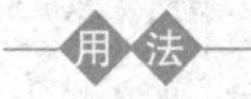

上以水二斗，煮竹叶取七升二合，去滓内诸药，煮取四升，分为四服。每服相去可两食间，再服为度。小儿减药，以意裁之。

华佗治眼赤药方

内用：

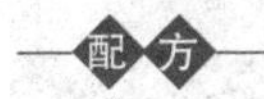

葳蕤仁　黄芩　栀子仁　黄连　秦皮各二两　竹叶一升。

上以水五升，煮取一升六合，分三服。

外用：

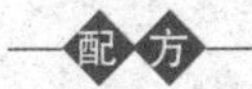

淡竹叶五合　黄连四枚　青钱二十文　大枣二十枚（去皮核）　栀子仁七枚　车前草五合。

上以水四升，煮取二升，日洗眼六七次，极效。

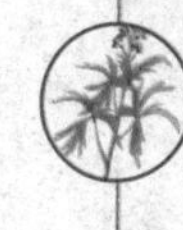

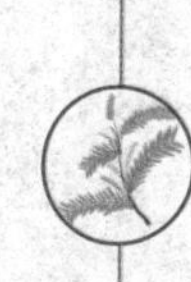

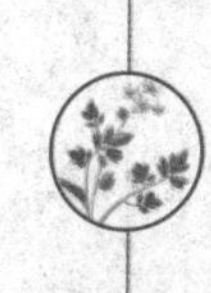

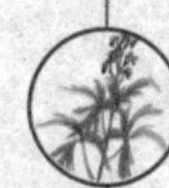

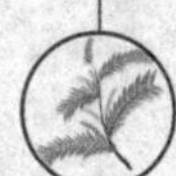

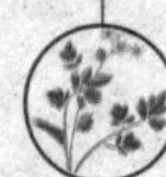

华佗治肝热眼赤药方

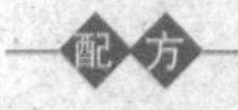

黄连　秦皮各三两。

用法

上药以水三升，煮取一升五合，去滓，食后温服，分二次，如人行七八里。

华佗治目赤累年药方

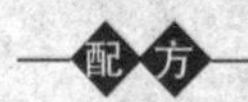

胡粉六分　蕤蕤仁四分。

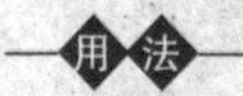

先研蕤蕤仁使碎，纳胡粉中，更热研。又捣生麻子为烛，煅使着。别取猪脂肪于烛焰上烧使脂流下，滴入蕤蕤仁、胡粉中。更研搅使均如饧，以绵缠细杖子，纳药内。承软点眼两眦，药须臾冷，还于麻烛上烧而用之。

华佗治目中起星药方

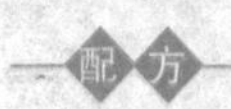

白蒺藜三钱。

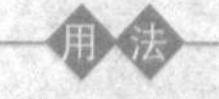

水煎汁，日洗眼七八次，三日即除。

华佗治风眼下泪药方

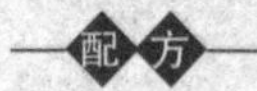

鸡舌香二铢　黄连六铢　干姜一铢　蕤蕤仁一百枚　矾石（熬）二铢。

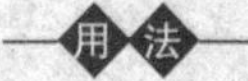

上药捣为末，以枣膏和丸如鸡距，以注眼眦。

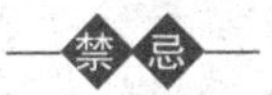

忌猪肉。

华佗治目中风肿药方

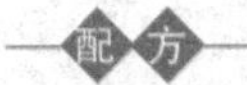

矾石（熬末）二钱。

以枣膏和如弹丸，以揉目上下，食顷止，日三服。

华佗治眼暗不明药方

防风　细辛各二两　芎䓖　白藓皮　独活各三两　甘草（炙）　橘皮（去脉）各二两　大枣（去核）二七枚　甘竹叶一升　蜜五合。

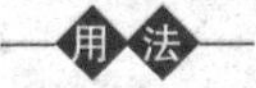

以水一斗二升，煮取四升，去滓，下蜜，更煎两沸，分为四服。

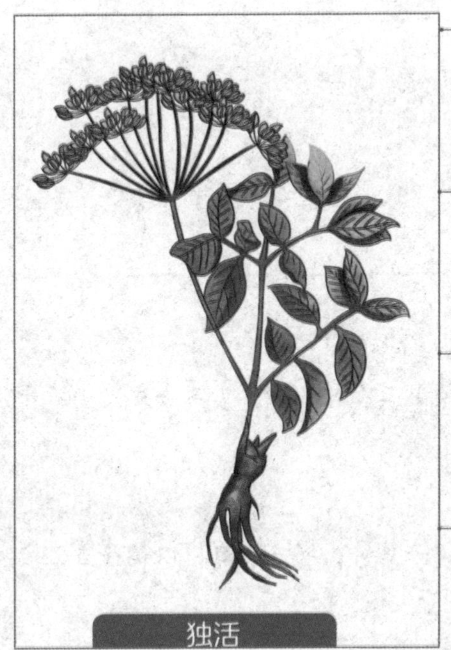

独活

形态

根头部膨大，呈圆锥状。

别名

长生草、独滑。

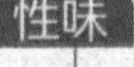

性微温，味辛、苦。

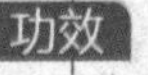

祛风除湿、通痹止痛。

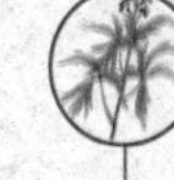

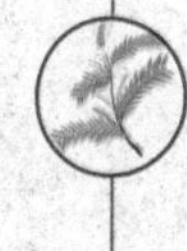

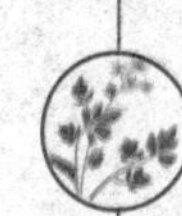

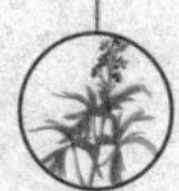

华佗治眼中息肉药方

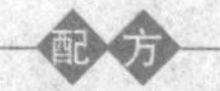

驴脂　石盐。

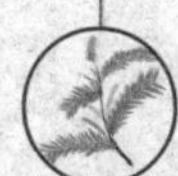

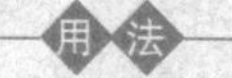

上二味和匀，以之点眦，即瘥。

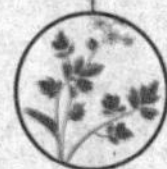

华佗治眼珠脱出药方

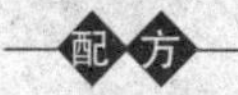

越燕矢　真丹　干姜各等份。

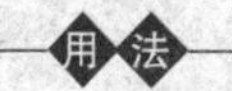

上药捣为细粉，以少许点之，良妙。

华佗治眼珠缩入药方

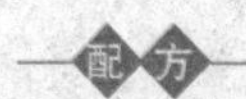

老姜一块。

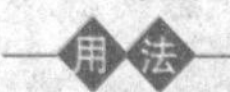

烧极热，敷于眉心即愈。

华佗治风眼赤烂药方

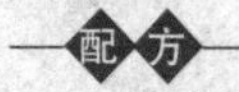

宣黄连（去须）半两　大枣肉（去须）三七枚　杏仁（不去皮尖）五十粒　脑子一付。

上药以雪水一升，砂锅内文火煮，留一盏许，窨三七日，以铜箸点，食后临卧，日可三四次点之。

华佗治火眼赤烂药方

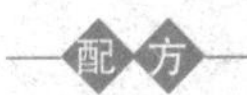

艾叶。

烧烟，以碗覆之，俟烟尽，由碗上将煤刮下，温水调化，洗眼即瘥。若入以黄连尤佳。

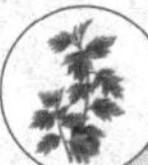

病征讲堂——火眼

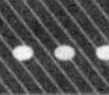

火眼也称急性结膜炎。主要是由微生物感染或多种原因引起的，表现为单眼或双眼有灼烧感、畏光、流泪等，发病较快，可以传染，必要时应辅以全身治疗。

华佗治睑肿如栗药方

生南星　生地黄各等份。

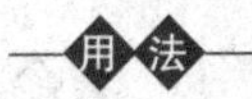

同研成膏，贴二太阳穴，肿自渐消。

华佗治睑肿如瘤药方

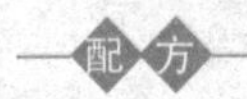

樱桃核。

以樱桃核磨搽，瘤自渐消。

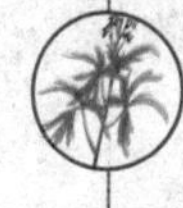

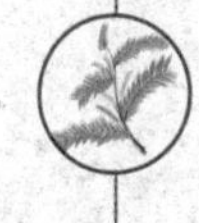

华佗治黑子障目药方

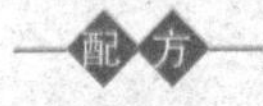

鸡子二枚。

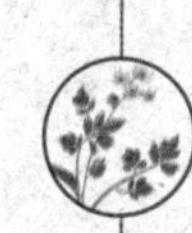

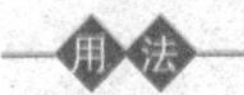

蒸熟去壳，与桑寄生同入水中煮之，略和以砂糖，食之数次，自愈。

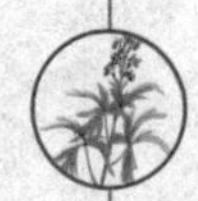

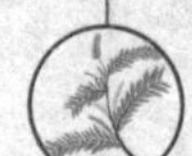

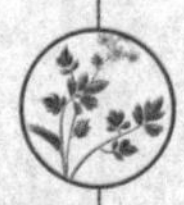

华佗治烂弦风药方

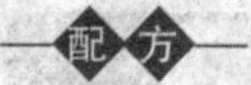

配方

柘矾一两　铜青三钱。

用法

共研成末，沸水溶之。俟澄清后，取以点洗，极效。

华佗治眦烂多脓药方

配方

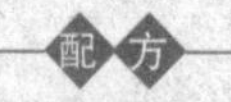

干姜　决明子　矾石　蕤仁　细辛　黄连　戎盐各六铢　铜青三铢。

用法

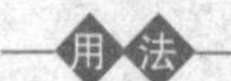

上以水少许渍一宿，翌晨以白蜜八合和之，着铜器中，绵盖器上，着甑中，以三斗麦屑蒸之，饭熟药成，去滓；以新死大鲤鱼胆二枚，和纳药中；又以大钱七粒，常着药底，兼常着铜器中，竹簪绵裹头，以注目眦，昼夜三四服，不避寒暑，数著药讫；又以鱼胆和好，覆药器头，勿令气泄。

形态
荚果细长，四棱柱形。
别名
草决明。
性味
性平，味苦、甘、咸。
功效
清肝明目、利水通便。

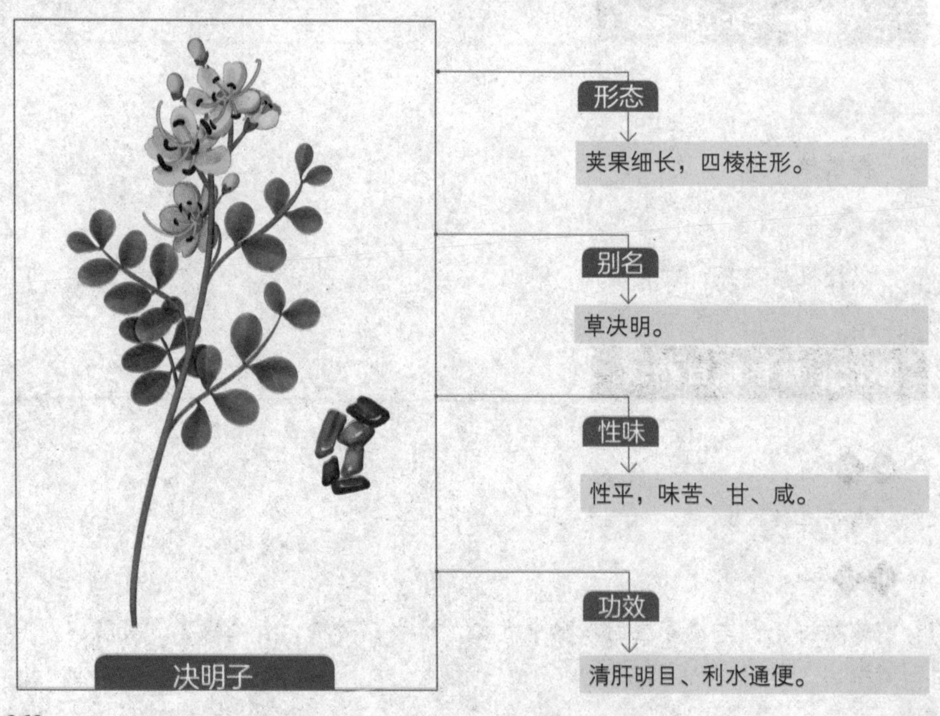

决明子

华佗治青盲药方

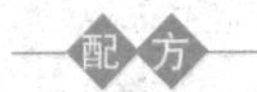

猪胆一枚。

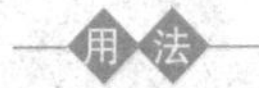

微火煎之，丸如黍米，纳眼中，食顷。

内用：

黄牛肝一具，土瓜根三两　羚羊角屑三升　蕤蕤仁三两　细辛六两　车前子一升。

上六味药合肝于瓶中，春夏之月封之十五日，冬月封之二十日，出曝干，捣下筛，酒服方寸匕。

华佗治雀目药方

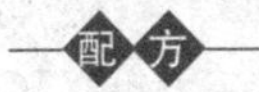

老柏白皮四两　乌梅肉（熬）二两　细辛　地肤子各四两。

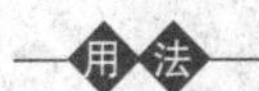

上捣筛为散，每食后清酒服二方寸匕，日三四服瘥，又于七月七日，九月九日取地衣草，洗净阴干末之，酒和服方寸匕，日三服，一月即愈。

华佗治白翳药方

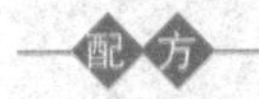

珊瑚　琥珀　玉屑　曾青　紫贝　朱砂　伏鸡子壳（去白皮）。

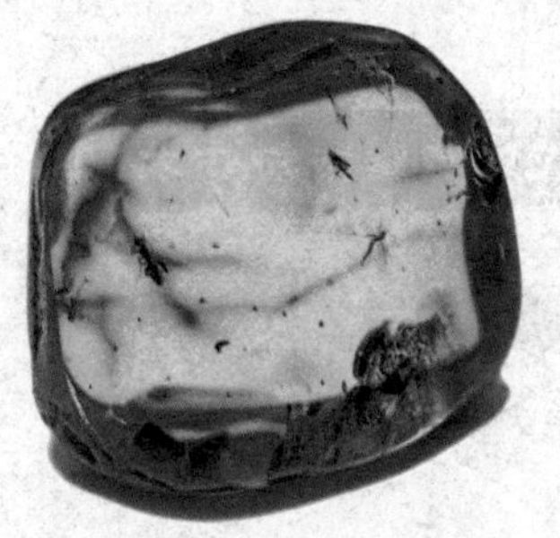

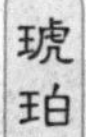

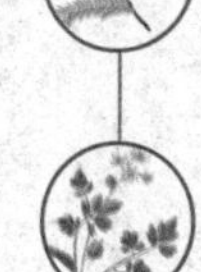

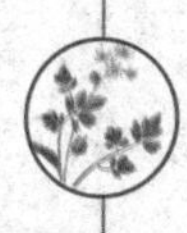

上七味各等份，研重筛为散，仰卧。以米许置翳上，四五度。

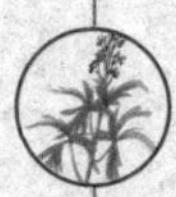

华佗治赤翳药方

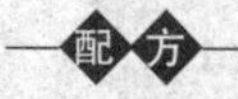

熊胆五分。

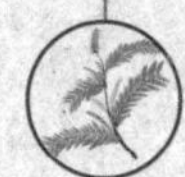

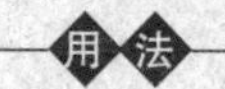

以净水略调，去尽筋膜、尘土，加冰脑一分，研匀。痒则加生姜粉少许，纸卷点眼。

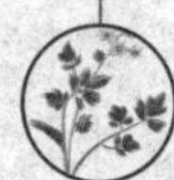

华佗治障翳药方

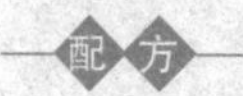

秦皮　黄柏　黄连　黄芩　决明子　葳蕤仁各十八铢　栀子七枚　大枣五枚。

上以水二升渍煮，取六合，澄清。仰卧洗，日一。

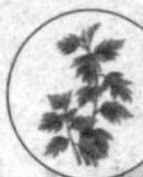

病征讲堂——障翳

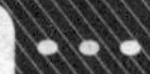

障翳在现代医学称为白内障。白内障常见于老年人，可分为先天和后天两种，主要症状为看事物模糊不清、怕光以及流泪等。

华佗治目眯药方

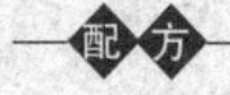

猪膏。

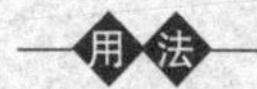

如半鸡子大，裹鼻孔中，随眯左右着鼻中以噏之，即便仰卧，须臾不知眯处。

华佗治目睛击伤药方

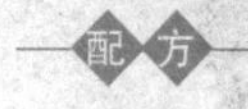

羊肉。

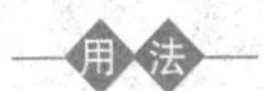

煮羊肉令熟，熨勿令过。熟猪肝亦得。

华佗治瞳仁反背药方

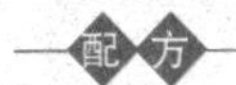

密蒙花　蝉蜕　白菊　郁李仁　生石膏　生草决明　石决明　甘草　谷精草　白矾各四钱　百部二钱　珍珠四分。

共为末，煮服。若即发冷者，其光必转，若光未尽转，再服一剂必愈。

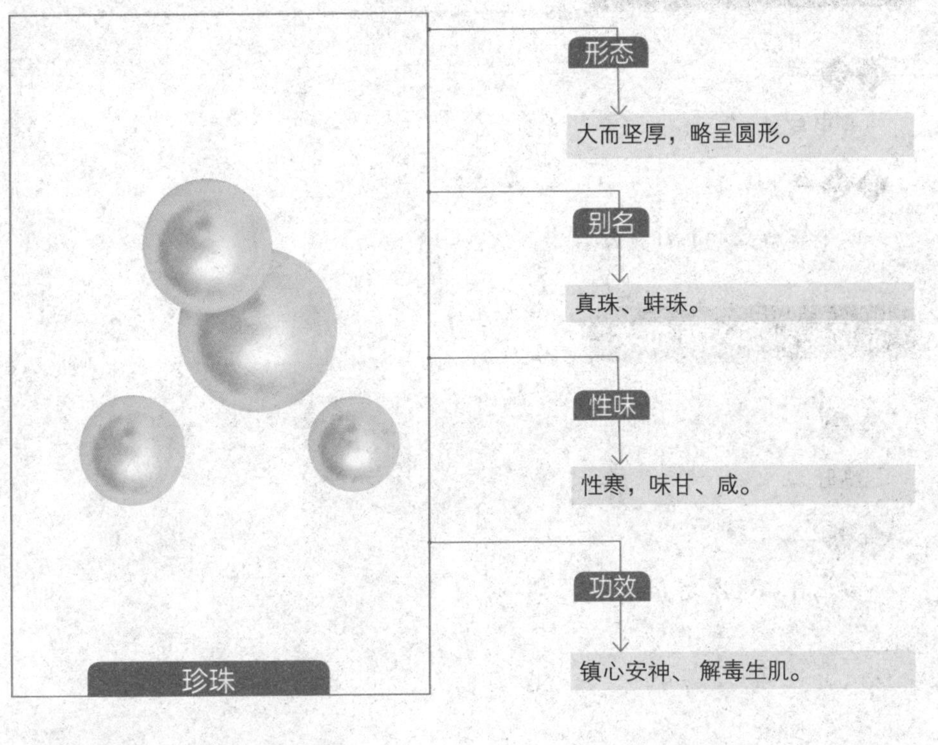

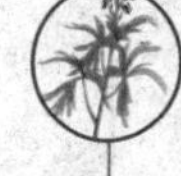

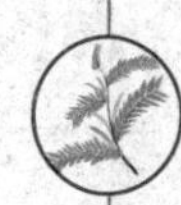

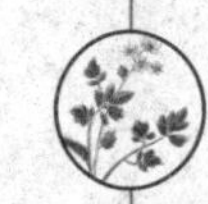

华佗治畏日羞明药方

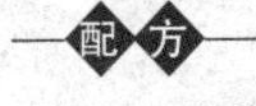

石决明　黄菊花　甘草各一钱。

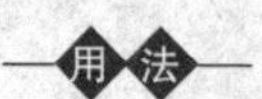

水煎冷服。

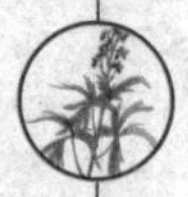

华佗治麦芒入目药方

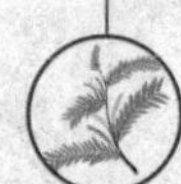

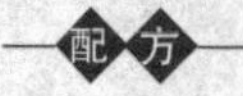

生蛴螬。

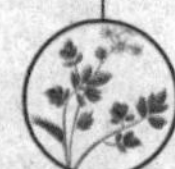

取生蛴螬以新布覆目上，将生蛴螬从布上摩之，芒出着布，良。

华佗治竹木入目药方

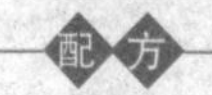

书中白鱼。

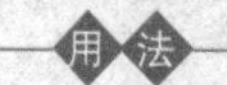

以书中白鱼和乳汁，注目中，良。

华佗治沙石入目药方

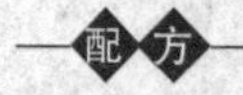

鸡肝。

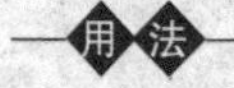

以鸡肝捣烂涂之，极效。

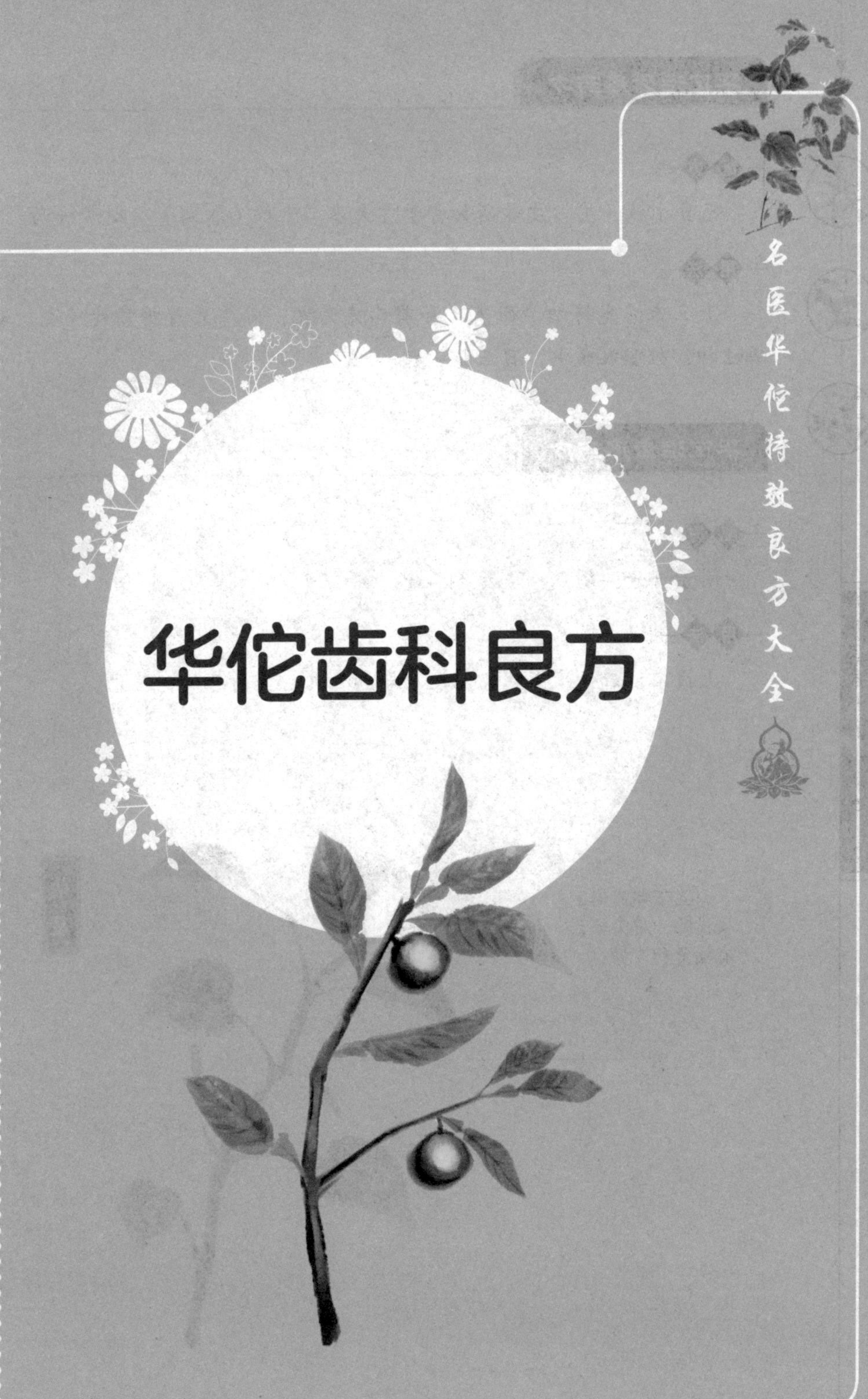

华佗齿科良方

华佗治牙疼药方

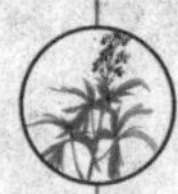

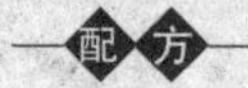

巴豆十枚（去心皮熬研如膏）　大枣二十枚（取肉）　细辛一两。

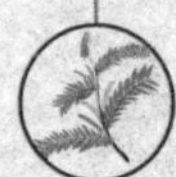

上三味，先将细辛研末，和前二味为丸，以绵裹着所痛处咬之。如有涕唾吐却，勿咽入喉中，日三服，瘥。

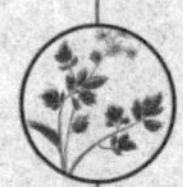

华佗治齿疼药方

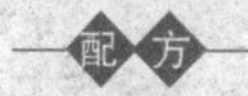

附子一分　胡椒　荜茇各二分。

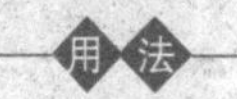

上捣末，着齿疼上。又以散用蜡和为丸，置齿疼处，瘥止。

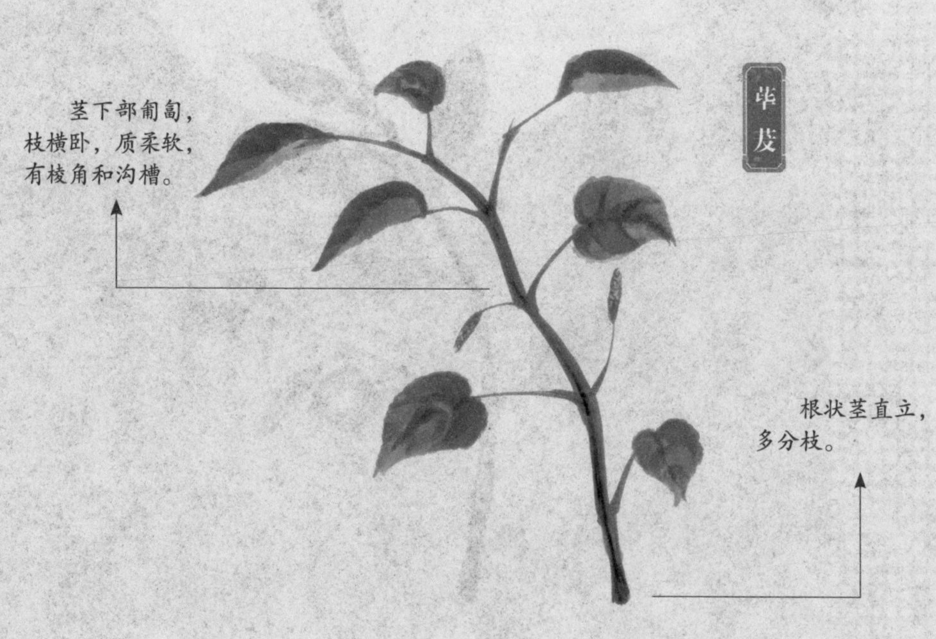

华佗治齿痛药方

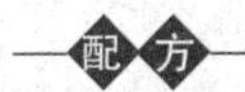
配方

芎䓖　细辛　防风　矾石（烧令汁尽）　莽草　附子（炮）　藜芦。

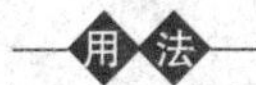
用法

上七味各等份为末，以绵裹弹丸大，酒渍，熨所患处含之，勿咽汁。又将木鳖子去壳，研细入荜茇同研匀，随左右鼻内㗜之，每用一豆许，奇效。

华佗治风火牙痛药方

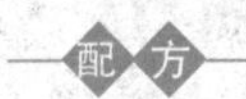
配方

白芷。

用法

焙末，蜜丸，朱砂为衣。每服一粒，荆芥汤下。

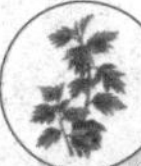
病征讲堂——风火牙痛

风火牙痛主要表现为牙龈肿胀、淋巴肿痛等，一般伴有口苦、发热、便秘等全身症。病发时痛感强烈，非常痛苦。中药对风火牙痛有很好的效果。

华佗治阴虚牙痛药方

配方

生附子。

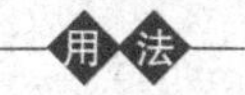
用法

研末，口津调敷两足心，极效。

华佗治肾虚牙痛药方

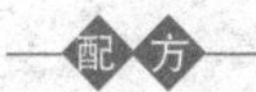
配方

补骨脂二两　青盐五钱。

用法

炒研擦牙，神效。

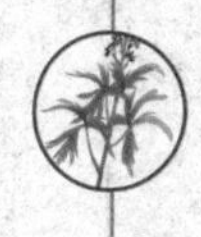
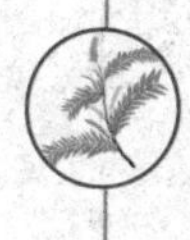
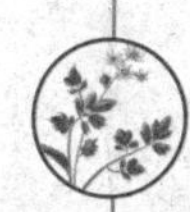

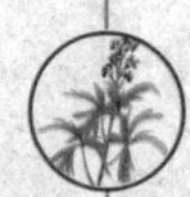

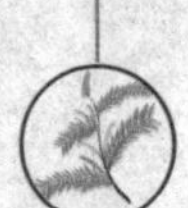

华佗治风齿根出药方

先以下方治之：

配方

石黛五分　细辛　棘刺　菖蒲　香附子　当归　青木香　胡桐律　干姜各四分　青葙子六分。

青葙子

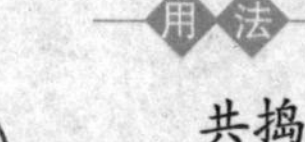

共捣为散，以半钱匕，绵裹，就齿痛处含之，勿停，差止。

再以下方治之：

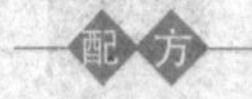

苦参八分　大黄　黄芩　枳实　地骨皮各六分　玄参　黄连各八分。

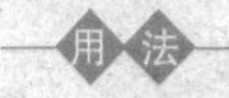

捣为散，蜜和小丸。食后少时，以浆水服一十五丸，日再服。至二十丸，增减自量之。忌蒜、面、猪肉。

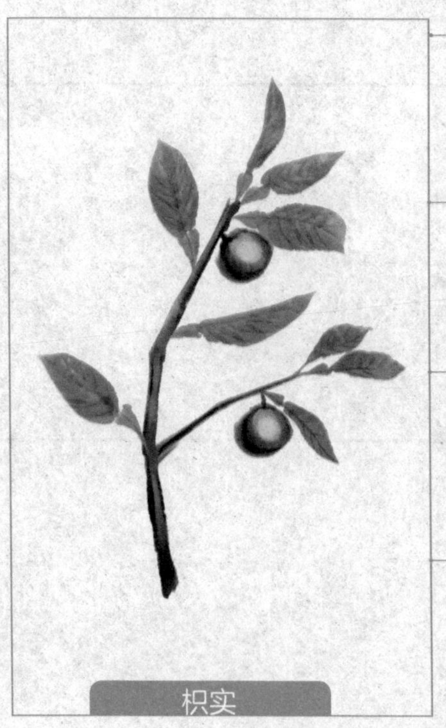

枳实

形态：呈半球形，少数为球形。

别名：鹅眼枳实。

性味：性微寒，味苦、辛、酸。

功效：破气消积、化痰散痞。

华佗治虫蚀牙痛药方

雄黄末。

以枣膏和为丸，塞牙孔中，以膏少许置齿，烧铁篦烙之，令彻热，以瘥止。

华佗治牙根肿痛药方

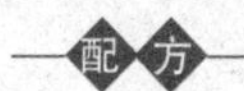

山慈菇枝根。

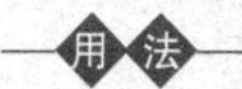

煎汤，漱吐极效。

华佗治齿根欲脱药方

生地黄。

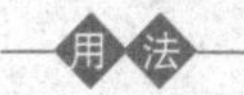

取生地黄捣，以绵裹贴齿根，常含之甚妙。

华佗治牙痛面肿药方

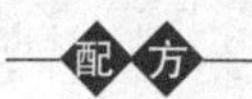

蒴藋五两（以水五升煮取四升去滓）　蜀椒　吴茱萸　独活　乌贼鱼骨　桃胶各一两　桂心半两　酒一合。

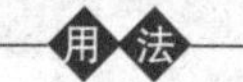

先将蜀椒等六味，以水二升，煮取八合，投蒴藋汁及酒，更煎取一小升，

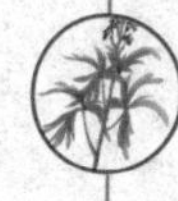

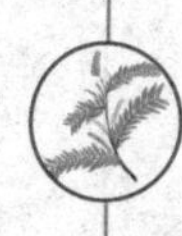

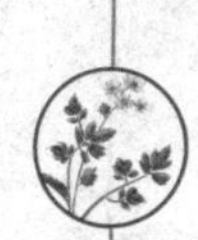

去滓含之，就病。日三服，以瘥止为度。

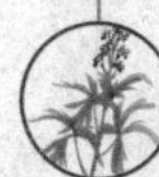
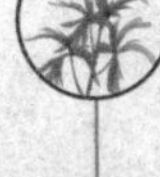

华佗治齿龈腐烂药方

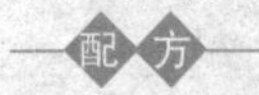

生地黄一斤　食盐二合。

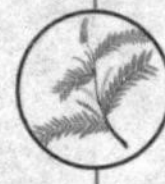

二味捣和成团，用湿面包煨令烟尽，去面入麝香一分研匀，日夜贴之，不久自愈。

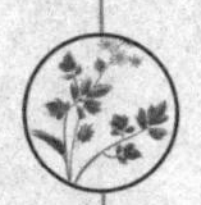

华佗治齿龈黑臭药方

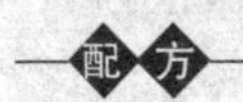

苦参。

煎汤，漱口，续用数日，必有奇效。

华佗治䘌齿药方

䘌齿者，是虫蚀齿至断，脓烂汁臭，如蚀之状，故谓之䘌齿。

五月五日干虾蟆烧灰　石黛（孙思邈按：石黛疑是黑石脂）　甘皮（孙思邈按：甘皮即柑皮）各等份。

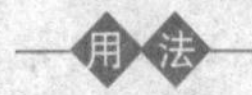

捣末，以敷齿上，取瘥。

或以下方治之：

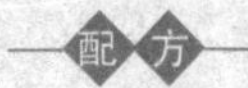

细辛　当归　甘草（炙）　蛇床子各一两　青葙子三两。

上五味捣，以绵裹如大豆，着齿上，日三服，勿咽汁，瘥止。亦奇效。

华佗治龋齿药方

五月五日虾蟆（烧作灰）　石黛　甘皮　细辛　白鸡屎　麝香　干姜　熏黄。

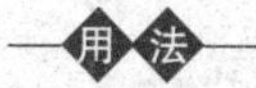

上八味各等份，以薄绵裹少许，内虫齿孔中，日三易之，瘥。

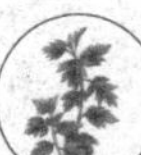

病征讲堂——龋齿

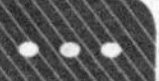

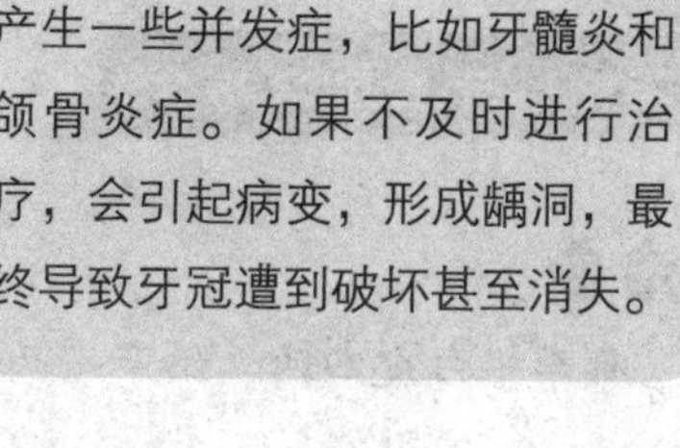

龋齿也称虫牙、蛀牙，是一种由细菌引起的疾病，同时也会产生一些并发症，比如牙髓炎和颌骨炎症。如果不及时进行治疗，会引起病变，形成龋洞，最终导致牙冠遭到破坏甚至消失。

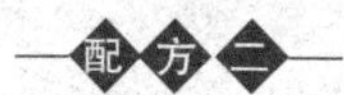

白附子　知母各一分　细辛五分　芎䓖三分　高良姜三分。

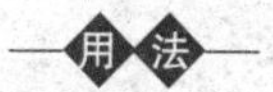

上五味末之，以绵裹少许，着龋上，勿咽汁。日二三次，亦效。

华佗治龋齿根肿出脓药方

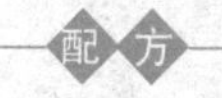

白矾（烧）　熊胆各一分　蟾酥　雄黄　麝香各半分。

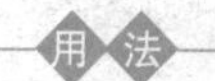

上为散，每月半钱，敷牙根。

华佗治风齿药方

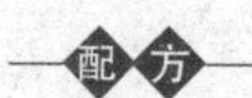

蜀椒二十粒　枳根皮　莽草　细辛　菖蒲　牛膝各二两。

上六味，以水四升煮取二升，去滓细细含之。以瘥为度。未瘥更作，取瘥。

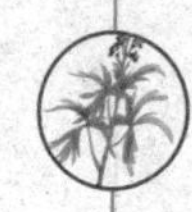

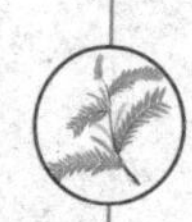

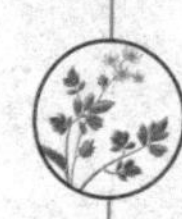

又单煮独活一味，含之良。

华佗治风齿口臭药方

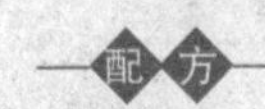

芎䓖　当归各三两　独活　细辛　白芷各四两。

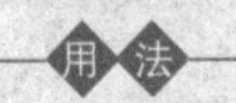

上以水五升，煮取二升，去滓含，日三五度，取瘥。

华佗治牙齿风龋药方

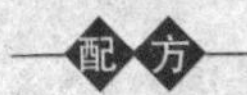

郁李根白皮四两　细辛一两　盐一合。

上以水四升，煮取二升半，去滓，内盐含之，取瘥。

华佗治风冲牙齿动摇药方

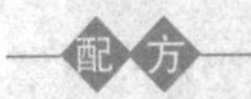

芎䓖　薏苡根各三两　防风二两　细辛一两。

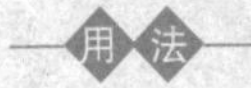

上以水六升，煮取二升，去滓含漱，日三五度。

华佗治齿痛有孔药方

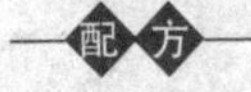

莨菪子。

莨菪子数粒，内齿孔中，以蜡封之，即瘥。

华佗治牙齿挺出药方

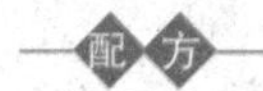

羊肾脂　泔淀各二合　牛粪（绞取汁）一合　甘草半两（生用末之）　青黛　熏黄各半两（末之）。

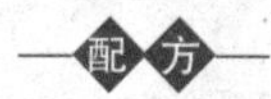

上六味相和，铜器中微火，煎五六沸，取东引桃枝如箸大六枝，以绵缠头，点取药，更互热，烙断龈际。隔日又烙之，不两三日，看好肉生，以瘥乃止。欲烙时，净刮齿牙根上，然后为之。不尔肉不生。十余日，忌生冷、醋、酒、肉、陈臭，一年禁油。

华佗治牙齿脱落药方

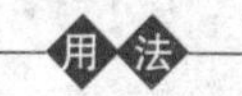

青黛二两　雄黄　朱砂　莨菪子（熬）　青矾石　黄矾石　白矾石（并烧令汁尽）　附子（炮）　苦参　甘草（炙）　藜芦（炙）　细辛　麝香（研）各一两。

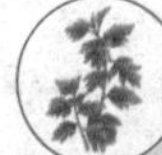

病征讲堂——牙齿脱落

牙齿脱落的原因主要有两种，一是受外力撞击引起，二是由于牙龈萎缩。保持口腔清洁，定期进行口腔检查是预防牙齿脱落的重要措施。

用法

上捣筛为散，以薄绵裹如枣核大着患处，日三服，瘥止。

华佗治齿间出血药方

竹叶。

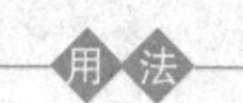

浓煮，着盐含之，冷吐。或以童子小便温含之，冷吐，血即止。

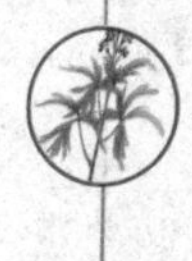

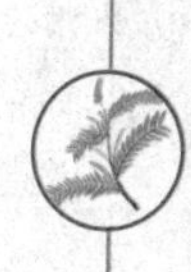

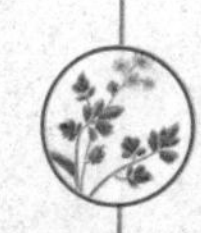

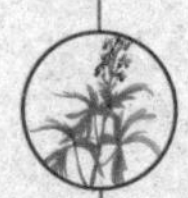
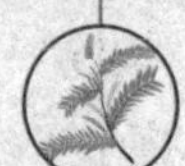
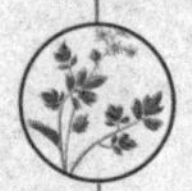

华佗治齿血不止药方

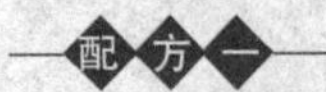

刮生竹皮。

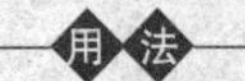

以苦酒渍之，令其人解衣坐，使人含噀其背，三遍。仍取竹茹浓煮汁含之漱咽，终日为之。

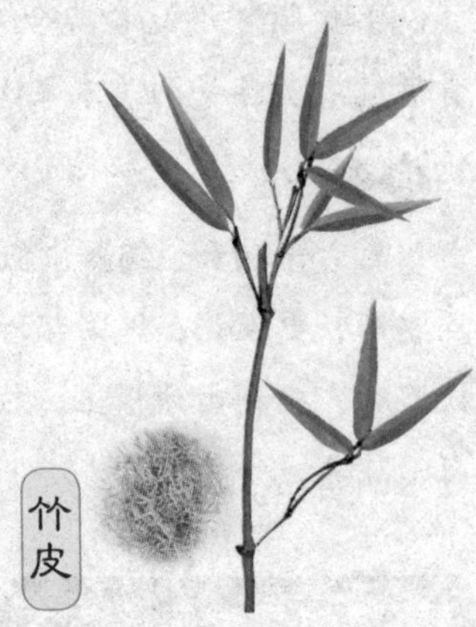

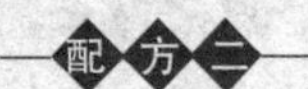

矾石一两。

烧末，以水二升煮之。先拭血，乃含之。

华佗治牙缝出脓药方

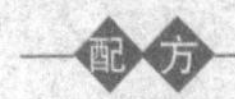

明雄黄二两。

为末，用芝麻油四两调匀，含漱片时，吐出再漱，数次即愈。

华佗治牙宣药方

先以下方治之：

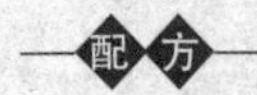

白蒺藜一两。

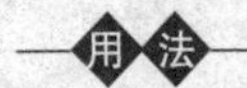

为末，煎汤，入食盐一撮漱之。

再以下方治之：

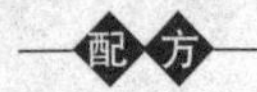

生玄胡索。

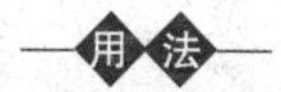

为末，敷患处。

华佗治牙痛药方

先以下方治之：

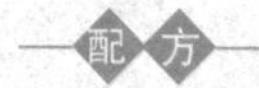

大黄一斤　白芷十两。

共为末，水丸之，每服三五钱。五更时用连须葱大者十余根，陈酒一碗，煮葱烂，取酒送药，覆被取汗，汗过二三时，行一二次立效。

再以下方治之：

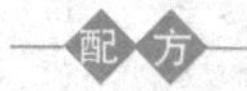

治鼻疔蟾酥丸噙之。

华佗治牙疔药方

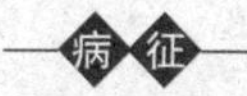

牙缝中肿起一粒，痛连腮项，或兼麻痒，或破流血水异于常症，是为牙疔。用竹签挑破，以见鲜血为度。

用下方搽拭：

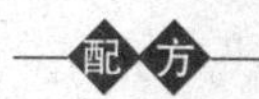

朱砂　硇砂　白矾（煅）　食盐（煅）。

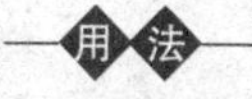

等份研匀之细末。更用蟾酥丸含之或服之，自愈。

华佗治攒齿疳药方

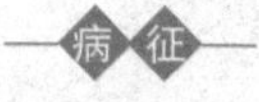

攒齿疳，为牙根肉内，攒出骨尖如刺而作痛也。小儿多有之。

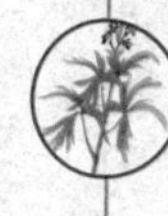

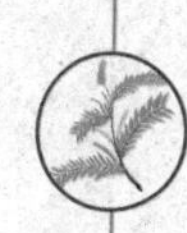

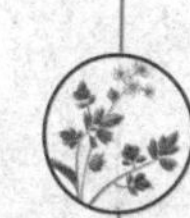

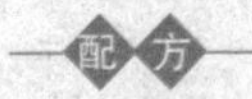

用披针刺开好肉，取出本牙。如出血不止，以湿绵纸换贴二次。自止。

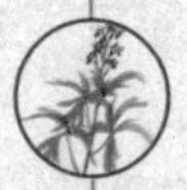

华佗治走马疳药方

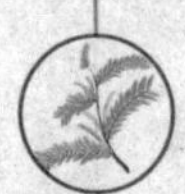

先以下方治之：

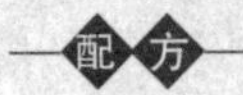

盐汤漱口。

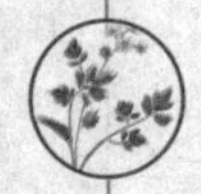

再以下方治之：

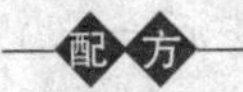

人参　茯苓各三钱。

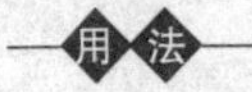

为末，同米二碗，煮成稀粥，食之以养胃气。

更以下方治之：

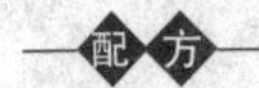

牛黄　黄连　大黄（酒蒸）　木香　青黛各等份。

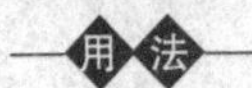

为末，用淡竹叶、薄荷煎汤调服，以消府热。外用手术法，取去腐肉，内见红肉，流血鲜者为吉。如顽肉不脱，腐黑复生，牙落无血，臭秽不止，身热不退者，俱为不治之症。

外搽药用：

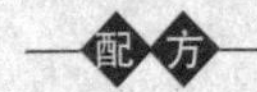

牛黄五分　珍珠　人中白　琥珀　胡黄连　乳香　没药各一钱　儿茶二钱　硼砂五分　冰片三分。

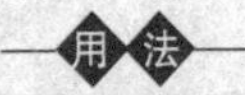

共为末掺用。

形态
呈条状薄片。
别名
儿茶膏、孩儿茶。
性味
性微寒，味苦、涩。
功效
收敛止血、敛疮生肌。
儿茶

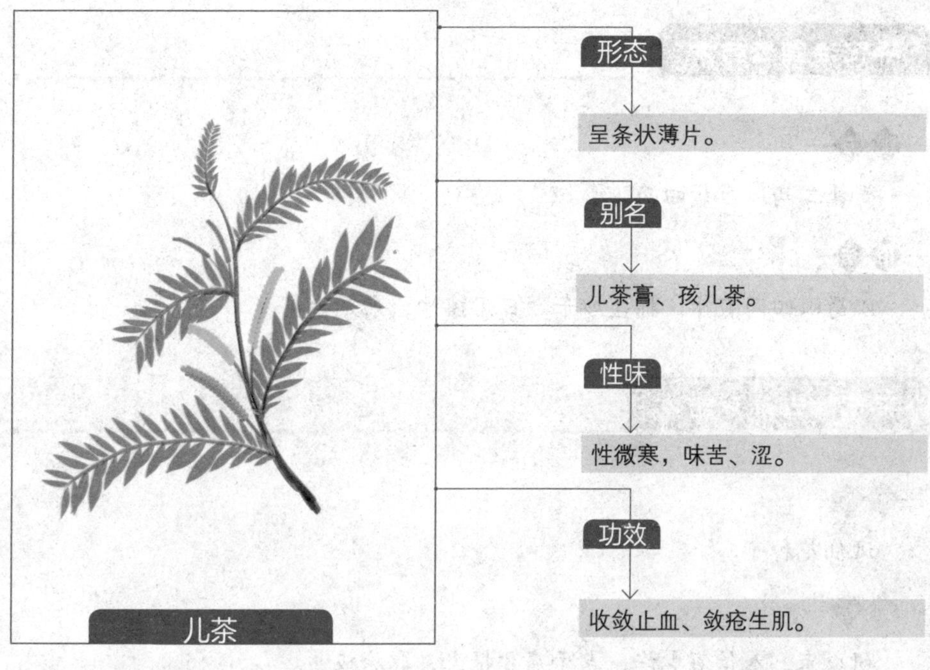

华佗治青腿牙疳药方

病征

本症因两腿上有青色斑纹如云，其毒上攻，遂至牙根腐烂，甚或洞频。

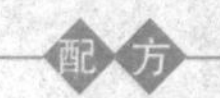

配方

磁锋　牛肉片。

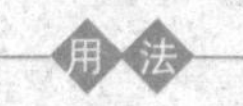

用法

急用磁锋划破腿上肿处，使毒血涌出，外贴以牛肉片。日易数次，取瘥为止。

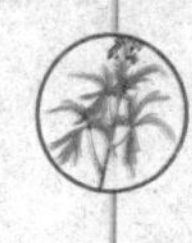

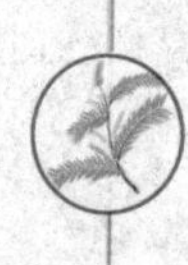

华佗治牙疏陷物药方

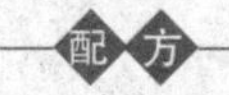

配方

蚯蚓泥。

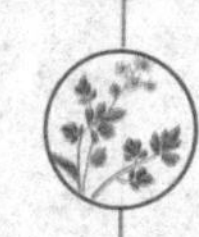

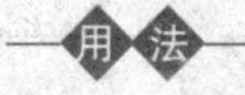

用法

水和成团，煅赤研末。腊月猪脂调敷，日三次。

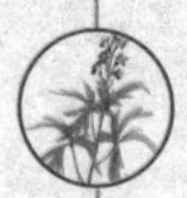

华佗治固齿药方

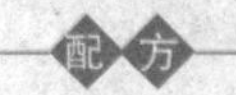

青盐二两　白盐四两。

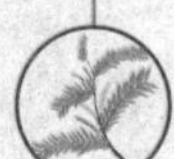

以蜀椒四两煎汁，拌盐炒干。日用擦牙，永无齿疾。

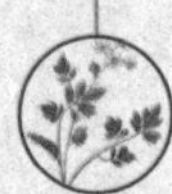

华佗除去痛牙药方

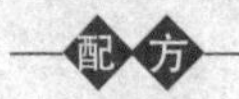

凤仙花种子。

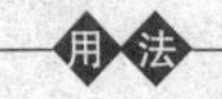

研成末，入信石少许，点于痛牙根上，取除极易。

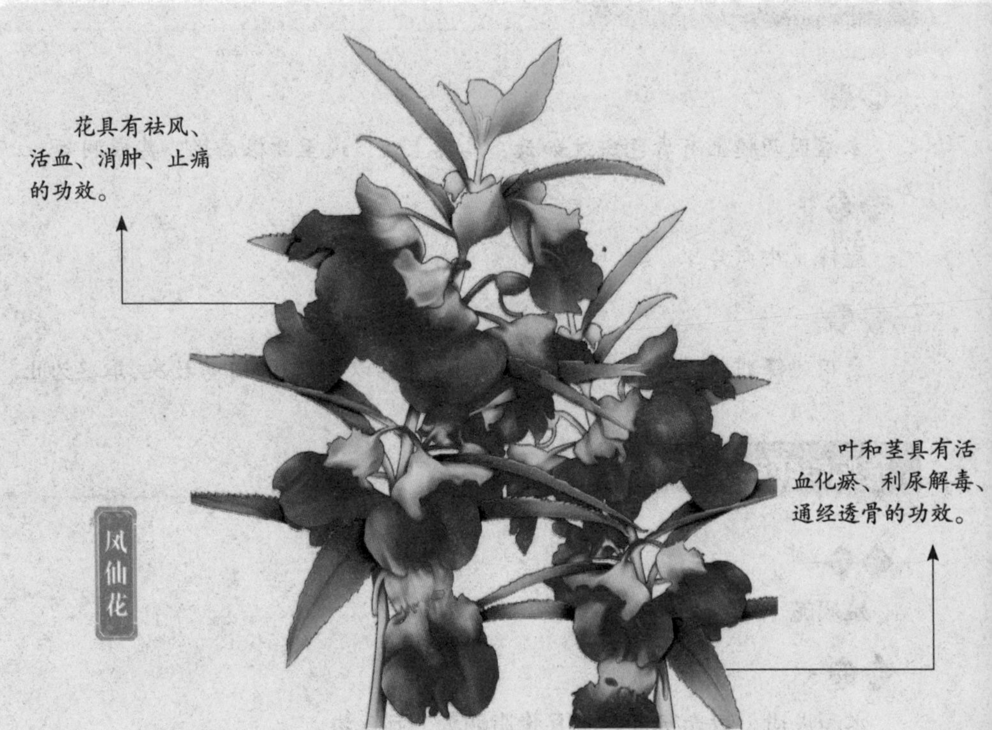

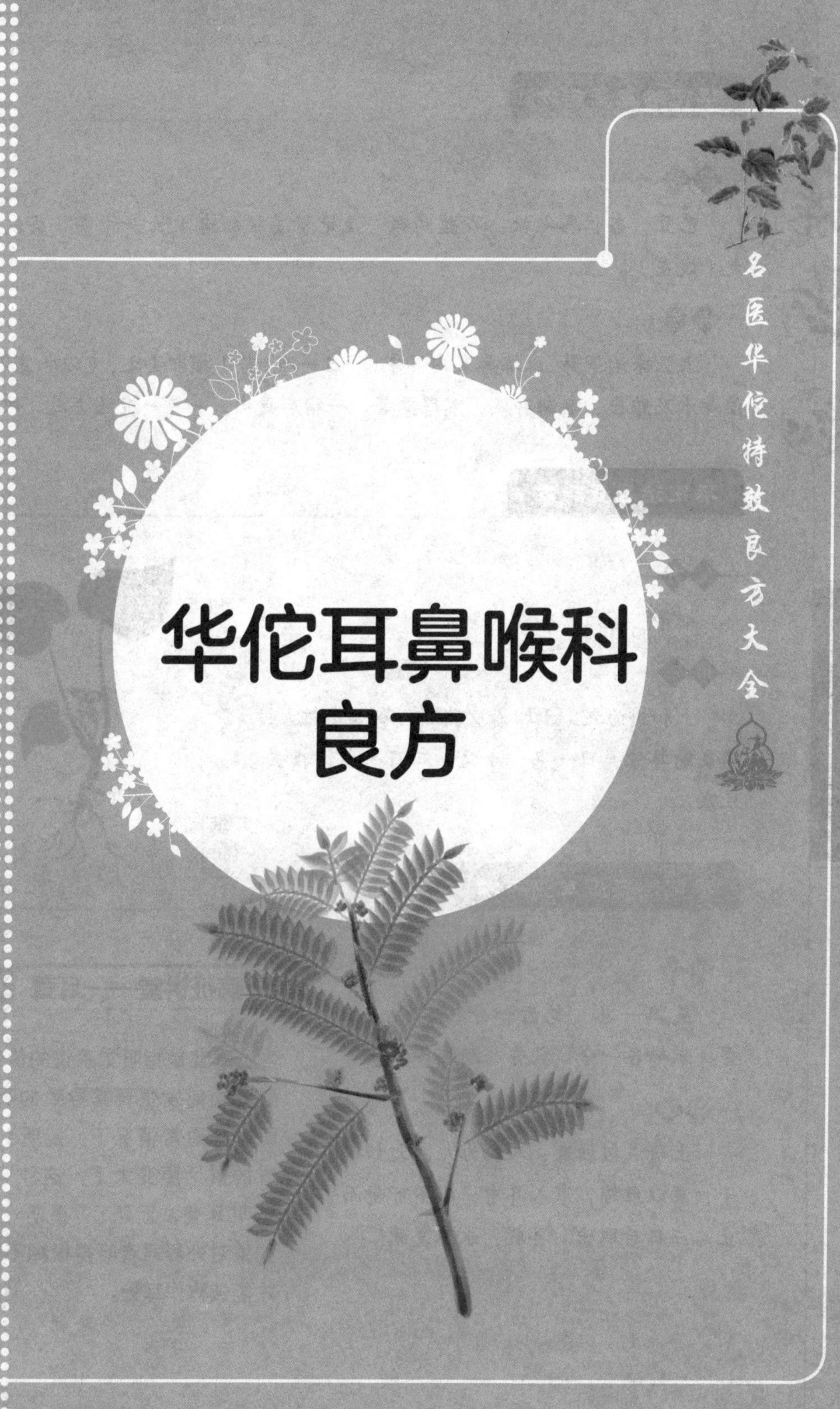

名医华佗特效良方大全

华佗耳鼻喉科良方

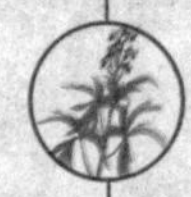

华佗治耳聋药方

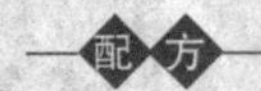

巴豆　杏仁各七枚　戎盐两颗　生地黄（极粗者）长一寸半　头发鸡子大（烧灰）。

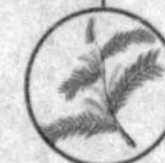

上五味治下筛，以绵薄裹内耳中，一日一夜，若小损即去之，直以物塞耳中，俟黄水及脓出，渐渐有效，不得更著。一宿后更内，一日一夜还去之，依前。

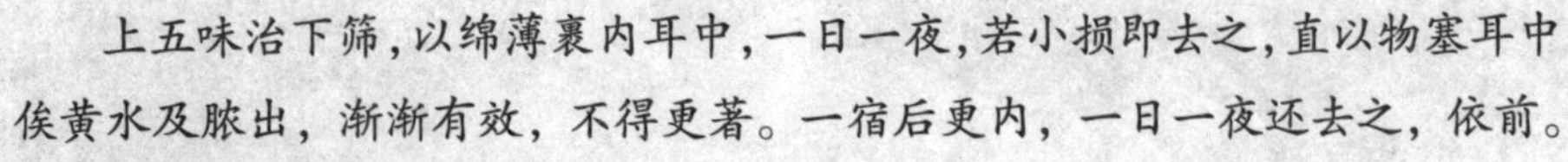

华佗治暴聋药方

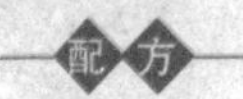

细辛　菖蒲　杏仁　曲末各十铢。

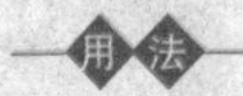

上和捣为丸，干即着少猪脂，取如枣核大，绵裹纳耳中，日一易，小瘥，二日一易，夜去旦塞。

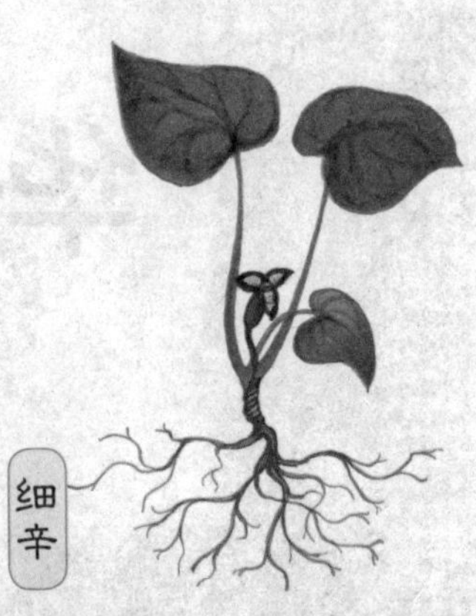

华佗治肾虚耳聋药方

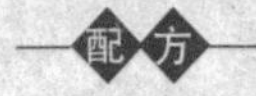

鼠胆一具　龙齿一分　龙脑　麝香　朱砂各一分　乳香　潮脑各半分。

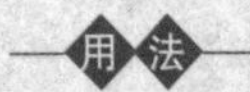

上研成极细末，人乳为丸，大如桐子，裹以丝绵，塞入耳中，以不可受而止。三日后取出。耳聪，永不复聋。

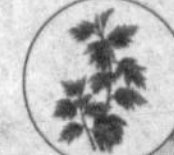

病征讲堂——耳聋

耳聋是指听觉系统的传音、感音功能发生异常导致的听力障碍。通常情况下，能听到对方的讲话声变大了，这种情况不叫耳聋，而叫“重听”。如果对外界声音听得模糊不清，才能被称作耳聋。

华佗治耳鸣药方

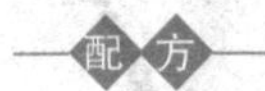

当归　细辛　芎䓖　防风　白芷各六铢。

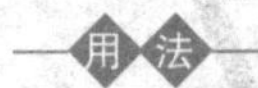

上为末，以鲤鱼脑八两合煎，三上三下，膏成去滓，取枣核大灌耳中，旦以绵塞耳孔。

形态
根均呈圆锥形，似胡萝卜状。
别名
莞、芳香、苻蓠等。
性味
性温，味辛。
功效
有祛病除湿、排脓生肌、活血止痛等功能。
白芷

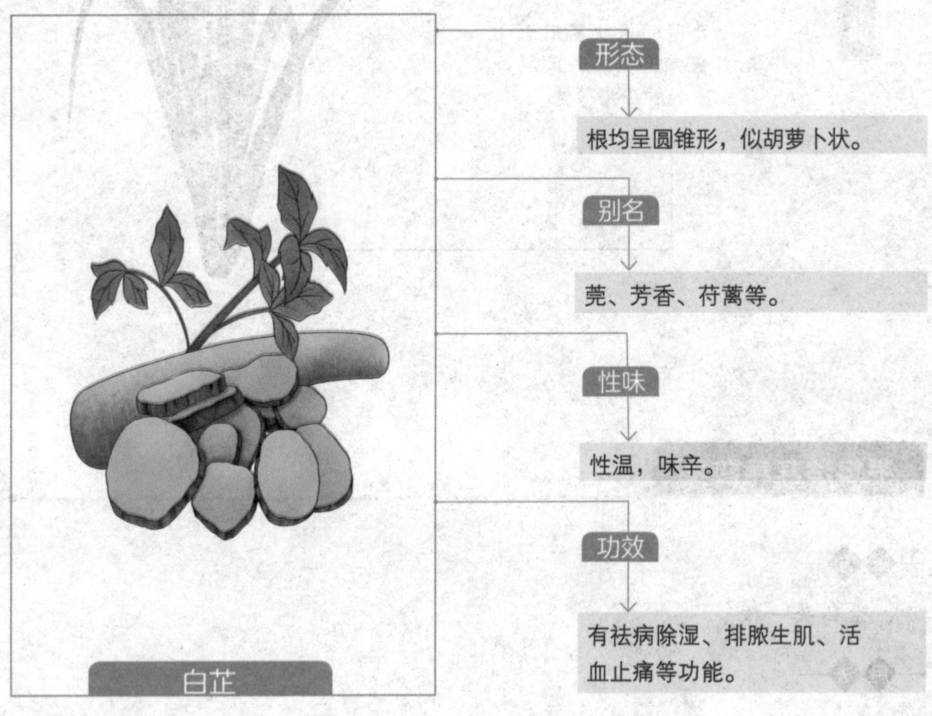

华佗治耳痛药方

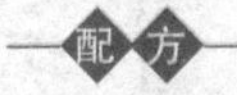

菖蒲　附子各一分。

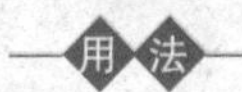

上二味末之，以麻油调和，点耳中。

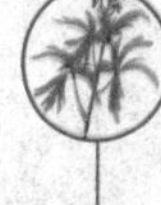

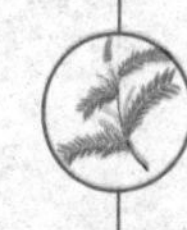

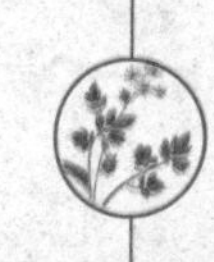

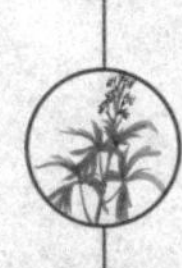

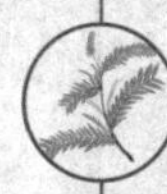

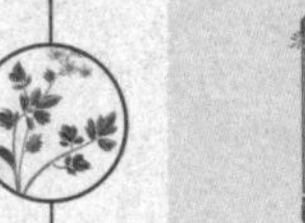

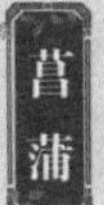

菖蒲的叶子狭长且笔直，好像一把宝剑，古时常被人用于辟邪。

菖蒲的根状茎用于治疗癫痫、健忘、风湿疼痛、痈肿疥疮等症。

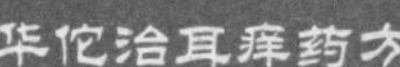

华佗治耳痒药方

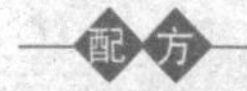

配方

生乌头一枚。

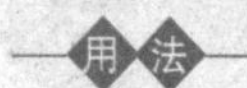

用法

削如枣核大，塞入耳内，日换数次。三五日即愈。

华佗治耳烂有脓药方

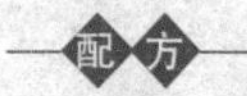

配方

橘皮一钱　灯芯草（烧灰）一钱　龙脑一分。

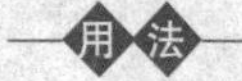

用法

共为末，和匀吹耳中。极效。

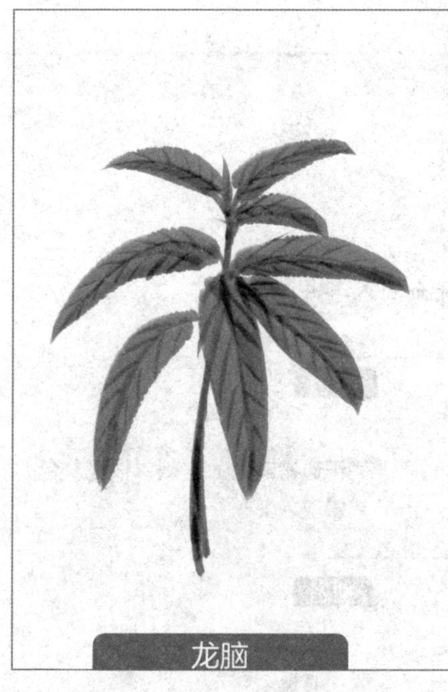

形态

高大乔木，伴有星状毛或盾状的鳞秕。

别名

龙脑香、片脑、羯婆罗香。

性味

性微寒，味辛、苦。

功效

舒心益脑、抗菌镇痛、调节心率、排毒养颜。

华佗治冻耳成疮药方

配方

生姜。

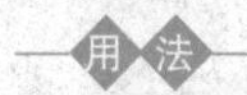
用法

绞取汁，熬膏涂之。

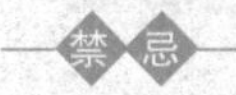
禁忌

忌用火烘汤泡，犯之者则肉死。

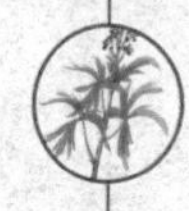
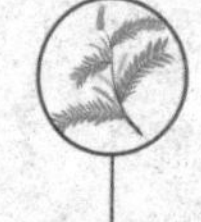

华佗治耳内湿疮药方

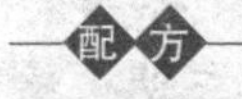
配方

蛇麻子　黄连各一钱　轻粉一分。

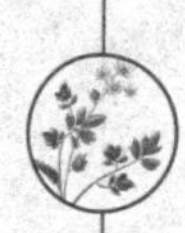

用法

共研末，和匀吹之。

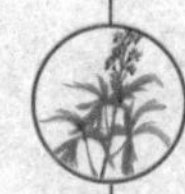
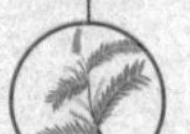
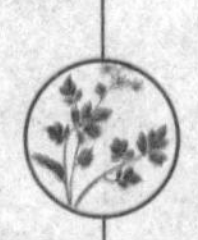

华佗治壁虎入耳药方

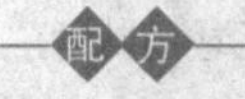

配方

秦椒末一钱。

用法

醋半盏浸良久，少少灌耳中。或以鸡冠血滴入耳中。自出。

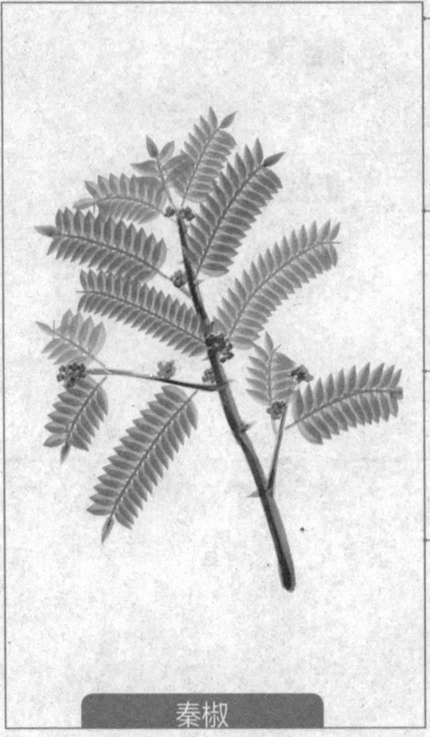

秦椒

形态

茎干通常有增大皮刺；枝呈灰色或褐灰色。

别名

椴、大椒、花椒。

性味

性温，味辛。

功效

除风邪气、温中止痛、杀虫止痒、温脾燥湿等。

华佗治鼻塞多清涕药方

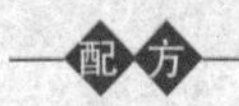

配方

细辛　蜀椒　干姜　芎䓖　吴茱萸　皂荚（去皮尖）　附子各三两　猪膏一升三合。

先将各药渍苦酒中一宿，次以猪脂煎之，候附子色黄为止，膏成去滓。俟凝，以绵裹少许，导鼻中，并摩顶。

华佗治鼻痈药方

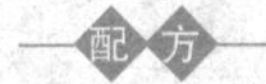

甘遂　通草　细辛　附子（炮）各一分。

上四味捣成末，以白雄犬胆丸少许，内鼻中。瘥。

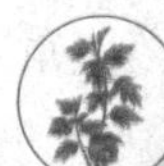

病征讲堂——鼻痈

鼻痈，俗称火疖，多是肺热、胃热引起的鼻部疾病，是耳鼻喉科一种常见疾病。

华佗治鼻渊药方

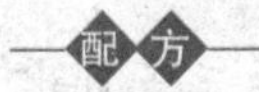

马兜铃五钱　麻黄三钱　五味子　甘草各一钱。

以水二碗，煎取一碗，加黑砂糖少许，卧时温服，即愈。如服药罔效者，惟灸眉心穴五壮自愈。

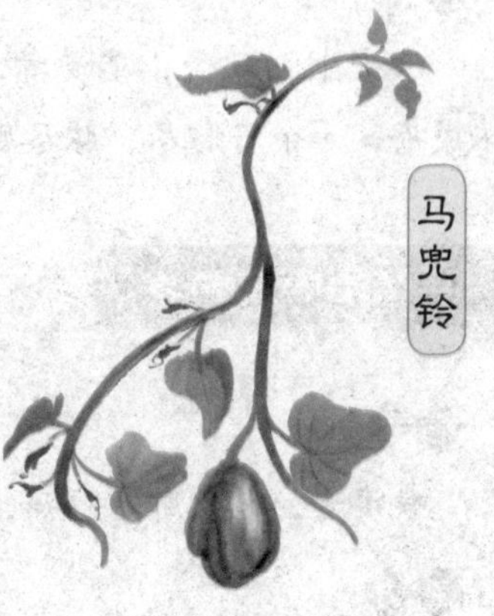

马兜铃

华佗治鼻疔药方

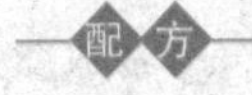

蟾酥（酒化）二钱　轻粉五分　枯白矾　寒水石（煅）　铜青　胆矾　乳香　没药　麝香各一钱　雄黄二钱　朱砂三钱　蜗牛二十一枚。

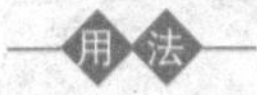

上先将各药捣末，于端午日午时，在净室中，先将蜗牛研烂，同蟾酥和

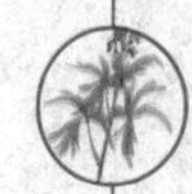

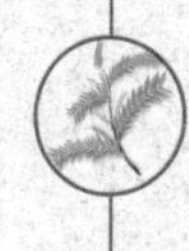

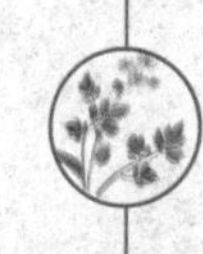

匀稠粘，方入各药共捣匀，丸如绿豆大。每服三丸，热酒下，覆被安卧，汗出为效。

如鼻外发肿，可用下方：

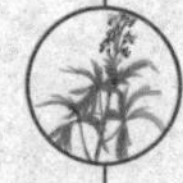

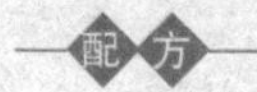

陈墨一两　蟾酥　胆矾　血竭各三钱　朱砂二钱　麝香一钱五分。

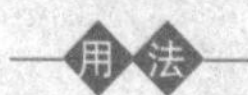

上共为末，以凉水调成锭。临用以凉水磨如墨，以笔蘸药涂之。

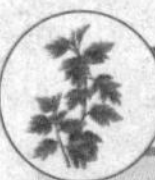

病征讲堂——鼻疔

鼻疖是鼻前庭的毛囊、皮脂腺或汗腺局限性的急性化脓性炎症，多为金黄色葡萄球菌感染引起。

华佗治酒皶鼻药方

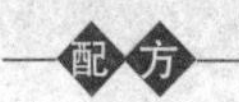

麻黄　麻黄根各二两。

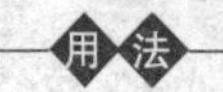

以头生酒五壶，重汤煮三炷香，露一夜。早晚各饮三五杯。至三五日出脓成疮，十余日脓尽，脓尽则红色退，先黄后白而愈。

华佗治喉痹药方

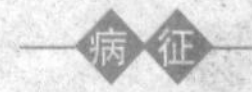

喉痹者，喉里肿塞痹痛，水浆不得入也。

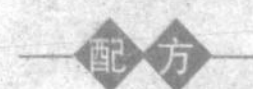

马蔺根一升　升麻　玄参各三两　瞿麦　通草　犀角（屑）各二两　射干十两。

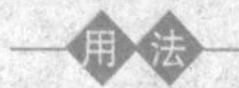

以水八升，煮取二升，去滓，细细含咽。一日令尽，得破脓。

华佗治喉痹口噤药方

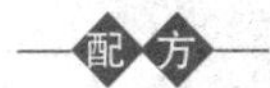

草乌头　皂荚。

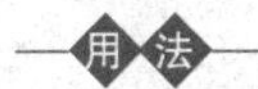

等份为末，入麝香少许，入牙并噙鼻内。牙关自开。

华佗治急喉痹药方

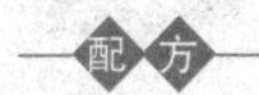

猪牙皂　白矾　黄连。

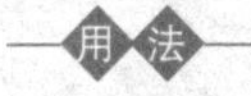

各等份，瓦上焙干为末，以药半钱吹入喉中。少顷吐出脓血，立愈。

华佗治客热咽痛药方

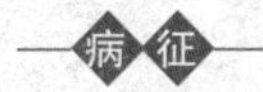

风邪客于喉间，气郁成热，故为痛也。

内用：

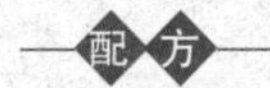

薄荷　防风　玄参　甘草　片芩（酒炒）　栀子各五分　桔梗　连翘各一钱　大黄（酒炒）　芒硝　牛蒡　荆芥各七分。

水煎，食后温服。

外用：

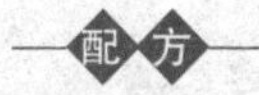

寒水石半两（煅红）　硼砂　牙硝　朱砂各一钱　龙脑五分。

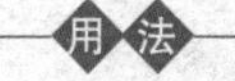

共为细末，掺入喉中，每次一钱。

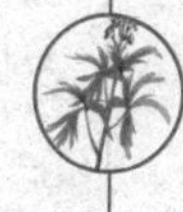

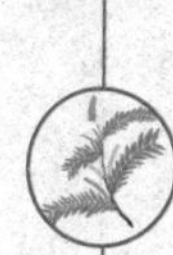

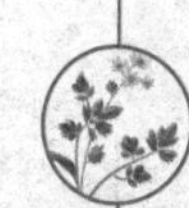

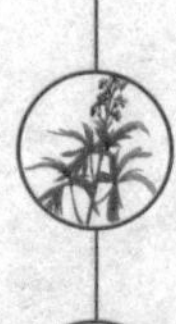

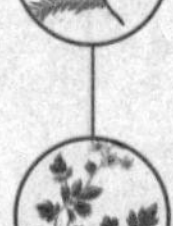

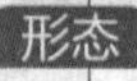

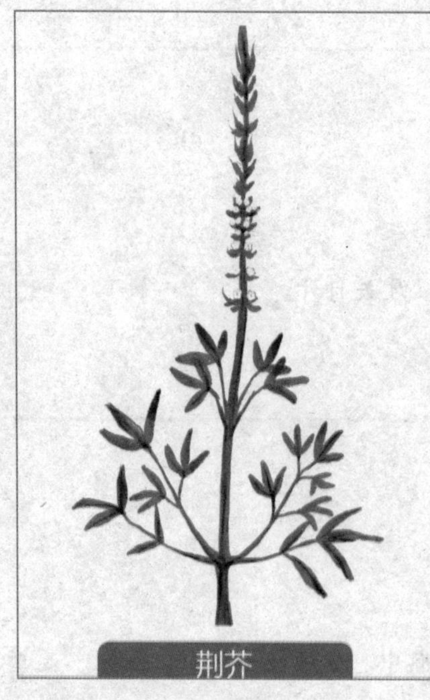

形态

茎直立，呈四棱形，叶对生。

别名

姜芥、鼠蓂、假苏。

性味

性微温，味辛。

功效

具有止血、止痛之功效。

华佗治咽痛失音药方

栝楼一枚　白僵蚕（去头炒）半两　甘草（炙）二两。

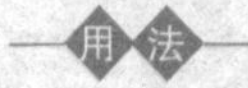

上为细末，每服三钱，温酒或生姜自然汁调下。或用绵裹噙化，咽津亦得，日两三服。

华佗治咽喉妨闷药方

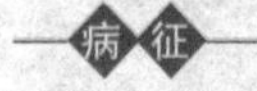

喉间痰气结聚成核，久而不散，则生燥涩。凡妇人多郁者恒患之。

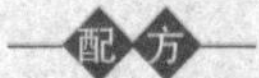

厚朴（姜汁炙）　赤苓　紫苏叶各一两　半夏（姜制）一两半。

用法

每服三钱，入生姜三片同煎，食后温服。

华佗治喉疮药方

配方

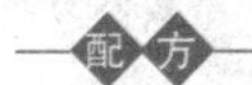

生地黄五两　青竹茹　玄参　鸡苏各二两　茯苓　升麻　麦门冬（去心）各一两。

用法

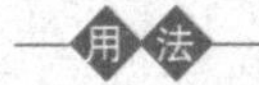

上以水八升，煮取二升五合，去滓，分三次服之。每次如人行七八里。

禁忌

忌生冷、热面、炙肉、油酢。

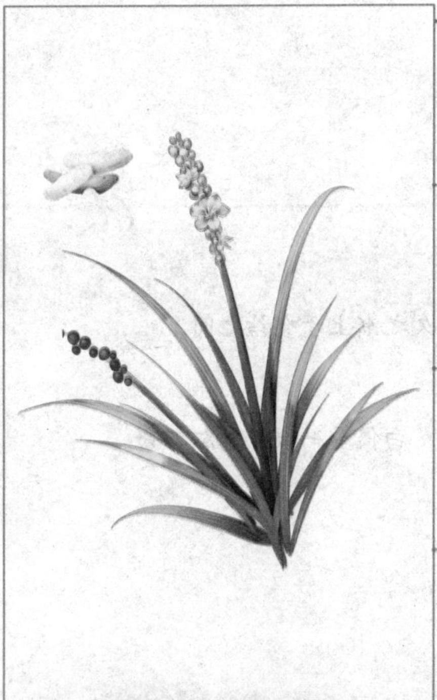

麦门冬

形态

块根，无茎，单叶丛生，总状花序。

别名

不死药。

性味

性微寒，味甘、微苦。

功效

具有养阴生津，润肺清心的功效。

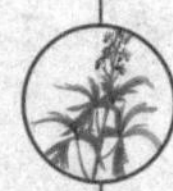

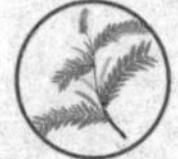

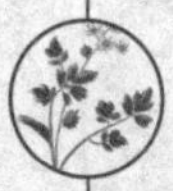

华佗治喉痧药方

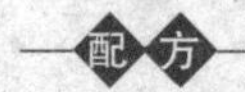

西牛黄五厘　龙脑三厘　珍珠三分　人指甲(男病用女，女病用男)五厘　象牙三分(焙)　壁钱(土壁砖上者可用，木板上者不可用)二十枚(焙)　青黛六分。

用法

共为细末，吹患处，极效。

华佗治喉癣药方

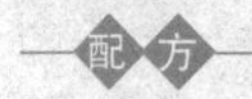

龙脑　苋菜根(煅灰)　薄荷　黄柏各一钱　硼砂　儿茶各一钱五分　人中白　山豆根　胡黄连各二钱　枯矾　青黛　龙骨　乌梅肉各五分。

上各为末，和匀吹用。

华佗治喉疖药方

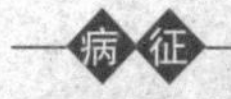

初生如梅核，吐之不出，咽之不下，久之渐上于喉结之间。

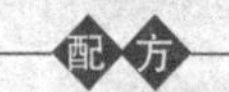

焰硝一两五钱　硼砂五钱　雄黄二钱　白僵蚕一钱　龙脑二分。

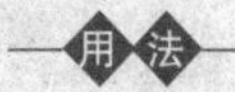

共研末，含之口中，勿咽下。

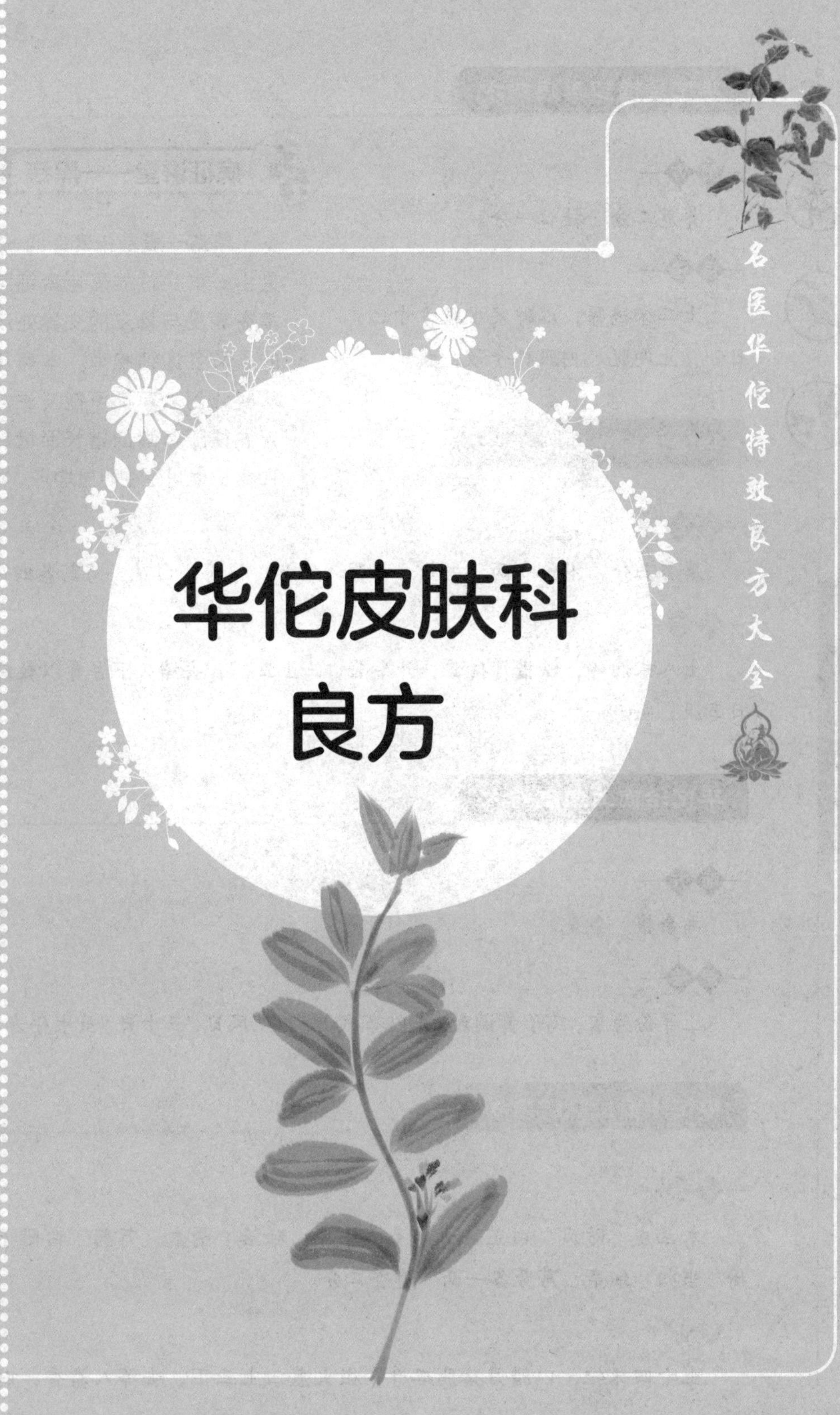

华佗皮肤科良方

名医华佗特效良方大全

华佗治面多黑痣药方

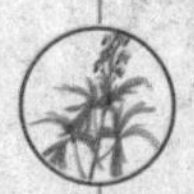

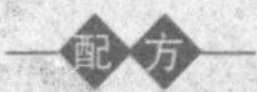

荠苨二分　桂心一分。

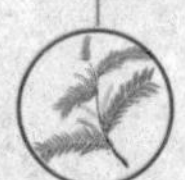

上二味捣筛，以酢浆水服方寸匕，日一，止即脱。内服栀子散，瘥。

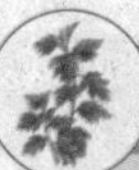

病征讲堂——黑痣

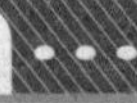

黑痣一般是色素痣的一种，是由一群良性的黑色素细胞聚集在表皮与真皮的交界处产生的，又名痣细胞痣。本病几乎从婴儿到老年都可能发生，数目往往随年龄的增长而增加，青春发育期往往明显增多。

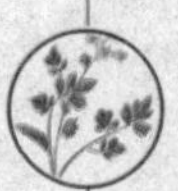

华佗治面生皯疱药方

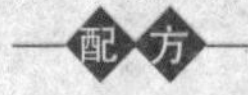

麝香三分　附子一两　当归　芎䓖　细辛　杜蘅　白芷　芍药各四分。

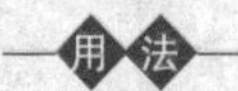

上八味切碎，以腊月猪膏一升半煎，三上三下，去滓，下香膏以敷疱上，日三服，瘥。

华佗治面上瘢痕药方

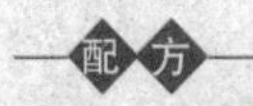

禹余粮　半夏。

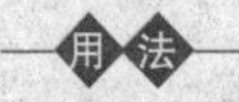

上等份为末，鸡子黄调敷。先以布拭干，勿见风日，三十日。虽十年者亦灭。

华佗治面生皯皰药方

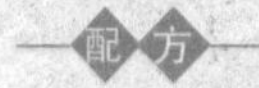

木兰皮　防风　白芷　青木香　牛膝　独活　藁木　芍药　白附子　杜蘅　当归　细辛　芎䓖各一两　麝香二分。

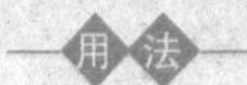

上十四味锉，以腊月猪脂二升，微火煎三上三下，去滓入麝香，以敷面

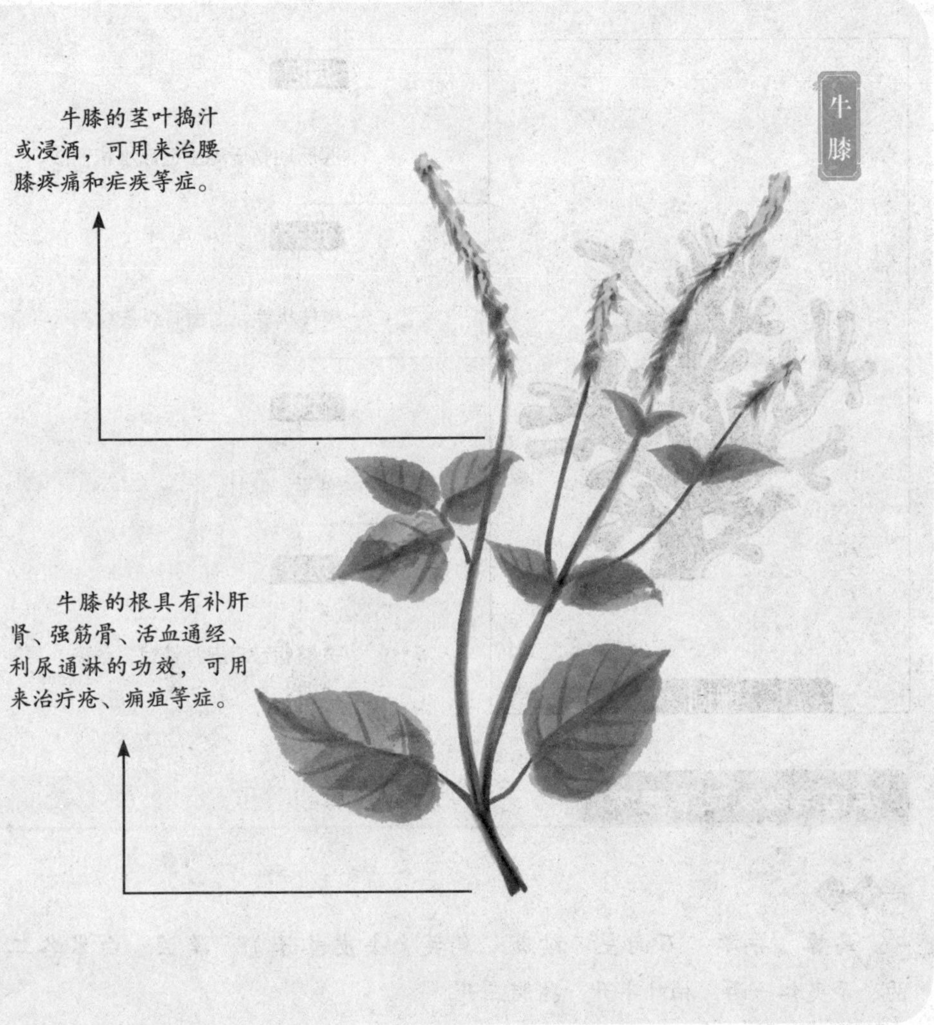
牛膝
牛膝的茎叶捣汁或浸酒，可用来治腰膝疼痛和疟疾等症。
牛膝的根具有补肝肾、强筋骨、活血通经、利尿通淋的功效，可用来治疔疮、痈疽等症。

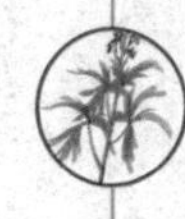

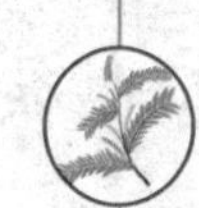

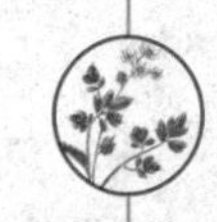

上，妙。

华佗治面风药方

配方

玉屑　密陀僧　珊瑚各二两　白附子三两。

用法

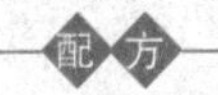

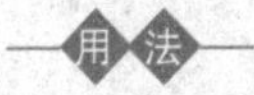

上四味细研如粉，用酥和，夜涂面上，旦洗去。

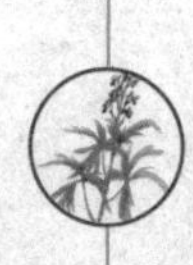
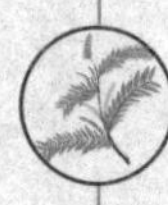
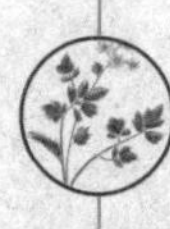

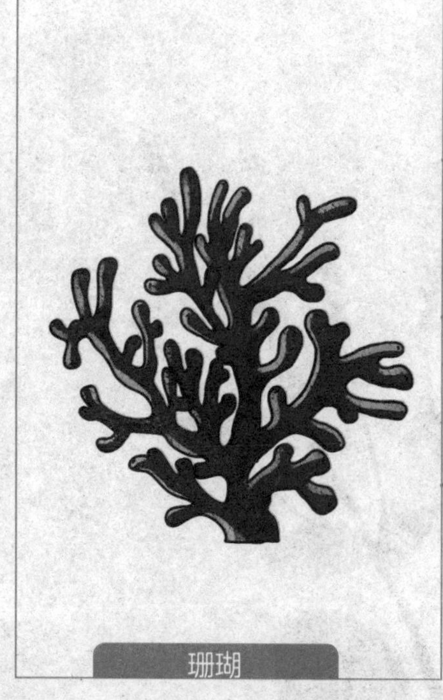
珊瑚

成因

腔肠动物珊瑚虫遗骸堆积而成。

形态

树枝状等，上面有纵条纹。

性味

性平，味甘。

功效

去翳明目、安神镇惊、敛疮止血。

华佗治头发脱落药方

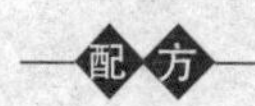
配方

乌喙　莽草　石南星　续断　皂荚（去皮熬子）　泽兰　白术各二两　辛夷仁一两　柏叶半升　猪脂三升。

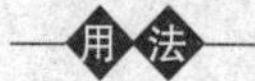
用法

上十味，以苦酒渍一宿，以脂煎于东向灶釜中，以苇薪煎之，先致三堆土，每三沸即下致一堆土，候沸定，却上，至三沸。又置土堆上，三毕成膏讫，去滓置铜器中，数北向屋溜从西端至第七溜下埋之，三十日药成。小儿当刮头，日三涂；大人数沐，沐已涂之。

华佗治发黄药方

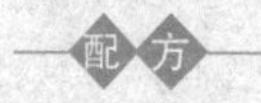
配方

大豆五升　醋浆水二升。

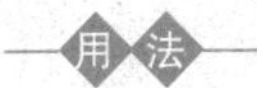

用法

上二味煮取五升汁，淋之数月当愈。

华佗治发臭药方

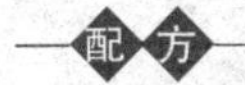

配方

佩兰叶。

用法

煎水沸之，可除发臭。或煮鸡苏为汁，或烧灰淋汁沐之，均效。

华佗治毛虱药方

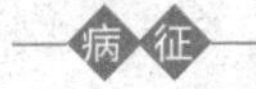

病征

凡男女阴毛及腋毛等处常生有一种八角形之虫，名曰角虱。往往深入肌理，瘙痒异常。

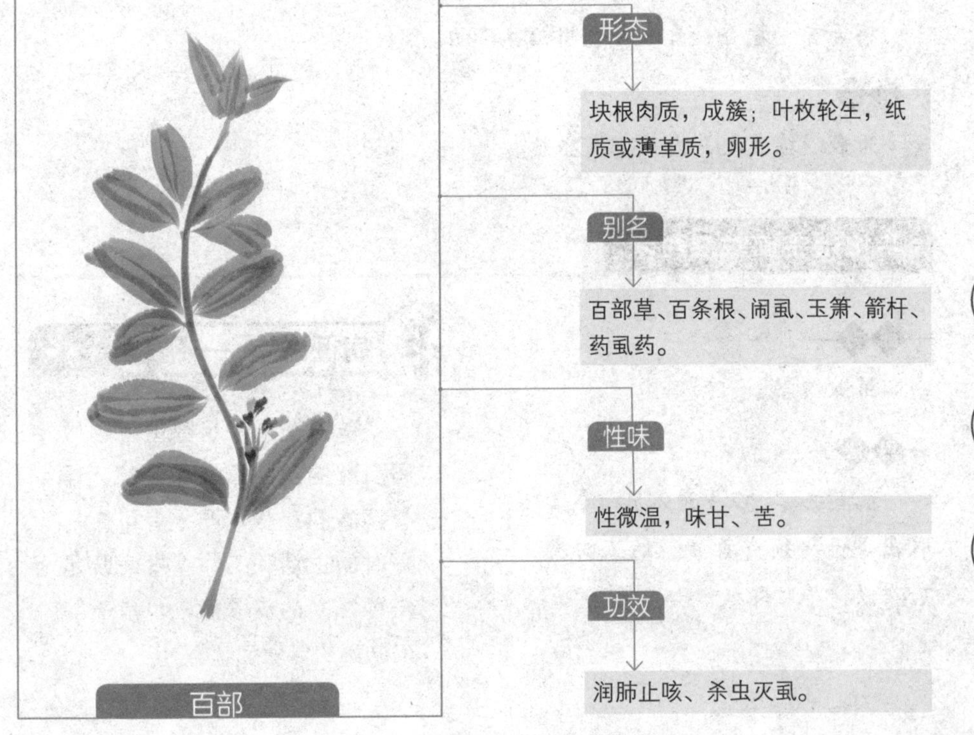

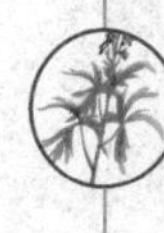

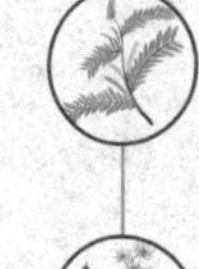

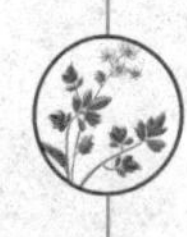

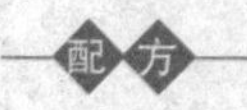

百部末。

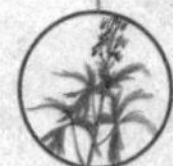

研粉，渍上好烧酒中一宿，用以涂擦极效。或用除头虱之水银膏，擦之亦效。

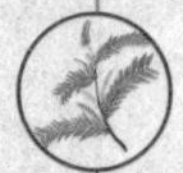

华佗治唇裂药方

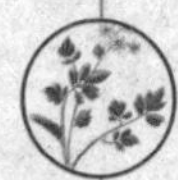

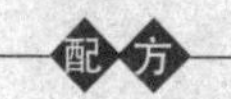

橄榄。

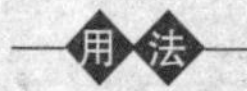

炒研末，以猪脂和涂之，极效。

华佗治腋臭药方

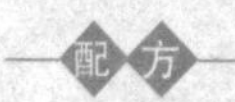

鸡舌香　藿香　青木香　胡粉各二两。

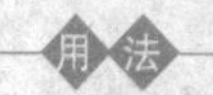

为散。绵裹之，内腋下，亦效。

华佗治手面皲裂药方

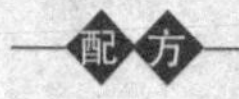

蜀椒四合。

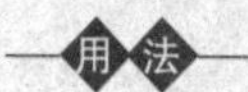

水煮去津，以手渍入，约半食顷，取出令干。须臾再渍，约三四次。干后涂以猪羊脑即效。

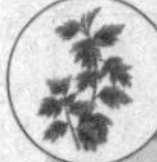

病征讲堂——皲裂

皲裂是指手足部由各种原因引起的皮肤干燥和裂纹，伴有疼痛的症状，严重者可影响平时的生活和工作。本病既是一种独立的皮肤病，也是一些皮肤病的伴随症状。

或以：

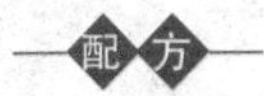

五倍子　牛骨髓。

五倍子末与牛骨髓调和，填内缝中亦效。

华佗治足茧药方

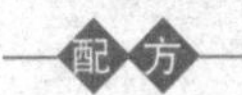

荸荠半枚。

贴患处，越宿，次夕续为之，凡五六次，茧自连根脱落。

华佗治足汗药方

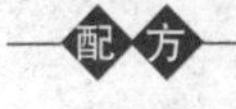

莱菔。

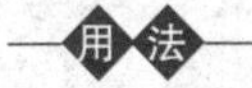

煎汁，时时洗之，自愈。

华佗治遍身风痒药方

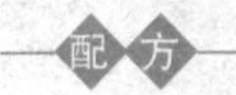

蒺藜子苗。

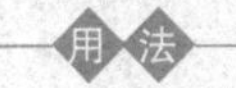

煮汤洗之，立瘥。

华佗治干癣药方

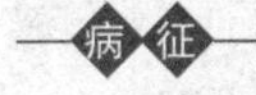

干癣积年生痂，搔之黄水出，每逢阴雨即痒。

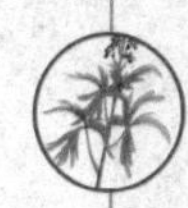

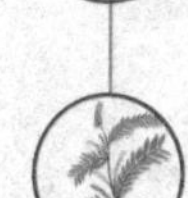

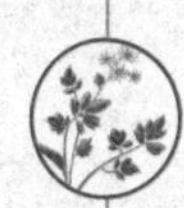

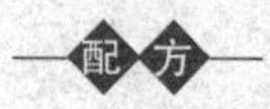

斑蝥半两。

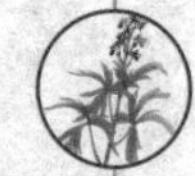

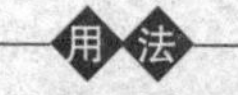

微炒为末，调敷之。

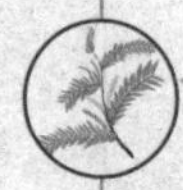

华佗治癣疮药方

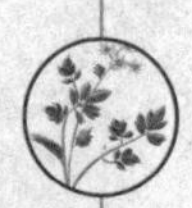

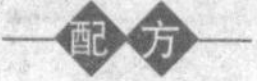

雄黄　硫黄各一两　羊蹄根　白糖　荷叶各一两。

上五味以后三种捣如泥，合前二种更捣，和调以敷之。若强少以蜜解之，令濡，不过三服，瘥。

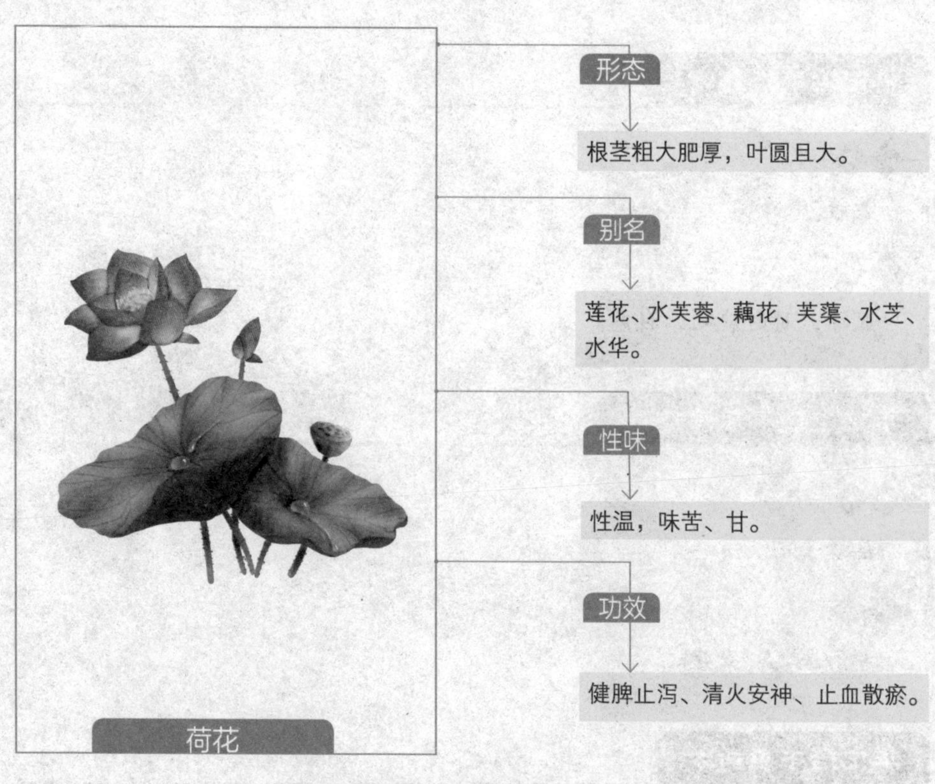

荷花

名医华佗特效良方大全

华佗治疥疮药方

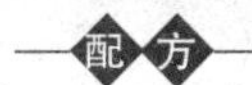

黄连十四铢　藜芦十二铢　大黄一两　干姜十四铢　茼茹十铢　莽草十二铢　羊踯躅十铢。

上药捣筛，以猪脂二斤，微火向东煎之，三上三下。膏成去痂，汁尽敷之，极效。合时勿令妇人、鸡犬见之。

华佗治诸癞药方

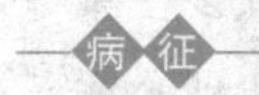

凡癞病皆起于恶风及触犯忌害得之。初觉皮肤不仁，淫淫若痒如虫行，宜急疗之。此疾乃有八九种，皆须断米谷鲑肴，专食胡麻松术。

内用：

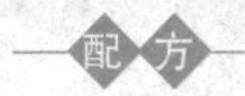

苦参五斤。

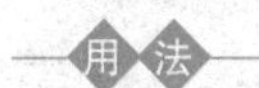

锉细，以陈酒三斗，渍四五日，稍稍饮之二三合。

外用：

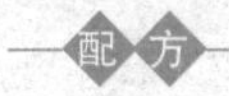

葎草一担。

以水二石煮取一石洗之。不过三五度，当瘥。

华佗治白癞药方

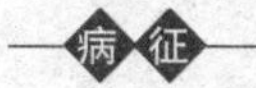

凡癞病语声嘶，目视不明，四肢顽痹，肢节大热，身体手足，隐疹起，往往正向在肉里，鼻有息肉，目生白珠，当瞳子，视无所见，此名白癞。

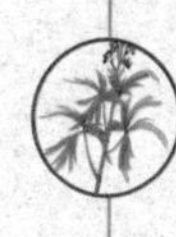

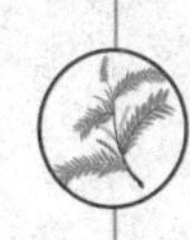

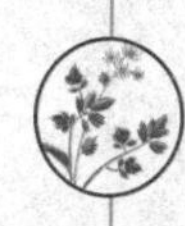

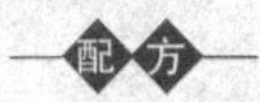

苦参五升　露蜂房（炙）五两　猬皮（炙）一具　曲三斤。

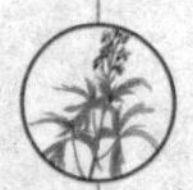

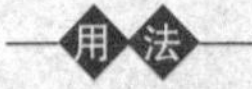

上以水三斗五合，合药渍四宿，去滓。炊米二斗，酿如常法，酒熟。食后饮三五合。渐增之，以知为度。

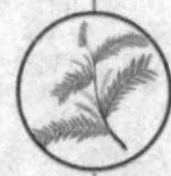

华佗治冻疮药方

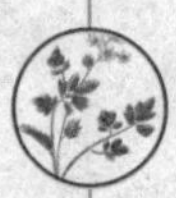

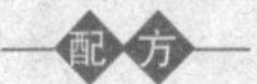

干狗粪（经霜而白者佳）。

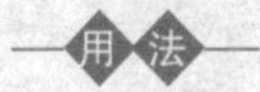

烧灰存性，研为细末，芝麻油调敷数次即愈。此方奇验，非他药可及。

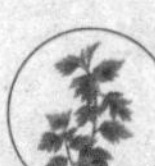

病征讲堂——冻疮

冻疮多发生于冬季，由于天气寒冷使得局部皮肤反复发生肿胀性损害、红斑，严重者可出现溃疡、水疱等症状，病程缓慢，气候转暖后自愈，易复发。

华佗治风疹药方

外用：

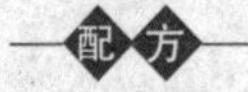

夏蚕沙一斤。

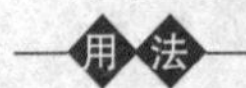

以夏蚕沙一斤，水煎去滓，遍浴全身，其疹自退。

内用：

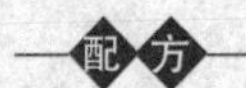

白术。

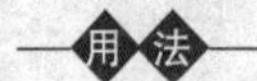

为末，酒服一匙，日二服。仍忌风。